関西電力病院のおいしい糖尿病レシピ

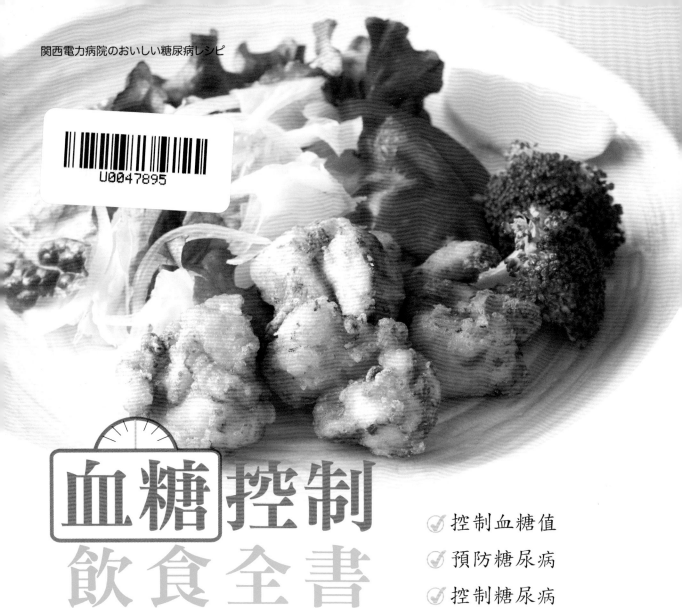

U0047895

血糖控制
飲食全書

- ☑ 控制血糖值
- ☑ 預防糖尿病
- ☑ 控制糖尿病

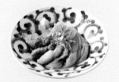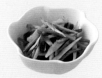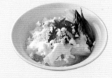

使用本書時的注意事項

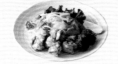 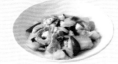 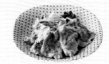

- 未特別標示時，材料通常爲2人份。

- 各料理中標示的數值皆爲1人份。

- 未特別標示時，1小匙爲5ml，1大匙爲15ml，1杯爲200ml。

- 微波爐的加熱時間以500W爲基準。

- 材料的分量皆以淨重標明。

- 雞骨高湯粉是使用市售的顆粒狀雞湯粉。

- 熬煮高湯的方法在102頁。

- 原則上省略清洗蔬菜等基本步驟。

- 作法上未特別標示時，火侯的控制以中火調理。

- 使用鐵氟龍的不沾鍋平底鍋及鍋子，可不用油或用少油炒菜。

- 烤箱溫度與加熱時間基準僅供參考，依烤箱性能使用時間會有些許差距，調理時請邊注意烤箱中實際狀況再做適當調節。

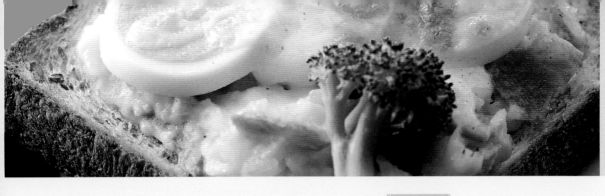

· 燉牛肉根菜湯

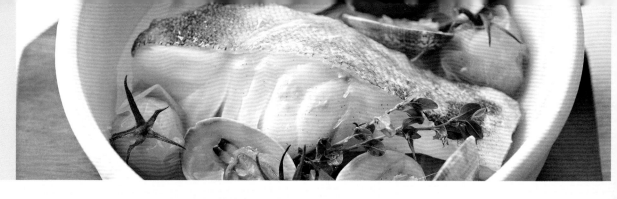

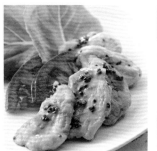

· 蜂蜜芥末烤雞

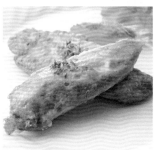

· 義式香煎雞柳

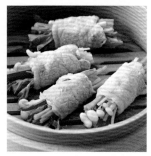

· 彩蔬豬肉蒸捲

· 義式風味蒲燒秋刀魚

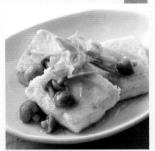

· 日式炒豆腐

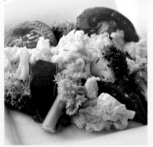

· 中華風番茄炒蛋

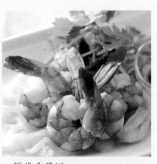

· 鮮蔬香蒸蝦

PART 3 配菜

自由組合搭配

蔬菜·蒟蒻·海藻 香菇的菜餚

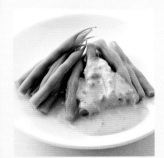

· 四季豆佐味噌美乃滋

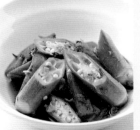

· 醬燒蒟蒻秋葵

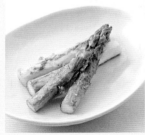

· 綠蘆筍起司燒

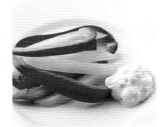
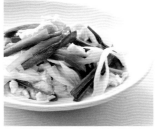
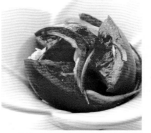
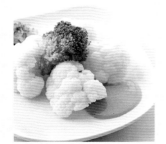
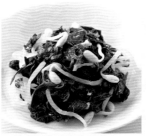
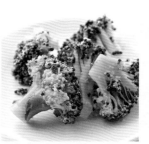

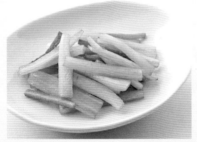

· 日式炒胡蘿蔔西洋芹

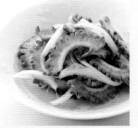

· 苦瓜洋蔥拌柴魚片

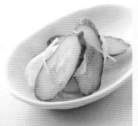

· 涼拌小黃瓜大頭菜

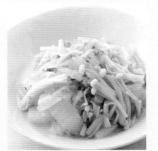

· 燉煮白菜金針菇

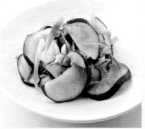

· 涼拌青紫蘇茄子

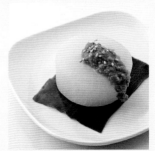

· 日式燉蘿蔔

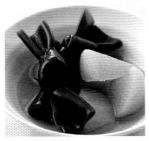

·昆布燉蘿蔔

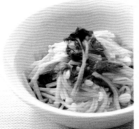

·燉蒟蒻牛蒡

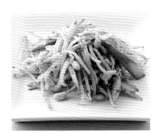

·咖哩炒黃豆芽

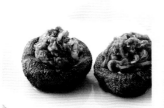

·烤香菇泡菜

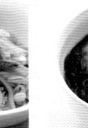

·燙山芹菜金針菇

·醋拌海髮菜

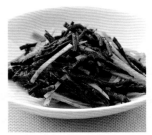

·羊栖菜與胡蘿蔔沙拉

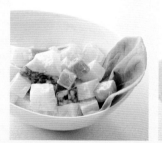
·馬其頓沙拉

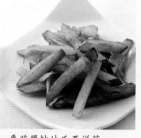
·番茄醬炒地瓜西洋芹

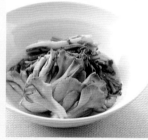
·燉煮舞菇茼蒿

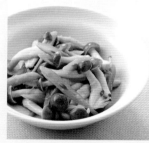
·薑拌鴻喜菇四季豆

PART 4
湯、常備菜
自由組合搭配

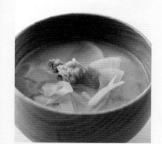
·蔬菜豬肉味噌湯

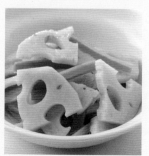
·醋漬蓮藕胡蘿蔔

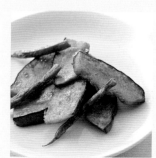
·辣炒南瓜四季豆

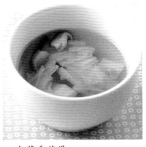

· 白菜香菇湯

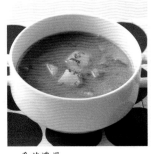

· 番茄濃湯

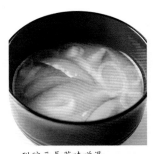

· 甜豌豆長蔥味噌湯

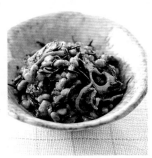

· 涼拌羊栖菜納豆

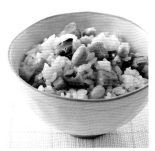

· 五目豆炊飯

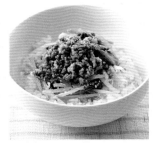

· 韓式拌飯

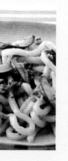
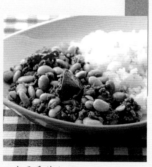
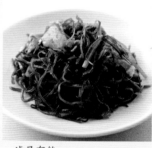
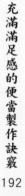
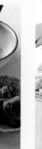
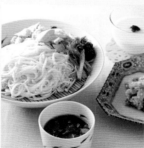
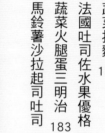
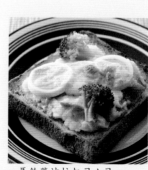

·鱈魚鍋　　　·水煮雞肉麵線　　　·馬鈴薯沙拉起司吐司

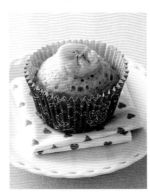

· 小松菜奇異果汁

· 抹茶香蕉蒸麵包

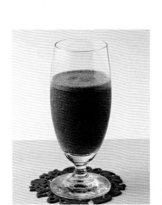

· 藍莓優格果汁

序言

◎ 清野　裕 / 關西電力醫院院長
◎ 北谷直美 / 關西電力醫院營養管理室部長

跨越糖尿病治療的束縛，
用飲食改善讓身體更健康！

糖尿病患者人數，包含潛在患者在內，至今估計已高達2千萬人，在現今豐衣足食的時代的便利社會裡，社會壓力及高齡化等因素可說是引發糖尿病的主要原因。

本院長年針對日本人的糖尿病特性進行相關研究，其中發現9成以上的第2類型糖尿病起因與日常生活飲食及運動有極大關聯性。

針對糖尿病的飲食而言，想讓大眾清楚了解的有以下兩點，一是日本人的飲食起居在戰後起了相當大的改變，開始仿效西方飲食習慣，攝取肉類及高脂肪食物，但多數日本人天生在體質上無法負荷，也就意謂著容易罹患糖尿病。

另一點則是多數人持有對「糖尿病餐不好吃」的誤解，事實上糖尿病飲食治療方法並非是單純限制吃的食物，而是指必須做到營養均衡及飲食控制。這種方式在某意義上也可說是維持健康的理想飲食，持之以恆便能

養成健康飲食的習慣。

臨床上，本院更著重於符合各種生活型態的「客製化飲食治療」。

導致發病的原因與日常生活行為必定息息相關，每個人在工作、生活習慣、想法上皆有所不同，若是勉強自己在束縛的生活中，健康是無法長久持續的，患者必須明白自動自發進行飲食控制及運動的重要性，以及讓患者明白「為什麼必須接受治療？」、「哪方面是必須改善的？」，透過與每位患者面對面的接觸拉近距離，建立信賴關係來進行治療。

本書將介紹能靈活運用的現代飲食生活法，以及在本院進行飲食療法的注意事項及烹調祕訣。此外，也介紹許多簡單、美味、容易製作的食譜，使餐點充滿分量感、滿足視覺及味蕾。請多加利用本書所介紹的料理，能呈現在您每日的餐桌上是我們榮幸。

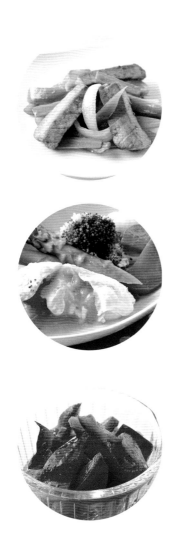

權威醫院治療糖尿病的飲食對策

集結治療團隊
全力達到綜合性治療

關西電力醫院，顧名思義是從關西電力公司的的員工福利制度中衍生出的設施，現以推動「地區醫療貢獻」、「頂級醫療水準」、「客戶滿意度No.1」為指標，並致力於開發能預防及治療因時代環境變遷下所產生的疾病。

現在則將「以糖尿病為中心的社會文明病」當成重要課題之一，提出相關對策。

糖尿病中9成以上的第2類型尿病療養指導師」的醫療團隊，以糖尿病是源自於過去的不良生活習慣，因此在進行治療時，改善日常境為指標。

生活作息是不可欠缺的步驟。患者本身必須清楚了解「為什麼陷入需要治療的狀態？」再來是「哪些方面是必須改善的？」，抱著積極向疾病對抗的心態是十分重要的。

最重要的是，考量為每一位患者工作及生活環境所設計出的「客製化飲食治療」。

不僅有醫師及護理師，還集結營養管理師及臨床醫檢師，組成「糖尿病療養指導師」的醫療團隊，以不勉強又能確實持之以恆的治療環境為指標。

■以組成醫療團隊來治療糖尿病為目標■

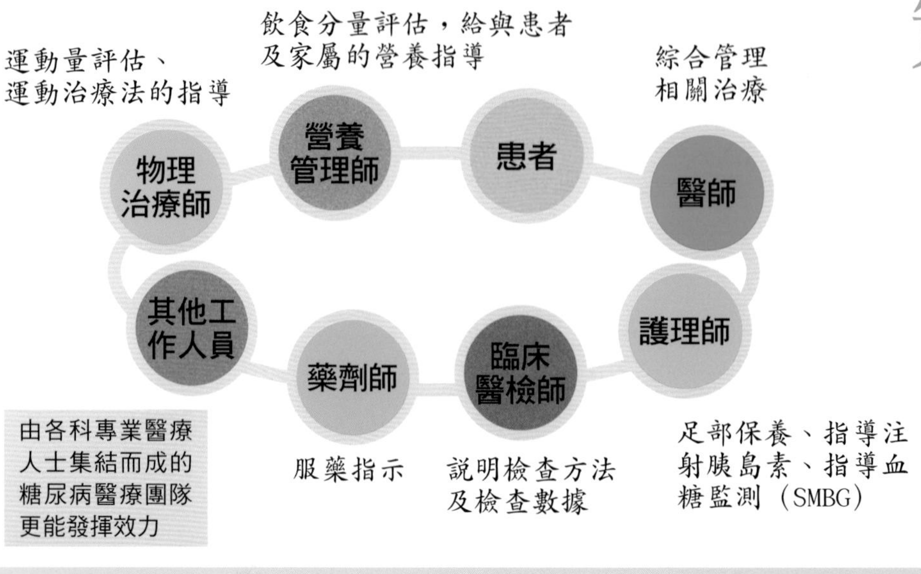

運動量評估、運動治療法的指導

飲食分量評估，給與患者及家屬的營養指導

綜合管理相關治療

物理治療師

營養管理師

患者

醫師

其他工作人員

藥劑師

臨床醫檢師

護理師

由各科專業醫療人士集結而成的糖尿病醫療團隊更能發揮效力

服藥指示

說明檢查方法及檢查數據

足部保養、指導注射胰島素、指導血糖監測（SMBG）

糖尿病目前仍是無法根治的一種終身疾病。但患者若能掌握一定的正確知識，進行自主管理，同時充分配合調整日常作息，病情就不會繼續惡化。

因此，為抑制病情惡化，擁有飲食控制與運動的基本常識，並能確實堅持之以恆執行才是維持及改善病情的首要關鍵。

本院設有糖尿病特有的「住院衛教」課程，從數日至2週的住院中，學習並實踐必要的知識。

與一般住院不同的是，可在醫師與護理師的指導下，學習控制血糖的訣竅及運動治療法，營養管理師再依據實際情況規劃飲食治療計畫，此外，併發症檢查、藥物治療時機與服用方法，患者也可詳細了解。

■糖尿病住院患者在醫院的一日生活■

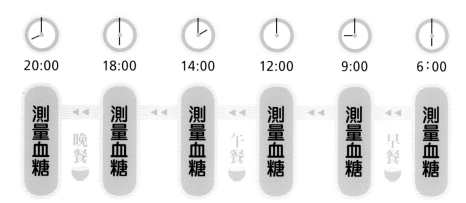

- 接受眼科及牙科的併發症檢查
- 糖尿病 Q&A 及糖尿病看圖對話
- 午餐會
- 運動治療法……等

（根據患者住院期間及病況，安排適合的排程方案）

權威醫院的飲食治療法

採取低卡路里及低鹽的飲食，用心做出的美味食物獲得患者一致好評。本書所介紹的食譜可試著在家中製作喔。

▶▶P.40

本書使用方法

製作糖尿病專用飲食時，可活用本書中所述方法，確認各項料理中所標示的數值，在菜單上自由做搭配。

順序 1
算出標準體重與適當熱量

參照P.24以標準體重算出1日應攝取熱量。

順序 2
將1日應攝取熱量平均分配至3餐

將1日應攝取熱量平均分配至3餐，以1日應攝取熱量為1700Kcal者為例，可分配成早餐550Kcal、午餐550Kcal、晚餐600Kcal，盡可能做到平均分配。

順序 3
選擇主食

從PART2選出主食並確認卡路里。

順序 4
選擇配菜與湯

從PART3與PART4中，選擇適合搭配主食的配菜並確認卡路里，以不超過1日應攝取熱量為原則做搭配。

另外也要確認碳水化合物、鹽分、膳食纖維等分量，碳水化合物占1日應攝取熱量的50～60%為基準，鹽分的攝取量男性1日不超過9g，女性1日不超過7.5g。膳食纖維為有益健康的營養素，能抑制血糖值的上昇，1日攝取20～25g為基準。

★接受醫師指導的患者，請遵循醫師指示。

PART1、7
糖尿病的基本知識

PART1、7中介紹糖尿病的檢測方式及治療法，了解基礎知識，樂觀積極對抗糖尿病。

PART5、6
享受飲食

PART5中介紹推薦適合當午餐的單盤飯食或麵食及季節性菜單，PART6中介紹健康甜點，請帶著期待的心情享受餐食。

各食譜標示的方法

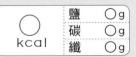

○ kcal	鹽	○g
	碳	○g
	纖	○g

○Kcal為熱量，鹽=鹽分、碳=碳水化合物，纖=膳食纖維分量，各顯示為1人的分量。

糖尿病
與飲食

治療糖尿病與生活飲食有著極大關聯，
吃是每日必做的事情，重要的是要能持
之以恆，首先在自身可接受範圍內進行
改善，持續維持養成習慣。

什麼是糖尿病？

慢性的血糖代謝異常疾病

日常生活飲食中，人體的消化器官會將所吃進的醣類進行消化吸收，分解產生葡萄糖，透過血液攜帶經由肝臟運送至腦部、肌肉等全身細胞以提供能量，一部份則以肝醣的形式儲存在肝臟及肌肉中，多餘的葡萄糖則會被轉化成脂肪，儲存在皮下的脂肪組織細胞之中。

胰臟會分泌出一種稱為胰島素的荷爾蒙，胰島素的主要功能是幫助「糖代謝」，能控制血液中的葡萄糖含量（血糖值），然而因生活習慣等不良因素，胰臟功能無法正常運轉時，使血糖值過高，影響全身各組織，稱之為糖尿病。

■ 葡萄糖在體內的作用 ■

食物經由消化器官消化及吸收，再分解產生葡萄糖，進入血液。

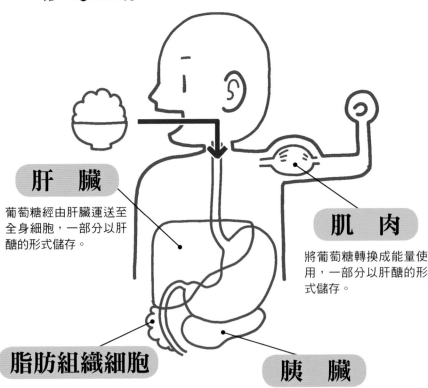

肝 臟

葡萄糖經由肝臟運送至全身細胞，一部分以肝醣的形式儲存。

肌 肉

將葡萄糖轉換成能量使用，一部分以肝醣的形式儲存。

脂肪組織細胞

儲存多餘的葡萄糖。

胰 臟

分泌胰島素，透過血液攜帶運送至肝臟、肌肉、脂肪細胞等組織細胞，調節血液中葡萄糖濃度，當胰島素無法正常運轉時，血糖值長期慢性偏高。

糖尿病類型

TYPE 3 妊娠糖尿病

於懷孕過程中發生，或是在孕前已罹患糖尿病，多數人在生產完後血糖值會回復到正常值，孕婦為了能平安順利生產，首要關鍵就是嚴密的控制血糖。

TYPE 1 第 1 型糖尿病

胰臟中主要分泌胰島素的 β 細胞被破壞，無法正常分泌胰島素，此類型與年齡及生活作息無關，大多是因自體免疫疾病所引起，常發病於年幼小孩及青少年。

TYPE 4 其他類型糖尿病

因胰臟及肝臟疾病，感染症及遺傳基因異常、藥物影響等原因，造成二次併發症的糖尿病，顧及血糖值的同時，應優先治療原有的疾病。

TYPE 2 第 2 型糖尿病

主要原因是飲食過量、飲酒過量、偏食及壓力過大等不正常生活習慣引起，此類型幾乎佔所有糖尿病病例的 90%。

POINT

一起學習在每日飲食中，不勉強也能持之以恆控制血糖的方法吧。

依據症狀提供適合的治療法

如上述舉出的糖尿病類型中，第 2 型糖尿病占所有糖尿病病例的 9 成，第 2 型糖尿病可從生活習慣中改善，以達到預防疾病及抑制病情的效果，其基本治療方法莫過於飲食療法與運動療法，必要時再採取藥物治療。

本書主要以提供「第 2 型糖尿病患者」及「疑似糖尿病患者」的飲食療法為中心，為了能確實控制血糖，讓我們一起來學習掌握「適當的飲食生活」吧。

每天都能持續的基本飲食方式

飲食的基本
就是開心享受食物的美味！

1 沒有需忌口的食物

● 均衡飲食，攝取必要的營養是基本關鍵，原則上沒有限制的食物，只要注意碳水化合物的攝取方法，並注意營養均衡，最重要的是警惕自己不可攝取過量。換句話說，糖尿病患者的飲食原則，也能稱之為「健康飲食」。

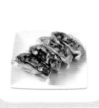

2 可與家人共享菜餚

● 餐桌上若只有一人的菜餚與其他人不同時，想必患者會有被排擠的心情，其實可以與家人共享相同菜餚，重要的是控制分量，要盡可能避免火鍋及大菜盤料理，或者一次分裝好一人份，想辦法掌握食物分量。

3 可吃自己喜歡的食物

● 口感好、分量充足的飲食也沒問題，但必須注意攝取的熱量，用少油低鹽的烹調方法或將食物切小塊來增加視覺分量，或用種類豐富的食材，搭配暖色系的配色及裝盤擺設，吃出滿足感。

7 只要遵守規定也能喝酒 精性飲料

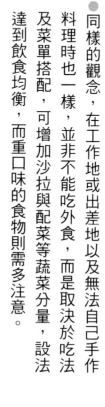

雖說飲酒過量是嚴格禁止的，但若能適可而止的控制分量就不受此限，例如一旦喝開後就停止不了的人，一開始就應該自我節制。另外下酒菜大多太油或太鹹，要注意不可攝取過量。

6 攝取過量時也有挽救機會

在招待或應酬場合下無法將病情告知他人時，偶爾也會發生一不小心就攝取過量的情形，此時要控制餐前、餐後的飲食，或者以一星期為單位來控制飲食的分量也可以，不要過於勉強，能持之以恆比任何事情都更為重要。

5 聰明選擇外食與便利商店

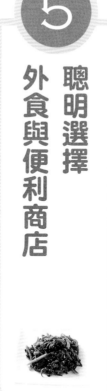

同樣的觀念，在工作地或出差地以及無法自己手作料理時也一樣，並非不能吃外食，而是取決於吃法及菜單搭配，可增加沙拉與配菜等蔬菜分量，設法達到飲食均衡，而重口味的食物則需多注意。

4 不用忍耐不能吃甜食的壓力

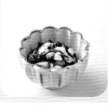

若所有的甜食都不能吃，喜愛甜食的患者就不會積極接受飲食療法。攝取過量當然不可，但是可以規劃好吃甜食的日子，計劃性的計算熱量再吃，藉以適時消除壓力。

一天當中應攝取多少熱量？

適當的熱量因人而異

開始進行飲食療法時，首先必需先了解每日應攝取的適當熱量。

一天攝食量是以身體質量指數 BMI（Body Mass Index）為基礎，推算出「標準體重」，再根據每日的活動量基準「體能活動量」中，推算出每日必須熱量。

推算出適當熱量後，每日攝食量就以此為基準，將一天所需總熱量除3餐，即是一天中應攝取的熱量數值。

---

1 **計算標準體重**

標準體重

⬤ 身高 m × ⬤ 身高 m × **22** = ⬤ kg

2 **判定身體活動量等級**

體能活動量

辦公室工作者及專職主婦	▶▶ 25～30kcal/ kg
服務業等站立時間較長者	▶▶ 30～35kcal/ kg
體力勞動者	▶▶ 35～40kcal/ kg

（※ 肥胖者以數字低的數字計算）

3 **❶乘❷**
計算出適當熱量 → kcal

例 身高160cm的專職主婦

1.6×1.6×22＝ 約56kg ← 標準體重

56kg×28kcal/kg＝ 約1600kcal ← 適當熱量

營養素的作用

營養素的種類與功能

維生素

礦物質

有效被利用的調整功能

具有使必需營養素

調整體質

轉換成熱量

碳水化合物 — 由醣類（葡萄糖）及膳食纖維組成，醣類可轉換成能量使用

包含醣類與膳食纖維

醣類 — 進食後血糖值上升

膳食纖維 — 幾乎無法吸收消化，具有抑制血糖值上升功能

蛋白質 — 可從植物性（大豆製品等）與動物性中均衡攝取

脂質 — 包含肉類、魚類等油脂性食物，必須適量攝取

理想的 PFC 營養均衡比例

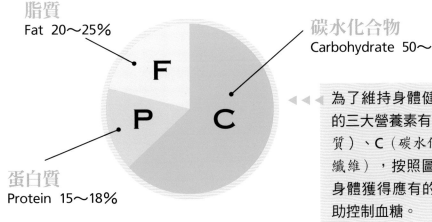

脂質
Fat 20～25%

碳水化合物
Carbohydrate 50～60%

蛋白質
Protein 15～18%

為了維持身體健康機能，特別重要的三大營養素有P（蛋白質）、F（脂質）、C（碳水化合物＝醣類＋膳食纖維），按照圖表比例攝取，能使身體獲得應有的均衡營養，也能幫助控制血糖。

均衡攝取必需營養素很重要

用套餐的方式攝取均衡的分量與營養

攝取均衡的分量與營養

為兼顧分量與營養的均衡飲食，需將營養素做分類，若能記住各分類中可攝取的分量範圍，變能簡單做到均衡攝取飲食（參考第27頁）。

其中最需要注意的是表1「以含碳水化合物為主的食品」，不光只有麵包及白飯，薯類、蓮藕、大豆除外的豆類也屬於這一項分類，舉例來說，當配菜選擇馬鈴薯沙拉時，即屬於表1分類，此時要注意碳水化合物含量的計算。

攝取均衡營養的飲食

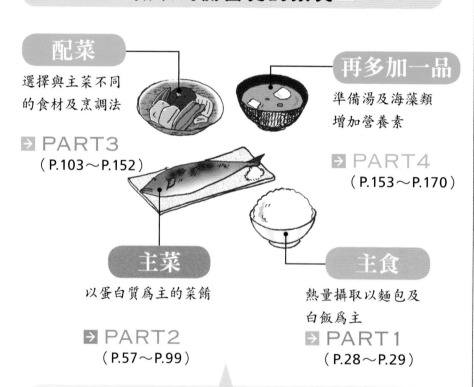

配菜

選擇與主菜不同的食材及烹調法

➡ PART3
（P.103～P.152）

再多加一品

準備湯及海藻類增加營養素

➡ PART4
（P.153～P.170）

主菜

以蛋白質為主的菜餚

➡ PART2
（P.57～P.99）

主食

熱量攝取以麵包及白飯為主

➡ PART1
（P.28～P.29）

以「套餐」的形式是不錯的選擇吧，如此便能分散注意力，享受「多樣化的菜色組合，慢慢進食」是控制血糖維持的訣竅。喝湯時要注意含鹽量，另外要加強規範不可攝取過多牛奶、乳製品及水果。

食品分類三大營養素含量的基準

「食物交換表」中的「六種食品類別」，以80Kcal為1單位作為測量分量的基準，有助於每日菜色的選擇，最重要的是先記住表1內容。

食物的分類		食品的種類	1單位（80Kcal）營養素平均含量		
			碳水化合物（g）	蛋白質（g）	脂質（g）
富含碳水化合物的食物	表1	麵包、白飯、義大利麵、烏龍麵、蕎麥麵、玉米、薯類、蓮藕、豆類（大豆除外）	18	2	0
	表2	香蕉、草莓、橘子、柿子、蘋果、水梨、葡萄、哈密瓜、奇異果、西瓜	19	1	0
富含蛋白質的食物	表3	肉、海鮮類、大豆類及其製品（納豆、豆腐）、蛋、起司、香腸、火腿	1	8	5
	表4	牛奶、優格等乳製品（起司除外）	7	4	4
富含脂質的食物	表5	奶油、美乃滋、酪梨等脂質含量豐富的果實類、培根等高脂性食品	0	0	9
富含維生素、礦物質的食物	表6	海藻、香菇、蒟蒻、胡蘿蔔、小黃瓜（碳水化合物含量高的部分蔬菜除外）	14	4	1
	調味料	味噌、味醂、砂糖等	12	3	2

※（《糖尿病飲食療法專用的食物交換表》日本糖尿病學會編、日本糖尿病協會、文光堂刊行）

記住碳水化合物的基本知識

了解醣類的區別，注意主食的攝取方式

糖尿病飲食療法中，最必須要注意第27頁的食品分類「表1」中碳水化合物的攝取。雖說同是碳水化合物，但食品種類會影響血糖值上升速度的快慢。

碳水化合物是醣類與膳食纖維組成，其中醣類裡主要含「醣類」以及其它成分。醣類可廣泛分成常為葡萄糖存在水果中的「單醣類」、「寡醣類」，及由單醣聚合而成的「雙醣類」、「多醣類」，當結合變得複雜時，消化吸收的時間會拉長導致血糖值上升緩慢，影響胃的耐餓力。

不同的碳水化合物影響血糖值的上升速度

 慢

◀◀ **多醣類**

   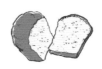

烏龍麵、蕎麥麵　義大利麵　　白飯、糙米飯　　全麥麵包

解說　比單醣類、寡醣類更能有效抑制急劇的變化，也能抑制對零食的慾望。

 快

◀◀ **單醣、寡醣類**

　　水果　　　　砂糖、蜂蜜　　　含糖果汁

比起葡萄糖，果糖使血糖上升速度較為緩慢，但仍需注意糖度過高問題。

糖果、牛奶糖

解說　雖能有效應對低血糖等症狀（參考P.219），但飲食上要注意不可攝取過量。

記住一餐主食的分量吧！

以1日1600Kcal為例 （碳水化合物55%）

1餐240Kcal（3單位）為基準

白飯		吐司		烏龍麵（水煮）

    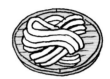

白飯	吐司	烏龍麵（水煮）
小碗 1 碗半、150g	6 片裝 1 片半、90g（8 片裝 2 片）	240g

義大利麵（乾麵）　　法國麵包　　玉米片

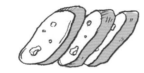 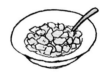

60 g　　　　90g（3 片）　　　60 g

可與主食搭配的蔬菜

白飯　　馬鈴薯　　南瓜　　地瓜

 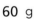

小碗半碗 50g　　110g（中 1 個）　　90g（小顆 1/8 個）　　60g

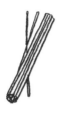

解說　主食量減少時，可將減少的量交換至其它配菜。

熬煮美味高湯的方法

調節鹽分也能獲得滿足感的祕訣

湯品除了能創造不同變化，還能享受湯品帶來的美味滿足感。但是鹽分攝取過量是引發高血壓及動脈硬化的誘因，同時也會引發糖尿病和其它併發症，其中又特別與腎臟功能的惡化息息相關。對於含鹽量過高的湯品，先經確認再加進菜單吧。

謹慎熬煮仔細控制鹽分，逼出湯底的鮮甜味。為有效抑制糖尿病患者飲食分量，應選擇品質較好的湯汁及調味料，用心做出即使量少也能有滿足感的料理，同時也必須注意不能攝取過量。

運用高鮮味或有香氣的食材

當令蔬菜不僅營養豐富也格外的美味，利用蘘荷或芹菜等有香氣的蔬菜，能有效抑制鹽分使用量。

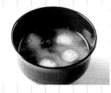

煮一鍋好湯底

謹慎熬煮，逼出湯底的鮮甜味，能有效減少鹽及味噌的使用量。

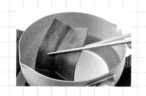

選擇深度較淺的容器

即使準備相同分量的湯，用深度較淺的容器，不僅能減少湯汁攝取量，同時還可感受食材的分量感。

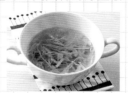

減少湯汁量增加配菜

蒸煮或浸煮於高湯的食材準備要領，就是增加配菜量，使料理充滿豐富口感。

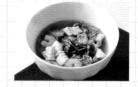

湯品食材的推薦

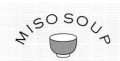

味噌湯

1碗湯的基本分量以味噌2小匙（12g）、高湯150ml、食材40g為基本，味噌應選擇低鹽配方或口味較清淡產品。

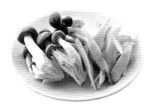

● 牛蒡、鴻喜菇

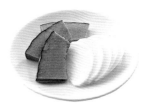

● 南瓜、洋蔥

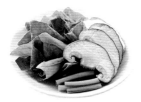

● 菠菜、香菇

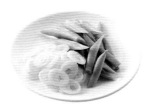

● 四季豆、蔥

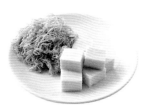

● 昆布絲、豆腐

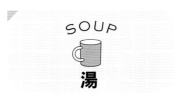

湯

可變換成清湯、西式、中式湯，但要注意不要攝取過多清湯粉及雞骨高湯粉中的鹽分。

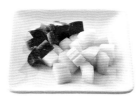

● 芹菜、甜椒

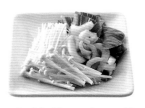

● 金針菇、青江菜

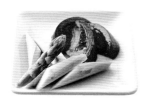

● 綠蘆筍、番茄

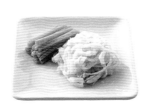

● 蘿蔔絲乾、胡蘿蔔

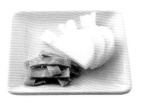

● 大頭菜、肩培根

規劃菜單的重點

遵守基本的搭配原則 著手設計菜單

一餐的飲食中，以主食、主菜、配菜為基本，偶爾可以依菜單的設計增加湯品、小碟醃菜、甜點等料理，不光只是著重於計算卡路里，也要考慮營養均衡來做搭配組合，只要習慣這些基本功夫，做起來絕對不是難事。

控制不吃零食是非常好的習慣，不過也可以在一日攝取量的範圍內吃一些水果或優格等輕食來消除壓力。針對糖尿病飲食的對策，除了預防也包含生命的延續，該改善的地方就進行改善，不需勉強，抱著愉悅的心情來享受美食吧。

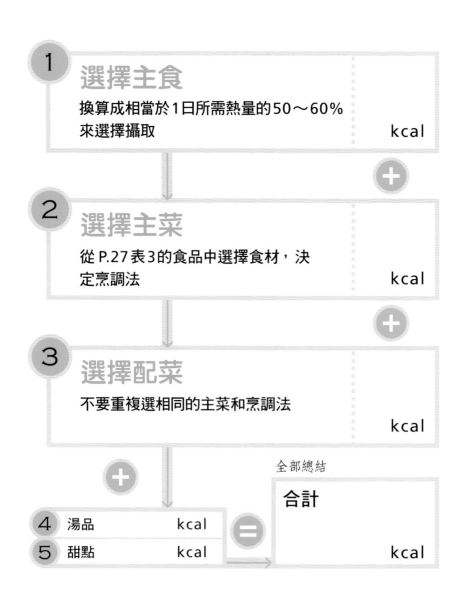

1 選擇主食

換算成相當於1日所需熱量的50～60％來選擇攝取

kcal

＋

2 選擇主菜

從P.27表3的食品中選擇食材，決定烹調法

kcal

＋

3 選擇配菜

不要重複選相同的主菜和烹調法

kcal

＋

全部總結

合計

4 湯品　　　　kcal

5 甜點　　　　kcal

＝

kcal

進食訣竅

訣竅 4
細嚼慢嚥降低進食速度

要達到飽足感通常需要花 15 分鐘，選擇膳食纖維較多及較有口感的食材，細嚼慢嚥，可有效防止攝取過量。

訣竅 1
從蔬菜開始吃

懷石料理或西式全餐，會以蔬菜→蛋白質→碳水化合物依序上菜，按照順序進食能抑制血糖值急遽上升。

訣竅 5
禁止盛大碗

火鍋或大分量料理較難掌握應攝取分量，要盡可能避開或預先盛好一人份的量。

訣竅 2
餐後吃甜點

若在兩餐中間攝取甜食，會使飯後上升的血糖值在短時間呈現大幅度的起伏，而餐後攝取甜點，則能維持血糖穩定度。

訣竅 6
活用小碟盤

盤子數量多時，視覺上會感受到充足分量及滿足感，聰明運用餐具及擺盤的設計，開心地享受美食吧。

訣竅 3
避開醣類+油的餐點

醣類容易使血糖值上升，油脂則使血糖值不易下降，兩者要盡可能避開，若真的要吃，應減量並在午餐時享用。

※ 咖哩飯、炸物、糖醋排骨、蛋糕等

早午晚餐食譜範例

了解不同之處改善飲食生活

實際跟著1日的菜單範例來製作餐點吧。親自做過、吃過、看過，就能了解1日菜單範例的味道與分量與平常飲食有什麼不同，這是十分重要的關鍵。

烹調時回想兩者的不同之處，就能慢慢改善生活飲食，思考菜單的同時，記得要改變早、午、晚餐的食材與烹調方法，這樣就能做出吃不膩又豐富多變的菜單。

※食譜顯示為2人份。

菜單建議

日式料理

日式料理中的醃製品、鹽漬梅（日式梅干）、味噌湯等鹽分含量高，需要特別注意，可與魚肉、豆腐、蛋、乳製品等蛋白質，以及高湯燙青菜、常備菜及蔬菜沙拉的組合做搭配，調整均衡營養。

西式料理

西式料理要留意不可過量攝取鹽分及脂質，特別要注意塗在麵包上的果醬及蜂蜜，麵包不塗任何醬，擺上蔬菜做成單片三明治吃也能達到營養均衡。

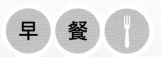

早餐
BREAKFAST

爲了能確實控制血糖及調整生活規律，早餐一定要吃。若是沒有吃早餐習慣的患者，可以先從蔬菜果汁、優格、香蕉等簡單的食物開始攝取，漸漸養成吃早餐的習慣。

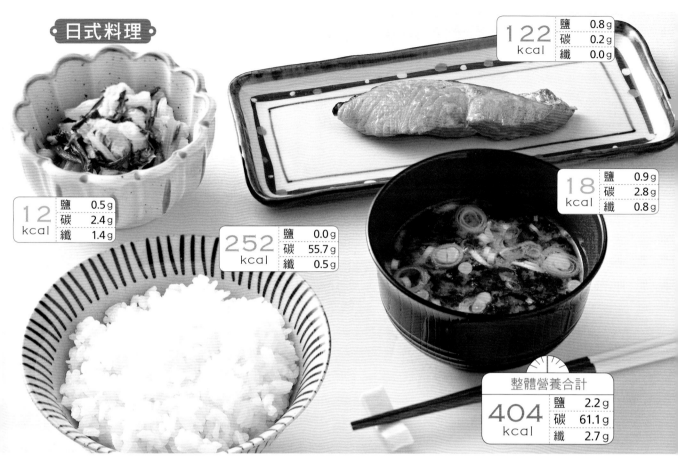

・日式料理・

122 kcal	鹽	0.8 g
	碳	0.2 g
	纖	0.0 g

12 kcal	鹽	0.5 g
	碳	2.4 g
	纖	1.4 g

252 kcal	鹽	0.0 g
	碳	55.7 g
	纖	0.5 g

18 kcal	鹽	0.9 g
	碳	2.8 g
	纖	0.8 g

整體營養合計

404 kcal	鹽	2.2 g
	碳	61.1 g
	纖	2.7 g

用高湯及醬油調出濃郁香味

高湯滷茼蒿白菜

〔材 料〕茼蒿…………3 把（60g）
　　　　　白菜…………1/2 片多（60g）
　　A ┌高湯…………1 大匙
　　　└淡味醬油……1 小匙

〔作 法〕

❶ 茼蒿、白菜放進沸水氽燙後過冷水，瀝乾水分切成容易食用的大小。

❷ 將 A 混合拌勻淋在菜上。

POINT　綠色蔬菜經過加熱後面積會縮小，可多攝取，選用當令蔬菜增加料理的美味！

白飯　300g（1人分 150g）

選含鹽量較少的小塊魚片

烤鮭魚

〔材 料〕鹽漬鮭魚……2 切片（120g）

〔作 法〕用烤箱炙烤鮭魚的兩面即可。

POINT　用生鮭魚時，要選脂質較少的鮭魚，少鹽烹調。

使用少量味噌增添香味

海蘿苣味噌湯

〔材 料〕海蘿苣……2g
　　　　　長蔥………1/5 支（20g）
　　　　　高湯………3/4 杯
　　　　　味噌………2 小匙

〔作 法〕

❶ 將蔥切細。

❷ 將蔥放進高湯，煮沸後熄火，加入味噌攪拌調散，放入海蘿苣快速氽燙即可。

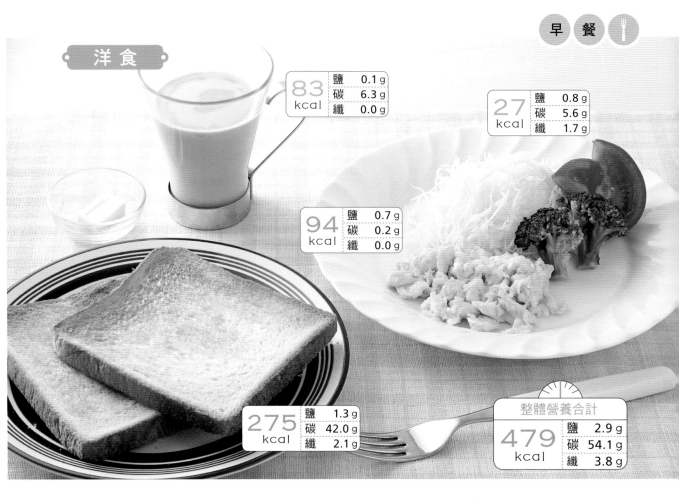

洋食

83 kcal	鹽	0.1 g
	碳	6.3 g
	纖	0.0 g

27 kcal	鹽	0.8 g
	碳	5.6 g
	纖	1.7 g

94 kcal	鹽	0.7 g
	碳	0.2 g
	纖	0.0 g

275 kcal	鹽	1.3 g
	碳	42.0 g
	纖	2.1 g

整體營養合計

479 kcal	鹽	2.9 g
	碳	54.1 g
	纖	3.8 g

生菜與燙蔬菜互相搭配使料理更豐盛

蔬菜沙拉

〔材料〕高麗菜‧‧‧‧‧‧‧‧‧‧1 片（60g）
　　　　綠花椰‧‧‧‧‧‧‧‧‧‧4 朵（40g）
　　　　番茄‧‧‧‧‧‧‧‧‧‧中 1/2 顆（60g）
　　　　沙拉醬（無油）‧‧‧1 又 1/3 大匙

〔作法〕

❶ 高麗菜切絲後泡水，花椰菜剝小朵汆燙
後放涼。

❷ 蕃茄切瓣，與瀝乾水分的 ❶ 一同裝盤，
要吃的時候再淋上沙拉醬。

POINT ┃ 用橙醋醬代替沙拉醬

單片三明治塗少量奶油

吐司

〔材料〕白吐司（8 片裝）‧‧‧4 片
　　　　奶油‧‧‧‧‧‧‧‧‧‧10g

用少量油快速翻炒

炒蛋

〔材料〕蛋‧‧‧‧‧‧‧‧2 顆
　　　　鹽、胡椒‧‧‧各少許
　　　　沙拉油‧‧‧‧‧1 小匙（4g）

〔作法〕

❶ 蛋打散加鹽、胡椒粉調味拌勻。

❷ 將油倒入平底鍋熱鍋，倒入蛋液。

❸ 用木鏟大略翻炒，等蛋呈半熟狀態時，
將平底鍋離火放置於濕布上攪拌降
溫，盛盤。

不加砂糖就能品嚐牛奶的香醇味

咖啡歐蕾

〔材料〕溫牛奶‧‧‧‧‧‧240ml
　　　　即溶咖啡‧‧‧2g

〔作法〕

牛奶加溫後再倒進即溶咖啡中拌勻。

放進各種蔬菜增加咬勁

日式雜煮蕎麥麵

〔材料〕

蕎麥麵（水煮）…2 球（320g）	牛蒡…20g
雞胸肉（去皮）…30g	香菇…1 朵（15g）
小松菜…………2 株（40g）	和風鰹魚露
胡蘿蔔…………1/5 根（40g）	（3 倍濃縮）…90ml
白蘿蔔…………4cm（80g）	水……1 杯

〔作法〕

❶ 小松菜切 3～4cm 長、胡蘿蔔、白蘿蔔切扇片、香菇切薄片、牛蒡削成細長薄絲泡水，雞肉切成容易入口大小。

❷ 和風鰹魚露和水倒入鍋中，開火加熱，放入雞肉、胡蘿蔔、白蘿蔔、牛蒡、香菇煮軟，最後再加進小松菜煮熟。

❸ 將沸水淋於蕎麥麵上把麵團弄散盛盤，擺上 ❷ 的食材，淋上和風鰹魚露。

利用柴魚片增添風味及口感

香烤豆腐

〔材料〕

油豆腐…120g	柴魚片…少許
洋蔥……約 1/6 顆（30g）	橙醋醬…2 小匙

〔作法〕

❶ 用烤箱或燒烤機炙烤油豆腐兩面至呈金黃色後，切成容易入口大小。

❷ 洋蔥切薄片泡水備用。

❸ 將泡水的洋蔥瀝乾水分，鋪一半量於容器中，擺上 ❶，再擺上 ❷ 剩下的洋蔥及柴魚片，淋上橙醋醬即可。

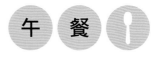

午 餐

LUNCH

午餐大多是單盤料理的飯或麵食居多，要注意主食分量是否過多而不小心攝取過量碳水化合物，同時也要留意蛋白質與蔬菜營養攝取不足，影響均衡飲食的問題。炸物則建議在午餐時間享用。

菜單建議

外食族容易蔬菜攝取不足，此時可試著增加小盤菜餚搭配，盡可能多選擇能均衡飲食的菜單，例如當午餐主食過量時，應減少晚餐主食量等方式，用心在 1 日中攝取均衡足夠的飲食。

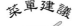

276 kcal	鹽	3.0 g
	碳	51.9 g
	纖	4.9 g

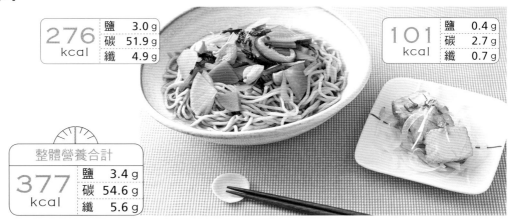

整體營養合計

377 kcal	鹽	3.4 g
	碳	54.6 g
	纖	5.6 g

101 kcal	鹽	0.4 g
	碳	2.7 g
	纖	0.7 g

用脂肪較少的雞胸肉炒煮
糖醋雞肉

〔材料〕雞胸肉（去皮）…160g
胡蘿蔔…………1/4 根多（60g）
洋蔥……………1/2 顆（100g）
青椒……………1 個（30g）
竹筍（水煮）…60g
香菇……………2 朵（30g）
黑醋………1 大匙（15g）
醬油………1 小匙（6g）
Ⓐ 砂糖………1/2 小匙（1.5g）
雞骨高湯粉…1/2 小匙
水…………4 大匙
太白粉…………1/2 小匙（1.5g）
沙拉油…………2 小匙（8g）

〔作法〕

❶ 雞肉切成一口大小，胡蘿蔔、洋蔥、青椒、竹筍滾刀切塊，香菇去蒂根再切 4 等分，胡蘿蔔放入耐熱盤中覆蓋上保鮮膜，用微波爐加熱約 2 分鐘至變軟。

❷ 將油倒入平底鍋熱鍋，翻炒 ❶ 的食材，煮熟後加進拌勻的 Ⓐ 燉煮。

❸ 等煮汁收乾後，放入用 1 小匙水溶解的太白粉水，以畫圓的方式淋入勾芡，盛盤。

POINT 食材拌芡汁過量時，卡路里會隨之升高，要控制在使食材表面入味的程度即可，另外此菜單蔬菜分量較多，要細嚼慢嚥防止進食速度過快。

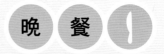

晚 餐 ❶

DINNER

想吃多一點的時候可以將主菜分成兩道菜，但要多使用蔬菜，用心在烹調法上控制醣及脂質攝取，善用含有蛋白質食材及蔬菜的搭配，營造分量感，若午餐的菜色偏油時，晚餐應盡量不用油烹調，讓1日的餐食既豐盛又能達到均衡營養。

菜單建議

晚餐的卡路里往往佔1日之中的 50～60%，應多攝取蔬菜來控制卡路里，不要將早午晚的卡路里量集中於晚餐，另外要注意油與碳水化合物的組合，會阻礙血糖值下降。

用昆布代替調味料
鹹昆布番茄沙拉

〔材料〕番茄……大 1 顆（200g）
鹹昆布…極少量

〔作法〕
番茄切瓣盛盤，擺上鹹昆布裝飾。

用糙米飯與白飯各半提升膳食纖維素
糙米飯 （1人分 150g）

〔材料〕糙米飯…150g
白飯……150g

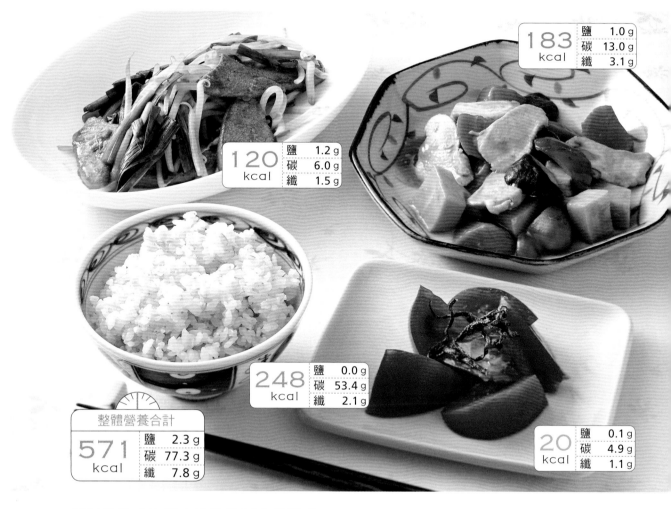

183 kcal	鹽	1.0 g
碳	13.0 g
纖	3.1 g

120 kcal	鹽	1.2 g
碳	6.0 g
纖	1.5 g

248 kcal	鹽	0.0 g
碳	53.4 g
纖	2.1 g

整體營養合計
571 kcal	鹽	2.3 g
碳	77.3 g
纖	7.8 g

20 kcal	鹽	0.1 g
碳	4.9 g
纖	1.1 g

用豆芽菜或能提味的蔬菜創造滿足感

韭菜炒豬肝

〔材料〕
豬肝……………………120g
韭菜……………………1/2 把（50g）
豆芽菜…………………1/2 袋（100g）
薑、蒜（碎末）…各 1/2 瓣
A ┌蠔油……………2 小匙（12g）
 └醬油……………1 小匙（6g）
芝麻油…………………1 小匙（4g）

POINT 豬肝含豐富蛋白質與鐵質，
韭菜和豆芽菜中能攝取維生素A、C及膳
食纖維，是一道營養均衡的美味料理。

〔作 法〕

❶ 豬肝浸泡於牛奶（另備）中約 20 分
鐘去除腥味，用餐巾紙拭去水分切成
容易入口的大小，韭菜切4～5cm長，
豆芽菜去鬚根。

❷ 將芝麻油倒入平底鍋熱鍋，放入薑蒜
爆香，加進豬肝翻炒，再放豆芽菜和
韭菜翻炒至軟。

❸ 倒入 A 醬汁調味，盛盤。

治療糖尿病權威醫院的菜單

攝取量以一千六百大卡為基準。

關西電力醫院為讓住院患者能對飲食充滿期待，用心專研改變烹調方式，或是改善食材口感等方法。住院患者的熱量及飲食會受到侷限，為防止餐點一成不變，也會利用重疊式便當盒包裝來吸引患者目光。

其中最獲好評的是委託法式餐廳廚師製作菜單（下方照片），選用白色簡樸的陶器來襯托料理特色，採用這樣的方式在菜單上稍做變化，不僅增添飲食上的豐富性，也能讓飲食療法的進行持之以恆。

對日後菜單設計有助益的食譜

此章節開始將介紹關西電力醫院實際正在使用的食譜，請試著與自家菜的調味、分量及烹調法做比較，實際體會兩者的不同，能有效幫助日後設計菜單的方向。

從第42頁開始，介紹1週菜單範例，午餐是含照片的食譜，早餐與晚餐則列出食材與主要料理的製作方法，滿載利用平常用的食材就能做出美味、獲得滿足感的訣竅。

食譜的食材內容為2人份，1日應

治療糖尿病權威醫院的法式套餐

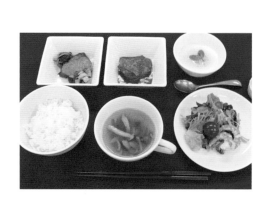

- 白飯150g
- 彩椒燉牛肉
- 燜烤鮭魚
- 鮮蝦沙拉
- 香菇湯
- 杏仁奶酪

關西電力醫院食譜的營養量數據

分類號	料理名稱	熱量	碳水化合物(g)	膳食纖維(g)	食鹽(g)
	午餐合計	586	85.4	4.3	2.3
主食	3種麵包、乳瑪琳	233	30.9	1.3	0.8
主菜	低脂牛奶	92	11.0	0.0	0.4
主菜	加工乳酪	51	0.2	0.0	0.4
配菜	蔬菜沙拉	36	7.8	2.0	0.8
甜點	柳橙	31	7.8	0.6	0.0
1（42、43頁）	早餐合計	443	57.7	3.9	2.4
主食	白飯	252	55.7	0.5	0.0
主菜	京都風蘿蔔泥滷鰈魚	98	6.0	0.8	1.2
配菜	日式五目煮	77	6.4	2.0	0.6
配菜	花椰菜拌芝麻醬	35	4.7	3.7	0.7
湯品	高麗菜洋蔥味噌湯	20	3.4	0.8	0.7
	晚餐合計	482	76.2	7.8	3.2
	1日合計	1511	219.3	16.0	7.9
	午餐合計	509	65.5	4.9	3.3
主食	白吐司、乳瑪琳	298	42.1	2.1	1.3
主菜	低脂牛奶	92	11.0	0.0	0.4
主菜	水煮蛋	76	0.2	0.0	0.7
配菜	蔬菜沙拉	31	6.4	2.0	0.8
甜點	鳳梨	36	9.4	1.1	0.0
2（44、45頁）	早餐合計	533	69.1	5.2	3.2
主食	白飯	252	55.7	0.5	0.0
主菜	照燒嫩雞	107	2.5	0.0	0.8
配菜	茄子拼盤	18	4.2	1.7	0.4
配菜	牛蒡絲沙拉	79	8.7	2.5	0.8
湯品	豆芽小松菜味噌湯	16	2.2	0.8	0.7
	晚餐合計	472	73.3	5.5	2.7
	1日合計	1514	207.9	15.6	9.2
	午餐合計	553	85.2	4.6	2.4
主食	3種麵包、乳瑪琳	294	37.3	1.6	1.0
主菜	低脂牛奶	92	11.0	0.0	0.4
主菜	優格	57	10.1	0.0	0.2
配菜	蔬菜沙拉	27	5.5	1.8	0.7
甜點	柳橙	31	7.8	0.6	0.0
3（46、47頁）	早餐合計	501	71.7	4.0	2.3
主食	白飯	252	55.7	0.5	0.0
主菜	鹽烤鯖魚、檸檬	167	1.5	0.5	1.3
配菜	炒青菜	75	4.2	1.6	0.8
配菜	高湯浸煮菠菜	18	3.0	2.3	0.6
湯品	青紫蘇蘿蔔清湯	6	1.2	0.3	0.5
	晚餐合計	518	65.6	5.2	3.2
	1日合計	1572	222.5	13.8	7.9
	食合計	603	84.0	7.2	2.3
主食	白吐司、乳瑪琳	298	42.1	2.1	1.3
主菜	低脂牛奶	92	11.0	0.0	0.4
主菜	加工乳酪	51	0.2	0.0	0.4
配菜	蔬菜沙拉	35	7.9	1.8	0.8
甜點	奇異果	42	10.8	2.0	0.0
4（48、49頁）	早餐合計	518	72.0	5.9	2.9
主食	白飯	252	55.7	0.5	0.0
主菜	便當：鹽麴烤鮭魚、雞肉	132	0.9	0.0	0.5
主菜	便當：高湯雞蛋捲	38	0.1	0.0	0.2
配菜	烤蔬食	14	3.2	1.2	0.4
配菜	鮮蝦沙拉	44	4.1	0.6	0.9
湯品	菠菜花麩清湯	10	1.5	0.6	0.5
	晚餐合計	490	65.5	2.9	2.5
	1日合計	1611	221.5	16.0	7.7

分類號	料理名稱	熱量	碳水化合物(g)	膳食纖維(g)	食鹽(g)
	午餐合計	496	77.1	6.2	3.7
主食	白吐司、乳瑪琳	298	42.1	2.1	1.3
主菜	低脂牛奶	92	11.0	0.0	0.4
主菜	加工乳酪	51	0.2	0.0	0.4
配菜	蔬菜沙拉	35	7.9	1.8	0.8
甜點	奇異果	42	10.8	2.0	0.0
5（50、51頁）	早餐合計	518	72.0	5.9	2.9
主食	白飯	252	55.7	0.5	0.0
主菜	醬燒鯖魚	180	3.9	0.0	0.9
配菜	高湯浸煮小松菜油豆腐	58	2.4	1.0	0.4
配菜	高麗菜拌味噌美乃滋	83	6.0	1.4	0.4
湯品	蘿蔔山芹菜清湯	5	1.2	0.3	0.5
	晚餐合計	578	69.2	3.2	2.9
	1日合計	1592	218.3	15.3	9.5
	午餐合計	537	88.4	6.0	2.9
主食	3種麵包、乳瑪琳	233	30.9	1.3	0.8
主菜	低脂牛奶	92	11.0	0.0	0.4
主菜	優格	57	10.1	0.0	0.2
配菜	蘿蔔絲沙拉	31	6.8	1.6	0.8
甜點	柳橙	31	7.8	0.6	0.0
6（52、53頁）	早餐合計	444	66.6	3.5	2.2
關西電力醫院主食	白飯	252	55.7	0.5	0.0
主菜	醬煮香魚	120	4.8	0.5	0.8
配菜	滷凍豆腐	61	2.1	0.4	0.4
配菜	羊栖菜牛蒡絲沙拉	89	9.1	3.6	0.5
湯品	小松菜洋蔥味噌湯	19	3.0	0.8	0.7
	晚餐合計	541	74.7	5.8	2.4
	1日合計	1522	229.7	15.3	7.5
	午餐合計	432	70.3	6.0	2.6
關西電力醫院主食	白吐司、乳瑪琳	298	42.1	2.1	1.3
主菜	低脂牛奶	92	11.0	0.0	0.4
主菜	水煮蛋	76	0.2	0.0	0.7
配菜	蔬菜沙拉	28	6.3	1.2	0.7
甜點	奇異果	42	10.8	2.0	0.0
7（54、55頁）	早餐合計	536	70.4	5.3	3.1
主食	白飯	252	55.7	0.5	0.0
主菜	幽庵燒烤土魠魚	155	2.4	0.1	0.7
配菜	滷茄子	24	5.3	2.0	0.4
配菜	雞肉絲拌蘿蔔泥	55	5.0	0.9	1.1
湯品	蝦仁海帶芽清湯	20	0.6	0.3	0.6
	晚餐合計	506	69.0	3.8	2.8
	1日合計	1474	209.7	15.1	8.5

※P.42～55 所記載的早餐與晚餐營養量，加上午餐營養量合計的1日應攝取營養量。

※P.42 起食譜中皆使用低卡沙拉醬與卡路里減半的美乃滋。

蔬菜汆燙後面積會縮小可多攝取
燙白菜

〔材料〕白菜………2 片（200g）
　　　　豆皮………1/2 片（10g）
　　　　淡味醬油…1/3 小匙

〔作法〕
❶ 白菜與豆皮切成容易入口大小，用沸水汆燙 3～4 分鐘。
❷ 白菜煮熟後用流水沖涼，瀝乾水分。
❸ 盛盤，淋上醬油即可。

用高湯的鮮甜味減少醬油使用量
菠菜蘿蔔清湯

〔材料〕菠菜………………30g
　　　　蘿蔔………………30g
　　　　高湯………………140ml
　　　　淡味醬油、酒、鹽…各少許

〔作法〕
❶ 菠菜切 2～3cm 長，蘿蔔切扇片。
❷ 高湯與蘿蔔倒入鍋中，蓋上鍋蓋燜煮至軟。
❸ 蘿蔔煮軟後放進菠菜稍微燙熟，調味即可。

白飯　300g（1 人分 150g）
香蕉　小 1 根（100g）

用胡蘿蔔豐富配色增加分量感
千草蛋

〔材料〕蛋…………2 顆
　　　　雞絞肉……40g
　　　　胡蘿蔔……小 1/5 根（20g）
　　　　淡味醬油…1 小匙
　　　　味醂………2/3 小匙
　　　　沙拉油……2 小匙

〔作法〕
❶ 胡蘿蔔切 2～3cm 細絲。
❷ 蛋打散，放入油以外的食材拌勻。
❸ 將油倒入方形平底煎鍋，像煎玉子燒的方式煎煮。

煮汁稍微收乾使食材充分入味
滷甜不辣烤豆腐

〔材料〕甜不辣………60g
　　　　烤豆腐………1/3 塊（100g）
　　　A┌淡味醬油…2/3 小匙
　　　　├味醂………2/3 小匙
　　　　└高湯………150ml

〔作法〕
❶ 甜不辣、烤豆腐切成容易入口大小。
❷ 將 A 拌勻倒進小鍋子中煮沸，放入 ❶ 的食材，蓋上鍋蓋煮 7～8 分鐘。

花椰菜拌芝麻
綠花椰……160g
白芝麻……少量
淡味醬油…1 又 1/3 小匙
高湯………1 小匙

〔作法〕1. 花椰菜分小朵後汆燙。2. 芝麻與調味料混合後與 1 拌勻即可。

高麗菜洋蔥味噌湯
高麗菜…1/2 片（30g）
洋蔥……1/6 顆（30g）
味噌……1 又 2/3 小匙
高湯……140ml

〔作法〕高麗菜切絲，洋蔥切薄片，將蔬菜放入高湯中燉煮，再將味噌攪拌調散。

白飯　300g（1 人份150g）
京都風蘿蔔泥蒸鰈魚
鰈魚……2 切片（140g）　┌淡味醬油…1 又 2/3 小匙
蘿蔔……100g　　　　A├味醂………1 又 2/3 小匙
蛋白……1/3 個（10g）　├高湯………1/2 杯
柚子絲、山芹菜…少許　└太白粉……少許
鹽………少許

〔作法〕1. 蘿蔔磨泥與蛋白、鹽拌勻。2. 將 1 淋在鰈魚上放進蒸鍋蒸煮，盛盤，淋上煮沸的 A 醬汁，再擺上柚子絲與山芹菜裝飾。

日式五目煮
雞腿肉（去皮）…60g　　醬油、味醂…各 1 小匙
大豆（水煮）…20g　　　高湯………60ml
蘿蔔……80g　　　　　　豌豆………少量
胡蘿蔔……小 1/3 根（30g）

〔作法〕1. 雞肉、蔬菜切小丁狀。2. 將高湯與調味料倒入鍋中煮沸，再將所有材料放入鍋中煮至軟嫩。

3 種麵包
奶油餐包……2 個
白麵包………小 2 片（50g）
葡萄乾麵包…小 2 個（44g）
乳瑪琳………1/3 大匙
低脂牛奶……2 杯
加工乳酪……30g
柳橙…………小 1 個（160g）

蔬菜沙拉
高麗菜………2 片（100g）
小黃瓜………近 1/2 條（40g）
紅洋蔥………近 1/6 顆（30g）
綠蘆筍………小 2 根（40g）
胡蘿蔔………小 1/5 根（20g）
沙拉醬………1 又 1/3 大匙

〔作法〕胡蘿與蘆筍汆燙後，與其他蔬菜切成容易入口大小，再依自己喜好淋上沙拉醬即可。

主菜 **千草蛋**

156 kcal	鹽	0.7 g
	碳	2.1 g
	纖	0.3 g

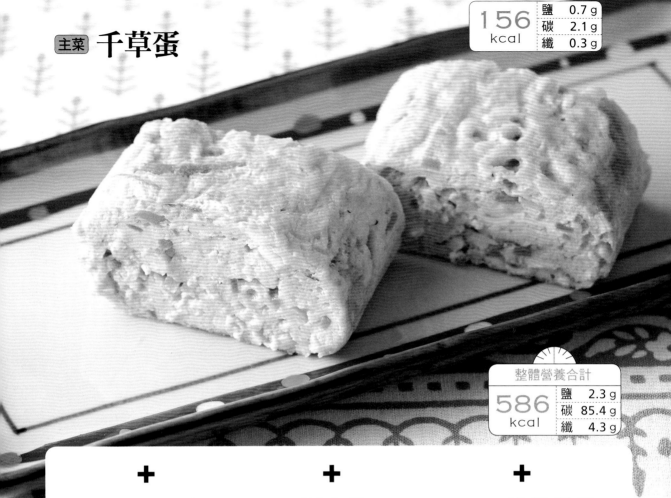

整體營養合計

586 kcal	鹽	2.3 g
	碳	85.4 g
	纖	4.3 g

+   +   +

配菜 **滷甜不辣烤豆腐**

配菜 **燙白菜**

湯品 **菠菜蘿蔔清湯**

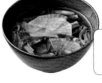

8 kcal	鹽	0.5 g
	碳	1.4 g
	纖	0.6 g

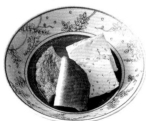

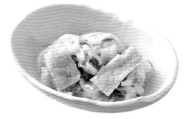

91 kcal	鹽	0.4 g
	碳	11.2 g
	纖	0.9 g

36 kcal	鹽	0.7 g
	碳	3.7 g
	纖	1.4 g

主食 **白飯**

252 kcal	鹽	0.0 g
	碳	55.7 g
	纖	0.5 g

▶▶ **調理重點** POINT

主菜選用蛋配蔬菜的方式能增加口感，裝湯的餐具用深度較淺的小碗，可控制鹽分的攝取量，燙青菜選用較有咬勁的食材，細嚼慢嚥可獲得飽滿感。

甜點 **香蕉**

43 kcal	鹽	0.0 g
	碳	11.3 g
	纖	0.6 g

比燉煮更能控制鹽分的勾芡料理

雞蓉蘿蔔羹

〔材料〕蘿蔔…………160g

　　　　高湯…………1 杯

　　　　┌雞絞肉……40g

　雞　　淡味醬油…2/3 小匙

　蓉　　味醂………2/3 小匙

　羹　　太白粉……1/3 大匙

　　　　└高湯………40ml

〔作法〕

① 蘿蔔滾刀切塊放入高湯中煮軟。

② 將肉鬆醬的食材倒入小鍋中開火，攪拌至絞肉煮熟為止。

③ 將食材 ① 盛盤後淋上雞蓉羹即可。

芝麻的香味使料理清淡爽口

四季豆胡蘿蔔拌芝麻醬

〔材料〕四季豆………4 根 （80g）

　　　　胡蘿蔔………小 1/5 根 （20g）

　　　　┌白芝麻……2 小匙

　Ⓐ　淡味醬油…1 又 1/3 小匙

　　　　└高湯………1 小匙

〔作法〕

① 四季豆斜切半，胡蘿蔔切 2 ～ 3cm 細絲後汆燙。

② 將 Ⓐ 拌勻放涼再與 ① 拌勻即可。

用檸檬香氣及酸味使肉質緊縮　　午餐

鹽烤鯖魚

〔材料〕鯖魚…2 切片 （160g）

　　　　鹽……少許

　　　　檸檬…1/5 顆 （20g）

〔作法〕

① 鯖魚抹鹽用燒烤機炙烤。

② 盛盤，再擺上切瓣檸檬裝飾。

運用滑菇的鮮甜搭配蔥香達到減鹽效果

滑菇蔥清湯

〔材料〕滑菇…40g　　　高湯…140ml

　　　　長蔥…少量

　　　　淡味醬油、酒、鹽……各少許

〔作法〕

① 用水輕輕洗淨滑菇，蔥切細備用。

② 將 ① 及高湯倒入鍋中蓋上鍋蓋燜煮，配菜煮熟後調味即可。

地瓜富含醣類可以調節白飯攝取量

地瓜飯

〔材料〕白米…110g　　鹽…少許

　　　　地瓜…70g　　　酒…1 小匙

〔作法〕

① 米洗淨瀝乾水分，與 160ml 的水倒入電鍋中。

② 地瓜帶皮切 5 ～ 6cm 扇片泡水。倒入酒、鹽於 ① 中輕攪拌，放入瀝乾水分的地瓜炊煮。

茄子拼盤

茄子…………小 1 條 （60g）

豌豆莢………6 片 （12g）

淡味醬油……1/3 小匙

味醂…………少許

高湯…………40ml

　　　┌乾燥香菇……2 朵 （4g）

滷　　淡味醬油…1/3 小匙

香　　味醂………1/3 小匙

菇　　└高湯………2 大匙

〔作法〕茄子去蒂縱切與調味料混合煮軟，香菇泡軟後與調味料混合燉煮。

豆芽小松菜味噌湯

豆芽菜…1/4 袋 （40g）

小松菜…30g

高湯…140ml

味噌…1 又 2/3 小匙

〔作法〕豆芽菜去鬚根，小松菜切 3 ～ 4cm 長，放入高湯中煮，加入味噌攪拌調散。

白飯　300g（1 人份150g）　　晚餐

照燒嫩雞

雞腿肉 （去皮）…160g　　┌醬油……2/3 小匙

調　┌醬油………2/3 小匙　Ⓐ　味醂……2/3 小匙

味　└味醂………2/3 小匙　　太白粉…少許

　　　　　　　　　　　　　　└高湯……20ml

〔作法〕預先將雞肉調味後用燒烤機燒烤，將 Ⓐ 醬汁倒入鍋中混合燉煮至煮汁融入食材中即可。

牛蒡絲沙拉

牛蒡絲……80g　　　美乃滋……1 又 1/3 大匙

蟹肉棒……4 條 （40g）　淡味醬油…1/3 小匙

紅葉萵苣…小 1 片 （20g）　胡椒粉……少許

〔作法〕牛蒡絲汆燙後與蟹肉棒用調味料調味，再與紅葉萵苣一同盛盤。

　　　　　　　　　　　早餐

白吐司 （6 片裝）…2 片 （180g）

乳瑪琳…………1 又 1/3 大匙

低脂牛奶…………2 杯

水煮蛋

蛋……2 顆

鹽……少許

鳳梨…140g

蔬菜沙拉

紅葉萵苣…1 片 （30g）

散葉萵苣…1 片 （30g）

洋蔥………20g

番茄………中 1/2 顆 （80g）

綠花椰菜…40g

沙拉醬……1 又 1/3 大匙

〔作法〕綠花椰分小朵後汆燙，洋蔥切絲、萵苣、生菜、番茄洗淨後切成容易入口大小盛盤，淋上沙拉醬即可。

主菜 **鹽烤鯖魚**

167 kcal	鹽	1.3 g
	碳	1.5 g
	纖	0.5 g

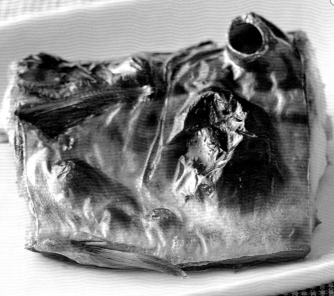

整體營養合計		
509 kcal	鹽	3.3 g
	碳	65.5 g
	纖	4.9 g

+　　　**+**　　　**+**

配菜 **雞蓉蘿蔔羹**　　配菜 **四季豆胡蘿蔔拌芝麻醬**　　湯品 **滑菇蔥清湯**

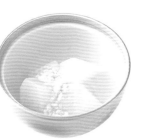　　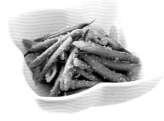　　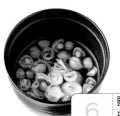

6 kcal	鹽	0.5 g
	碳	1.6 g
	纖	0.7 g

58 kcal	鹽	0.5 g
	碳	5.1 g
	纖	1.0 g

33 kcal	鹽	0.7 g
	碳	3.8 g
	纖	1.6 g

主食 **地瓜飯**

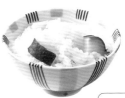

245 kcal	鹽	0.3 g
	碳	53.5 g
	纖	1.1 g

▶▶ **調理重點 POINT**

不同的烹調法可使菜單變換豐富，也可有效抑制鹽分及油的攝取量，而隨著烹調的多樣性變化，即使吃再多蔬菜也不嫌膩。

豆類含豐富食物纖維，請慢慢咬嚼
彩豆沙拉

〔材 料〕綜合豆類…60g
　　　　紅葉萵苣…小 1 片（20g）
　　　　結球萵苣…小 1 片（20g）
　　　　番茄………中 1/4 顆（40g）
　　　　沙拉醬……1 又 1/3 大匙

〔作 法〕
❶ 紅葉萵苣及結球萵苣撕容易入口大小後
泡冷水，瀝乾水分。
❷ 番茄切成容易入口大小。
❸ 將❶與❷及綜合豆盛盤，淋上沙拉醬。

調味清淡享受金針菇的甜味與口感
海帶芽金針菇味噌湯

〔材 料〕海帶芽（用水泡軟）…20g
　　　　金針菇………………20g
　　　　高湯…………………140m1
　　　　味噌…………………1 又 2/3 小匙

〔作 法〕
❶ 金針菇切去蒂根，與海帶芽切 2 ～ 3cm
長。
❷ 將高湯與金針菇放進鍋中，蓋上鍋蓋稍微
燉煮後放進海帶芽，加入味噌攪拌調散。

輕輕汆燙蔬菜保留口感
涮牛肉

〔材 料〕牛腿肉（薄片）…200g
　　　　豆芽菜……………1/4 袋（60g）
　　　　青江菜……………40g
　　　　日本水菜…………20g
　　　　胡蘿蔔……………小 1/5 根（20g）
　　　　橘醋醬……………1 大匙

〔作 法〕
❶ 豆芽菜去鬚根、青江菜切 1cm 寬、水
菜切 3cm 長，胡蘿蔔切 3cm 細絲。
❷ 用沸水快速汆燙❶的蔬菜，用冷水沖
涼後瀝乾水分，牛肉用沸水汆燙煮熟。
❸ 蔬菜和牛肉盛盤後淋上橘醋醬。

白飯　300g（1 人分 150g）
蘋果　大 1/2 顆（160g）

高湯浸煮菠菜

菠菜…………140g
鴻喜菇………1/5 包（20g）
淡味醬油……1 又 1/3 小匙
高湯…………1 小匙多

〔作法〕將菠菜、鴻喜菇汆
燙後瀝乾水分，淋上用高湯
稀釋過的醬油調味即可。

青紫蘇蘿蔔清湯

蘿蔔…………40g
青紫蘇………1 片
醬油、酒、鹽…各少許
高湯…………140m1

〔作法〕蘿蔔切扇片，用高
湯燉煮後加入味噌攪拌調
散，擺上切絲的青紫蘇葉裝
飾即可。

白飯　300g（1人份150g）
鹽烤鯖魚

鯖魚…2 切片（160g）
鹽……1/3 小匙
檸檬…1/5 顆（20g）

〔作法〕參照 P.44

炒青菜

蛋…………1 顆
韭菜………1/5 把（20g）
高麗菜……1 又 1/2 片多（80g）
胡蘿蔔……小 1/5 根（20g）
鴻喜菇……1/5 包（20g）
醬油………1 小匙
鹽、胡椒粉…各少許
沙拉油……1 小匙

〔作法〕蔬菜切成容易入口大小，放進平底鍋中翻
炒，淋入蛋液再稍微翻炒後調味即可。

3 種麵包
奶油餐包…2 個
白麵包……小 2 片（50g）
芝麻捲……小 2 個（44g）
乳瑪琳……1 又 1/3 大匙
低脂牛奶…2 杯
優格………170g
柳橙………小 1 個（160g）

蔬菜沙拉

結球萵苣…小 2 片（40g）
紫甘藍……20g
小黃瓜……1/2 條（40g）
沙拉醬……1 又 1/3 大匙
綠蘆筍……2 根（40g）
白花椰菜…40g

〔作法〕將蘆筍、花椰菜，萵苣、小
黃瓜、紫甘藍汆燙後切成容易入口大
小，盛盤淋上沙拉醬即可。

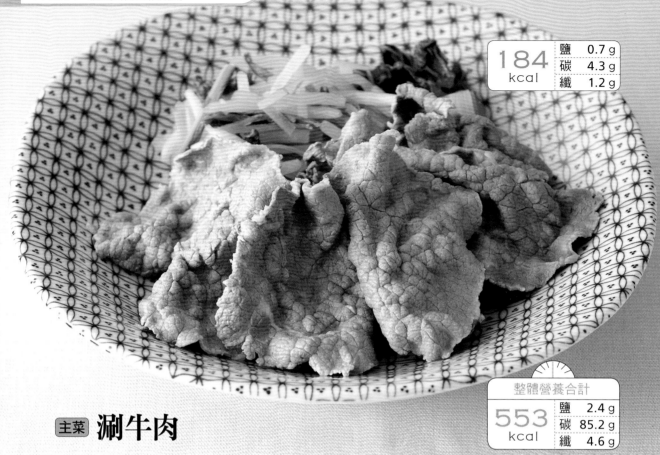

184 kcal	鹽	0.7 g
	碳	4.3 g
	纖	1.2 g

主菜 涮牛肉

整體營養合計		
553 kcal	鹽	2.4 g
	碳	85.2 g
	纖	4.6 g

+

配菜 彩豆沙拉

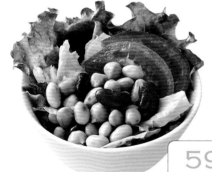

59 kcal	鹽	0.9 g
	碳	10.8 g
	纖	0.5 g

+

湯品 海帶芽 金針菇味噌湯

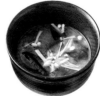

15 kcal	鹽	0.8 g
	碳	2.7 g
	纖	1.2 g

主食 白飯

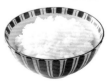

252 kcal	鹽	0.0 g
	碳	55.7 g
	纖	0.5 g

甜點 蘋果

43 kcal	鹽	0.0 g
	碳	11.7 g
	纖	1.2 g

▶▶ **調理重點 POINT**

蔬菜不要煮太軟，用沸水快速汆燙可保留食材口感，水煮後的蔬菜面積會縮小可多攝取，另外也有益於去除肉類油脂，豆類食品注意要一顆一顆慢慢咀嚼，防止進食速度過快。

配色鮮豔維生素豐富的一道料理

水煮蛋沙拉

〔材料〕高麗菜………2 片（100g）

綠蘆筍………2 根（40g）

紅甜椒………少量

水煮蛋………1/2 顆

凱薩沙拉醬…2 又 1/2 大匙

〔作法〕

❶ 高麗菜切成容易入口大小，綠蘆筍刨去下半部外皮切 3cm 長汆燙。

❷ 甜椒切薄片，水煮蛋切丁。

❸ 將 ❶ 與 ❷ 盛盤後淋上沙拉醬。

快速汆燙保留食材的咬勁

小松菜鴻喜菇味噌湯

〔材料〕小松菜…60g

鴻喜菇…1/5 包（20g）

高湯……140ml

味噌……1 又 2/3 小匙

〔作法〕

❶ 小松菜切 3 ～ 4cm 長，鴻喜菇切去蒂根後剝散。

❷ 將高湯倒入鍋中煮沸，放入 ❶ 的食材蓋上鍋蓋燜煮，食材煮熟後加入味噌攪拌調散即可。

白飯 300g（1 人分 150g）

午餐

使用鹽麴醃漬提升魚香味

鹽麴烤鰆魚

〔材料〕鰆魚……2 切片（160g）

鹽麴……8g

蘿蔔……60g

胡蘿蔔……小 1/5 根（20g）

〔作法〕

❶ 鹽麴塗在鰆魚表面，放入冰箱冷藏醃漬約半天再煎烤。

❷ 蘿蔔及胡蘿蔔磨泥與鰆魚一同盛盤。

少油快速調理蔬菜

炒牛蒡絲

〔材料〕牛蒡絲……60g

胡蘿蔔……小 1/3 根（30g）

蒟蒻條……30g

Ⓐ ┌ 醬油……1 小匙

└ 味醂……1 小匙

芝麻油……1 又 1/2 小匙

〔作法〕

❶ 牛蒡絲泡水去澀味，胡蘿切絲備用。

❷ 蒟蒻條切成容易入口大小汆燙去腥味。

❸ 芝麻油倒入平底鍋中熱鍋翻炒 ❶、❷ 食材，牛蒡炒軟後用 Ⓐ 調味即可。

鳳梨 140g

晚餐

鮮蝦沙拉

去殼蝦子……60g

洋蔥……20g

小黃瓜……大 1/2 條（60g）

黃甜椒……1/6 個（20g）

和風柚香醬……1 又 1/3 大匙

〔作法〕蝦子汆燙，蔬菜切絲與沙拉醬拌勻即可。

菠菜花麩清湯

菠菜……40g

花麩……2 個（2g）

高湯……140ml

酒、淡味醬油、鹽……各少許

〔作法〕菠菜切 3 ～ 4cm 長，用高湯汆燙菠菜與花麩，加調味料調味即可。

白飯 300g（1 人份 150g）

烤鮭魚

銀鮭……80g

鹽……少許

高湯雞蛋捲……50g

烤蔬食

茄子……1 條（80g）

綠蘆筍……1 根（20g）

紅甜椒……1/6 個（20g）

鹽……少許

〔作法〕蔬菜切成容易入口大小，用燒烤機炙烤，灑鹽調味即可。

早餐

白吐司（6 片裝）…2 片（180g）

乳瑪琳……1 又 1/3 大匙

低脂牛奶……2 杯

加工乳酪……30g

奇異果……小 2 顆（160g）

蔬菜沙拉

高麗菜……2 片（100g）

小番茄……6 粒（60g）

小黃瓜……1/2 條（40g）

沙拉醬（無油）…1 又 1/3 大匙

胡蘿蔔……小 1/5 根（20g）

〔作法〕蔬菜切絲擺上小番茄，淋上沙拉醬即可。

鹽麴烤雞肉

雞腿肉（去皮）……80g

鹽麴……2g

〔作法〕雞肉切成容易入口大小，抹上鹽麴醃漬約 20 分煎烤即可。

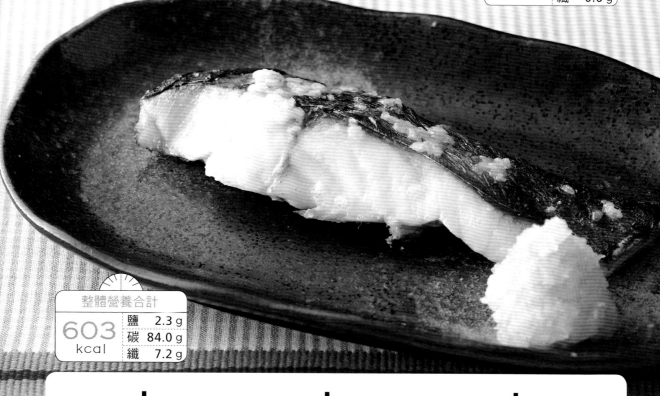

主菜 **鹽麴烤鰆魚**

158 kcal	鹽	0.6 g
	碳	3.8 g
	纖	0.6 g

整體營養合計

603 kcal	鹽	2.3 g
	碳	84.0 g
	纖	7.2 g

配菜 **炒牛蒡絲**

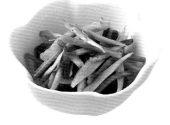

44 kcal	鹽	0.5 g
	碳	7.9 g
	纖	2.5 g

配菜 **水煮蛋沙拉**

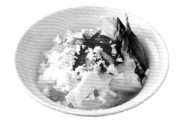

96 kcal	鹽	0.5 g
	碳	4.7 g
	纖	1.3 g

湯品 **小松菜鴻喜菇味噌湯**

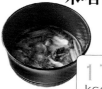

17 kcal	鹽	0.7 g
	碳	2.5 g
	纖	1.2 g

主食 **白飯**

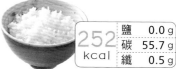

252 kcal	鹽	0.0 g
	碳	55.7 g
	纖	0.5 g

甜點 **鳳梨**

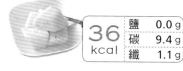

36 kcal	鹽	0.0 g
	碳	9.4 g
	纖	1.1 g

▶▶ **調理重點 POINT**

主菜選用的是容易一成不變的魚類料理，用鹽麴醃漬方式做成新菜色。搭配炒牛蒡絲能使味道緊密結合，同時也能控制鹽分的攝取量。

運用白芝麻的風味減少美乃滋使用量

牛蒡絲沙拉

〔材料〕牛蒡絲…………80g
　　　　胡蘿蔔…………小 1/3 根（30g）
　　　　┌美乃滋…………1 又 1/3 大匙
　　　Ⓐ│淡味醬油………2/3 小匙
　　　　└磨碎的白芝麻…2/3 小匙
　　　　沙拉菜…………小 4 片（20g）

〔作法〕

① 牛蒡絲泡水去澀味，胡蘿蔔切 3cm 細絲，一起汆燙。

② 用 Ⓐ 拌勻 ①，與生菜一同盛盤。

用太白粉鎖住食材美味達到減鹽效果

蟹肉洋蔥蛋花湯

〔材料〕蛋…………1/2 顆
　　　　洋蔥…………1/5 顆（40g）
　　　　雞骨高湯粉…1 小匙
　　　　水…………140ml
　　　　太白粉…………1/3 小匙

〔作法〕

① 洋蔥切薄片。

② 將水與雞湯粉倒入鍋中混合後開火，放洋蔥蓋上鍋蓋燜煮。

③ 洋蔥煮熟後，用少許的水調出太白粉水勾芡，再倒入蛋液即可。

盡量少用勾芡降低卡路里

八寶菜

〔材料〕豬腿肉片（薄切）…60g
　　　　去殼蝦…………60g
　　　　白菜…………1 又 1/2 片
　　　　青江菜…………120g
　　　　洋蔥…………1/4 顆（60g）
　　　　紅甜椒…………1/6 個（20g）
　　　　┌雞骨高湯粉……2 小匙
　　　　│醬油…………2/3 小匙
　　　　│蠔油…………2/3 小匙
　　　Ⓐ│芝麻油…………1/2 小匙
　　　　│胡椒粉…………少許
　　　　│太白粉…………1 又 1/3 小匙
　　　　└水…………140ml
　　　　沙拉油…………2/3 小匙

〔作法〕

① 豬肉切 3cm 長，白菜、青江菜配合豬肉切相同長度切片，洋蔥、甜椒切一口大小備用。

② 將油到入平底鍋中熱鍋，翻炒豬肉，等豬肉變色後再加蝦子與蔬菜翻炒。

③ 蔬菜煮軟後加入 Ⓐ，拌勻使食材入味

白飯　300g（1 人分 150g）

高麗菜拌味噌美乃滋

高麗菜………1 又 1/2 片（140g）
竹輪………20g
　┌美乃滋……2 大匙
Ⓐ│味噌………2/3 小匙
　└淡味醬油…1/3 小匙

〔作法〕高麗菜汆燙後切成容易入口大小，竹輪切圓片與 A 拌勻即可。

蘿蔔山芹菜清湯

蘿蔔………40g
山芹菜………6g
酒、淡味醬油、鹽…各少許
高湯………140ml

〔作法〕蘿蔔切扇狀，山芹菜切塊狀，將蔬菜放入高湯中燉煮再放調味料調味即可。

白飯　300g（1 人份 150g）

醬燒鯖魚

鯖魚………80g
　┌薑泥………少許
　│醬油………1 又 1/3 小匙
Ⓐ│砂糖………2 小匙
　│酒…………1 小匙多
　└高湯………40ml
蔥（蔥花）…少量

〔作法〕將 A 倒入鍋中煮沸，放入鯖魚燉煮，盛盤，灑上蔥花裝飾即可。

燉煮小松菜油豆腐

油豆腐……60g　┌淡味醬油…1 小匙
小松菜……80g　Ⓐ│味醂………2/3 小匙
　　　　　　　　└高湯………60ml

〔作法〕將 A 煮沸後，放入切成容易入口大小的油豆腐燉煮，再放入切 4 ～ 5cm 長的小松菜，快速過一下後盛盤。

白吐司（6 片裝）…2 片（180g）
乳瑪琳…………1 又 1/3 大匙
低脂牛奶………2 杯
加工乳酪………30g
奇異果…………2 小顆（160g）

蔬菜沙拉

高麗菜…………1 片（100g）
小黃瓜…………1/2 條（40g）
胡蘿蔔…………小 1/5 根（20g）
小番茄…………6 粒（60g）
沙拉醬…………1 又 1/3 大匙

〔作法〕將番茄以外的蔬菜切絲，擺上小番茄，淋上沙拉醬即可。

主菜 **八寶菜**

135 kcal	鹽	2.2 g
	碳	10.2 g
	纖	2.4 g

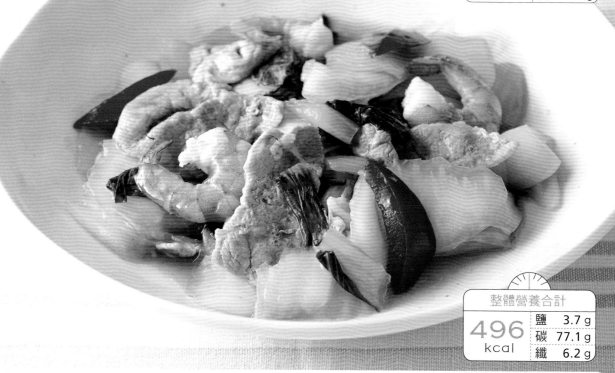

整體營養合計

496 kcal	鹽	3.7 g
	碳	77.1 g
	纖	6.2 g

+

配菜 **牛蒡絲沙拉**

+

湯品 **蟹肉洋蔥蛋花湯**

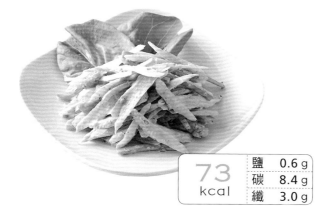

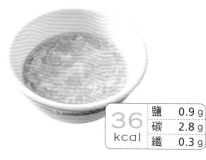

36 kcal	鹽	0.9 g
	碳	2.8 g
	纖	0.3 g

73 kcal	鹽	0.6 g
	碳	8.4 g
	纖	3.0 g

主食 **白飯**

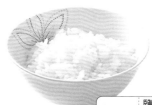

▶▶ **調理重點 POINT**

在拌入牛蒡絲沙拉的美乃滋裡加一點芝麻，可減少
美乃滋的使用分量，而蟹肉洋蔥蛋花湯可多放一些
洋蔥提升湯頭甜味，即使減少調味料使用量，也能
維持料理的原味，帶出食材本身的清爽口感。

252 kcal	鹽	0.0 g
	碳	55.7 g
	纖	0.5 g

洋蔥提升風味增加味覺滿足感

綠色蔬食沙拉

〔材料〕
結球萵苣…1 片（30g）
紅葉萵苣…1 小片（20g）
洋蔥………20g
綠花椰………40g
番茄………1/4 顆多（40g）
沙拉醬……1 又 1/3 大匙

〔作法〕

① 結球萵苣、紅葉萵苣撕成容易入口大小，與切成薄片的洋蔥一同泡水。

② 綠花椰剝散後汆燙，番茄切成容易入口大小。

③ 瀝乾 ① 的食材水分，與 ② 一同盛盤，淋上沙拉醬。

利用高麗菜的甘甜增添湯頭美味

高麗菜菠菜湯

〔材料〕
高麗菜…1/2 片（30g）
菠菜……30g
高湯粉…少許
水………140ml

〔作法〕

① 高麗菜與菠菜切成容易入口大小。

② 將水與高湯粉倒入鍋中混合開火，煮沸後放進高麗菜，蓋上鍋蓋燜煮。

③ 等高麗菜煮軟後再放菠菜煮熟即可。

哈密瓜　200g

用鹽麴和薑醃漬調味

酥炸香嫩雞塊

〔材料〕
雞腿肉（去皮）…160g
鹽麴………………8g
薑泥………………少許
太白粉……………將近 2 大匙
油炸用油…………適量
檸檬………………1/5 顆

〔作法〕

① 雞肉切成容易入口大小，用鹽麴和薑泥搓揉後，放入冰箱冷藏靜置 1～2 小時。

② 下鍋油炸之前的 30 分鐘，從冰箱取出雞肉，抹上太白粉放入 180 度的鍋中油炸。

③ 與切辦的檸檬一同盛盤即可。

烤出食材香味並用稀釋過的醬油調味

燒烤茄子

〔材料〕
茄子………2 條（140g）
高湯………2 小匙
淡味醬油…1 小匙
薑泥………3g
柴魚片……少許

〔作法〕

① 燒烤茄子，放冷水浸泡，去皮瀝乾水分後切成容易入口大小。

② 高湯與醬油混合拌勻。

③ 食材 ① 盛盤後，淋上 ② 醬汁，再擺上柴魚片與薑泥。

白飯　300g（1 人分 150g）

醬煮香魚

香魚……2 切片（200g）
長蔥……40g
Ⓐ ┌ 薑泥…少許
　 │ 味醂…2 小匙
　 │ 醬油…1 又 1/3 小匙
　 │ 酒…1 小匙多
　 └ 高湯…40ml

〔作法〕將 A 煮沸後，放入魚燉煮後盛盤，擺上蔥絲裝飾。

小松菜洋蔥味噌湯

小松菜…30g
洋蔥……1/6 顆（30g）
味噌……1 又 2/3 小匙
高湯……140ml

〔作法〕小松菜切 4～5cm 長，洋蔥切薄片，放進高湯燉煮再加味噌攪拌調散即可。

白飯　300g（1人份150g）

羊栖菜牛蒡絲沙拉

羊栖菜（乾燥）…1.4g
牛蒡絲……………90g
秋葵………………3 根（30g）
美乃滋、沙拉醬…各 1 又 1/3 大匙

〔作法〕羊栖菜用水泡軟，用沸水快速淋過，牛蒡絲汆燙、秋葵汆燙後切小塊，與美乃滋及沙拉醬拌勻。

滷凍豆腐

凍豆腐……20g　　豌豆莢……5 片（12g）
高湯………60ml　味醂………2/3 小匙
淡味醬油…2/3 小匙

〔作法〕用水將凍豆腐泡軟，瀝乾水分後切成容易入口的大小備用。將高湯與調味料煮沸後，燉煮凍豆腐，盛盤，擺上汆燙後的豌豆莢裝飾。

3 種麵包
奶油餐包…2 個
白麵包……小 2 片（50g）
胚芽麵包…小 2 個（44g）
乳瑪琳……1 又 1/3 大匙
低脂牛奶…2 杯
優格………170g
柳橙………小 1 個（160g）

蘿蔔絲沙拉

蘿蔔………160g
蘿蔔嬰……少許
胡蘿蔔……小 1/2 根（40g）
柚香和風醬…1 又 1/3 大匙

〔作法〕蔬菜切絲淋上和風醬拌勻即可。

主菜 酥炸香嫩雞塊

178 kcal	鹽	0.6 g
	碳	9.4 g
	纖	0.5 g

綠色蔬食沙拉

26 kcal	鹽	0.8 g
	碳	5.2 g
	纖	1.6 g

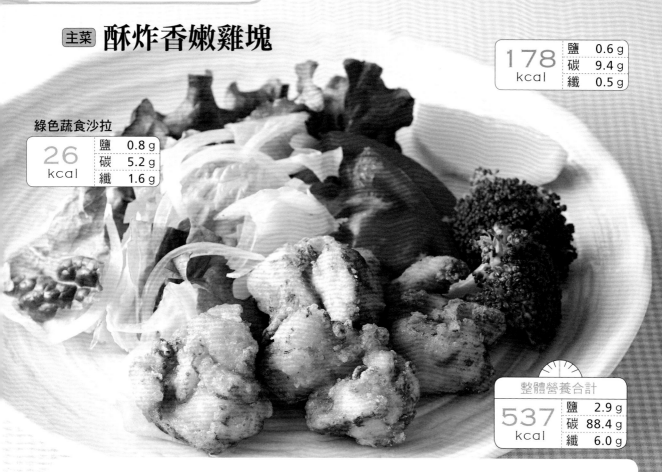

整體營養合計

537 kcal	鹽	2.9 g
	碳	88.4 g
	纖	6.0 g

+

配菜 燒烤茄子

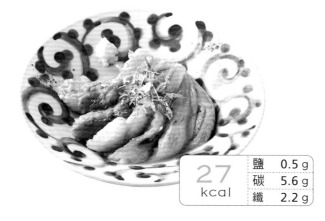

27 kcal	鹽	0.5 g
	碳	5.6 g
	纖	2.2 g

+

湯品 高麗菜菠菜湯

12 kcal	鹽	1.0 g
	碳	2.2 g
	纖	0.7 g

主食 白飯

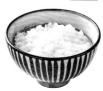

252 kcal	鹽	0.0 g
	碳	55.7 g
	纖	0.5 g

甜點 哈密瓜

42 kcal	鹽	0.0 g
	碳	10.3 g
	纖	0.5 g

▶▶ **調理重點** POINT

即使只用少量調味料，用醃漬的方式靜置1～2小時，也能使食材充分入味，油炸的麵衣裹薄一些可以減少吸油量降低卡路里，主菜選油炸物時，配菜就要選擇不用油調理的食材。

用柚子的酸味與風味使口感更溫和

涼拌小黃瓜海帶芽

〔材 料〕 小黃瓜……………………1 條 （100g）

海帶芽（用水泡軟）…20g

柚香和風醬……………1 又 1/3 大匙

〔作 法〕

① 小黃瓜縱切半，再斜切成薄片，灑鹽（另備）翻拌搓柔至入味。

② 海帶芽切成容易入口大小，淋上沸水後過冷水，瀝乾水分。

③ 用水洗淨 ① 的食材，瀝乾水分後，用沙拉醬拌勻 ① 和 ② 即可。

用少量味噌提升蔥的香味

白菜蔥味噌湯

〔材 料〕 白菜……1/2 片多 （60g）

長蔥……1/5 支 （20g）

高湯……140ml

味噌……1 又 2/3 小匙

〔作 法〕

① 白菜切 1cm 寬，蔥切細備用。

② 將高湯與 ① 放入小鍋中燉煮。

③ 食材煮軟後再加入味增攪拌調散。

白飯　300g（1 人分 150g）

選用低卡路里的的豬腿肉片代替豬里肌肉

薑燒豬肉

〔材 料〕 豬腿肉（薄片）…120g

醬油……………1 小匙

味醂……………1 小匙

薑泥……………2g

沙拉油…………1/2 小匙

高麗菜…………1 又 1/2 片 （80g）

沙拉菜…………4 片 （20g）

小番茄…………小 4 個 （30g）

〔作 法〕

① 豬肉切半，放進用油熱鍋的平底鍋中煎。

② 豬肉變色後倒入醬油、味醂、薑泥翻炒至入味。

③ 與切絲的高麗菜、切半的小番茄及沙拉菜一起盛盤即可。

高湯與醬油的清淡味也很有滿足感

燉煮菠菜

〔材 料〕 菠菜………120g

高湯………1 又 1/3 大匙

淡味醬油…1 又 1/3 小匙

〔作 法〕

① 菠菜汆燙後過冷水，瀝乾水分。

② 切成容易入口大小，盛盤後淋上高湯與醬油。

雞肉絲拌蘿蔔泥

雞里肌肉（撕碎）…60g
蘿蔔…………………120g
山芹菜………………10g
柚香和風醬…………2 大匙

〔作 法〕雞里肌汆燙後撕細碎，與磨泥的蘿蔔及香菜拌勻，淋上沙拉醬即可。

蝦仁海帶芽清湯

去殼蝦子………………40g
蔥…………………………少量
海帶芽（乾燥）………1g
淡味醬油、酒、鹽…各少許
高湯……………………140ml

〔作 法〕用水將海帶芽泡軟，切成容易入口大小，蔥切細，與蝦子用高湯煮，再加調料調味即可。

白飯　300g(1人份150g)

柚香烤鰆魚

鰆魚………2 切片 （160g）
醬油………1 又 1/3 小匙
味醂………1 又 1/3 小匙
柚子絲……少許

〔作 法〕將調味料與柚子皮絲混合拌勻塗在魚片上，用燒烤機煎烤。

滷茄子

茄子………2 條 （180g）
┌ 淡味醬油…2/3 小匙
A ├ 味醂…………1/3 小匙
└ 高湯………80ml

〔作 法〕茄子切成容易入口大小，將 A 煮沸後放入茄子煮至軟即可。

白吐司（6 片裝）…2 片 （180g）
乳瑪琳………………1 又 1/3 大匙
低脂牛奶……………2 杯

水煮蛋
蛋…………2 顆
鹽…………少許
奇異果…小 2 顆 （160g）

蔬菜沙拉

番茄……………1/2 顆 （80g）
沙拉醬…………1 又 1/3 大匙
結球萵苣………2 片 （60g）
小黃瓜…………1/2 條 （40g）
洋蔥……………1/6 顆 （30g）

〔作 法〕番茄與結球萵苣切成容易入口大小，小黃瓜與洋蔥切絲，淋上沙拉醬拌勻即可。

121 kcal	鹽	0.5 g
	碳	4.9 g
	纖	1.0 g

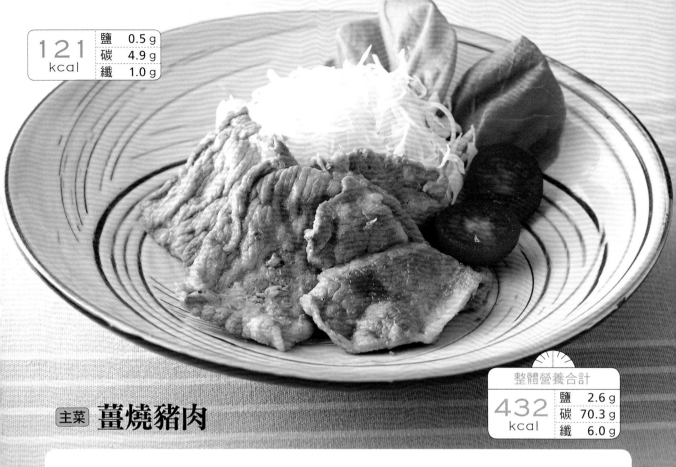

整體營養合計		
432 kcal	鹽	2.6 g
	碳	70.3 g
	纖	6.0 g

主菜 **薑燒豬肉**

+　　　　**+**　　　　**+**

配菜 **涼拌小黃瓜海帶芽**

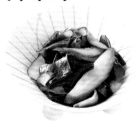

17 kcal	鹽	0.8 g
	碳	3.7 g
	纖	1.2 g

配菜 **燉煮菠菜**

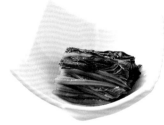

24 kcal	鹽	0.6 g
	碳	3.0 g
	纖	2.4 g

湯品 **白菜蔥味噌湯**

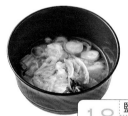

18 kcal	鹽	0.7 g
	碳	3.0 g
	纖	0.9 g

主食 **白飯**

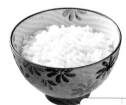

252 kcal	鹽	0.0 g
	碳	55.7 g
	纖	0.5 g

▶▶ **調理重點 POINT**

豬腿肉的卡路里比里肌肉少，將肉緊密擺在蔬菜上可以增加視覺上的滿足感，善用淡味醬油及高湯調味可襯托出食材的原味。

小心醣類攝取超標！

在豐衣足食的現代，街上隨處可見便利商店及快餐店，生活周圍也都能買到便宜食材，雖然十分方便，但若稍不注意便往往容易攝取過量的碳水化合物（＝醣類）。

以單身獨居的男性來說，餐桌上經常出現的菜色不外乎是拉麵、白飯、餃子及啤酒的組合吧？不只是男性，女性也常用零食來代替正餐，嘴上說是要攝取蔬菜，實際上吃的卻是燉南瓜及馬鈴薯沙拉等甜度較高的食物，而近年來的獨居老人覺得自己準備菜餚過於麻煩，因此依賴外食的人數也不斷增加。

即便要依賴外食，重點還是著重在「選擇的方法」，盡可能將「主食＋主菜＋配菜」的營養調整均衡，自然就能接近自己一天應攝取醣類的範圍，而只有主食和主菜較不容易攝取維生素及礦物質，此時應試著考慮搭配配菜，從膳食纖維中攝取足夠營養素。

飲食與自身健康及未來人生息息相關，在飲食還沒受到限制之前，好好檢視現在的飲食習慣，調整並保持健康的身體吧。

醬油拉麵 ＋ 餃子
（1碗）　　（4顆）

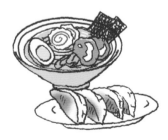

合計

679 kcal	鹽	5.9 g
	碳	98.2 g
	纖	5.1 g

白飯 ＋ 燉南瓜 ＋ 馬鈴薯沙拉
（150g）　（100g）　　（50g）

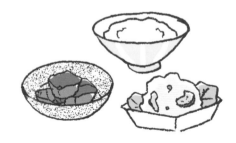

合計

560 kcal	鹽	2.1 g
	碳	95.1 g
	纖	5.5 g

PART

2

自由組合搭配

主 菜

肉類、海鮮、蛋、大豆的菜餚

此章節開始介紹主菜食譜，先從主菜
開始，決定主菜並確認卡路里，再從
PART3 與 PART4 中選擇搭配的配菜與
湯品。

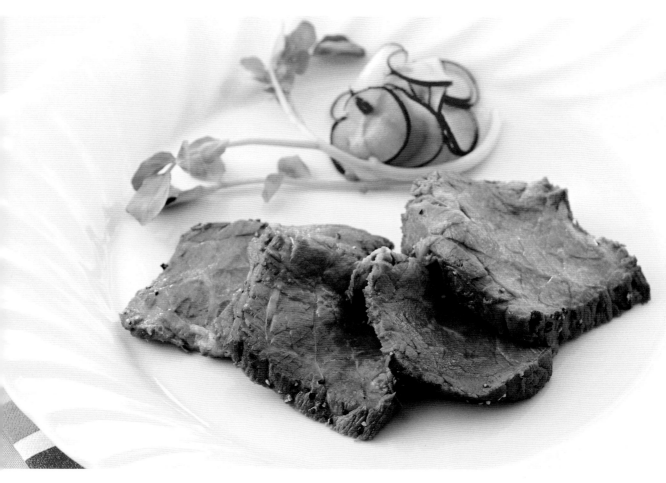

只讓肉的表面入味減少鹽分
烤牛腿肉

209 kcal	鹽	2.5 g
	碳	6.4 g
	纖	0.4 g

〔材料（4人份）〕

牛腿塊（烤牛肉用）…200g

鹽、黑胡椒……………各少許

蒜泥……………………5g

A ┌醬油……………2大匙（36g）
　├烏醋……………2大匙（36g）
　├味醂……………2小匙（12g）
　└酒………………2小匙（10g）

沙拉油…………………2小匙（8g）

豆瓣菜…………………2根（10g）

櫻桃蘿蔔（切薄片）

………………………2個（20g）

〔作法〕

❶ 將鹽、胡椒灑在牛肉上搓揉，蒜泥放進預熱的平底鍋中，用大火煎肉的表面，待肉變色後取出。

❷ 將 A 的調味料倒入鍋中煮沸，放入肉塊邊翻轉燉煮約15分鐘後熄火，降溫後瀝乾醬汁，放入冰箱冷藏靜置3～4小時。

❸ 肉塊厚度切成容易入口的薄片，盛盤，擺上豆瓣菜與櫻桃蘿蔔片裝飾。

POINT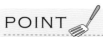

燉煮後再放入冰箱冷藏靜置，使肉汁完全滲透入味。

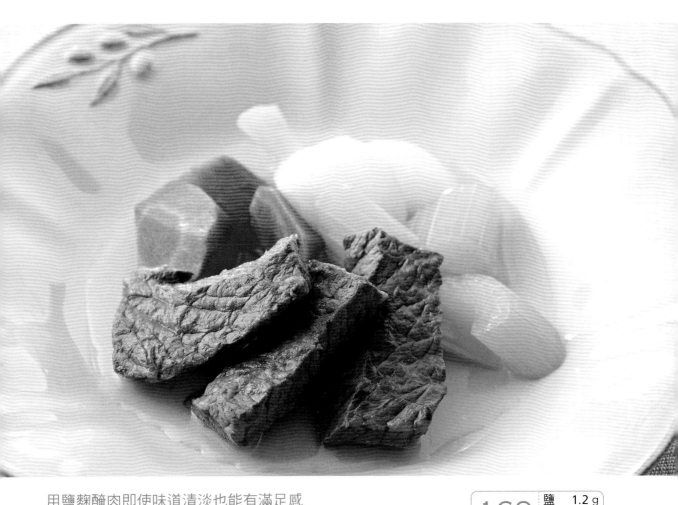

用鹽麴醃肉即使味道清淡也能有滿足感
燉牛肉根菜湯

169 kcal	鹽	1.2 g
	碳	8.7 g
	纖	1.7 g

〔材 料〕

牛腿塊（牛排用）
……………160g（80g x 2 片）
鹽麴………1 大匙（15g）
薑泥………5g
胡蘿蔔……60g
西洋芹……60g
大頭菜……1 小個（60g）
鹽、胡椒…各少許

〔作 法〕

❶ 牛肉切成容易入口大小，用薑泥與鹽麴搓揉後醃漬約 4 小時。

❷ 胡蘿蔔與西洋芹切滾刀切塊，大頭菜切弧狀。

❸ 取出肉，用餐巾紙將表面擦拭乾淨。

❹ 將肉放入平底鍋中煎烤，表皮變色後取出，倒 500ml 水於鍋中，放入肉、胡蘿蔔、西洋芹開火，煮沸後轉中火繼續燉煮 15 分鐘，等蔬菜變軟後放入大頭菜、鹽、胡椒調味，約煮 5 分鐘後盛盤。

▌POINT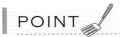

鹽麴是用麴、鹽和水混合，然後發酵、熟成的調味料。

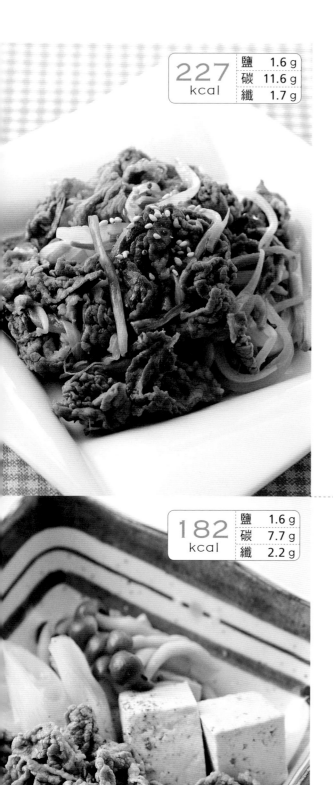

227 kcal	鹽	1.6 g
	碳	11.6 g
	纖	1.7 g

味道濃郁又可攝取豐富蔬菜

烤肉風味韭菜炒牛肉

〔材料〕

薄切牛嫩腿肉片
……160g
豆芽菜…1/2 袋（100g）
洋蔥
………中 1/2 顆（120g）
胡蘿蔔…40g
韭菜……1/4 把（25g）

A ┌ 蒜泥………1/2 瓣（3g）
　　醬油、味醂
　　各 1 大匙（18g）
　　韓式辣醬
　└ …1 小匙（6g）

熟白芝麻……少許
沙拉油………2 小匙（8g）

〔作法〕

❶ 牛肉切成容易入口大小，以混合好的 A 醬料醃漬，靜置約 10 分鐘。

❷ 豆芽菜去鬚根，洋蔥切薄片，胡蘿蔔切絲，韭菜切 4 ～ 5cm 長。

❸ 將油倒入平底鍋熱鍋，先炒 ❶ 的食材，肉變色後加進胡蘿蔔、洋蔥、豆芽菜翻炒，食材煮熟後再加進韭菜煮至軟嫩，盛盤灑上白芝麻。

182 kcal	鹽	1.6 g
	碳	7.7 g
	纖	2.2 g

有別於壽喜燒濃厚味的清爽口感

牛肉滷豆腐

〔材料〕

牛肉切片…100g
板豆腐……1/2 塊（200g）
長蔥………60g
鴻喜菇……60g

高湯…150m1
淡味醬油
………1 大匙（18g）
味醂…1 小匙（6g）

〔作法〕

❶ 牛肉與豆腐切成容易入口的大小，蔥切斜段、鴻喜菇去蒂根後剝散備用。

❷ 高湯倒入鍋中加熱，放入肉煮至變色後，加進豆腐、蔥、鴻喜菇燉煮，中途要將雜質撈乾淨。

❸ 煮熟後倒入醬油與味醂調味，約煮 10 分鐘盛盤，再依照自己喜好灑上七味粉。

235 kcal	鹽	1.4 g
	碳	13.7 g
	纖	3.0 g

攝取富含膳食纖維的牛蒡

薑煮牛肉牛蒡

〔材料〕

牛肉切片‥‥‥‥‥200g
牛蒡‥‥‥‥‥‥1 根（100g）
薑（切片）‥‥‥10g

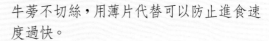

Ⓐ ┌ 醬油、味醂
　 ├‥‥‥各 1 大匙（18g）
　 └ 酒‥‥1 大匙（15g）
蘿蔔嬰‥少許（2g）

〔作法〕

❶ 刮去牛蒡外皮斜切薄片，將牛肉與牛蒡放進沸水
　 中煮。

❷ 將 Ⓐ 與薑片倒入鍋中，放入 ❶ 的食材煮至湯汁
　 收乾。

❸ 盛盤，擺上蘿蔔嬰裝飾。

> **POINT**
>
> 牛蒡不切絲，用薄片代替可以防止進食速
> 度過快。

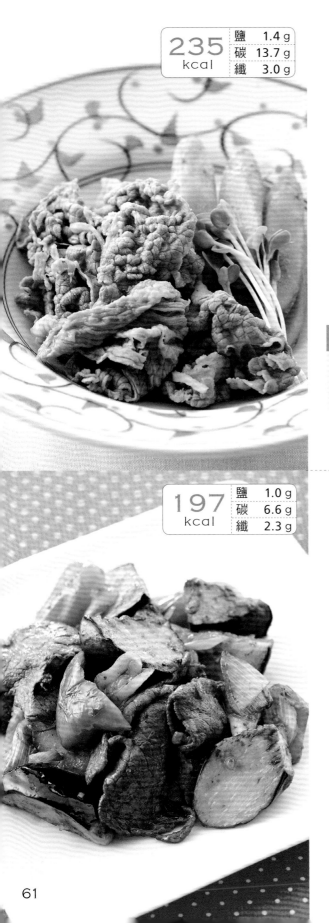

197 kcal	鹽	1.0 g
	碳	6.6 g
	纖	2.3 g

豆瓣醬的辛辣味減少鹽分使用量

辣炒牛肉

〔材料〕

牛肉切片‥‥160g
茄子‥‥‥‥2 條（140g）
青椒‥‥‥‥1 個（30g）
長蔥‥‥‥‥20g
蒜泥‥‥‥‥1/2 瓣（3g）
豆瓣醬‥‥‥1 小匙（6g）
蠔油‥‥‥‥1 小匙（6g）
沙拉油‥‥‥2 小匙（8g）

〔作法〕

❶ 牛肉切成容易入口的大小，茄子與青椒滾刀切
　 塊，蔥斜切薄片。

❷ 將油與大蒜放進平底鍋中加熱爆香後，放肉炒至
　 變色後，再放入茄子、青椒、蔥翻炒，接著加豆
　 瓣醬、蠔油調味，食材整體入味後盛盤。

304 kcal	鹽	1.6 g
	碳	31.0 g
	纖	4.2 g

用芝麻油及大蒜提升香味減少鹽分使用

中華風馬鈴薯燉肉

〔材 料〕

薄切牛嫩腿肉片（薄片）
……………160g
馬鈴薯…中 2 個（200g）
洋蔥……中 1/2 顆（100g）
胡蘿蔔…60g
豌豆莢…4 片（10g）

大蒜………1 瓣（10g）
蒟蒻絲……60g
淡味醬油…1 大匙（18g）
味醂………2 小匙（12g）
芝麻油……2 小匙（8g）

〔作 法〕

1 牛肉與去皮馬鈴薯切成容易入口的大小，洋蔥切半圓形、胡蘿蔔滾刀切塊，蒟蒻絲切容易入口長度，豌豆莢去筋後汆燙斜切片，大蒜切 4 等分。

2 將芝麻油與大蒜放進鍋中加熱爆香，放肉炒至變色後，再加進胡蘿蔔及洋蔥翻炒。

3 倒入 2 杯水及馬鈴薯開中火加熱，煮沸後轉小火，倒入醬油、味醂及蒟蒻絲，煮至煮汁收乾為止。

4 最後放進豌豆莢一同盛盤。

152 kcal	鹽	0.9 g
	碳	1.4 g
	纖	0.2 g

使用少量奶油、醬油及大蒜調味，味道清爽也美味

蒜香和風牛排

〔材 料〕

牛腿肉（牛排用）
…160g（1 片 80g x 2 片）
鹽、胡椒…各少許
奶油………1 小匙（4g）
大蒜………1/2 瓣（3g）

醬油………1 小匙（6g）
結球萵苣…20g
紫甘藍……10g
豆瓣菜……2 根

〔作 法〕

1 將鹽、胡椒灑在牛肉上，蔬菜用水洗淨後，用餐巾紙拭去水分，撕成容易入口的大小。

2 將奶油放入平底鍋中加熱，放入切片大蒜稍微爆香後取出，接著將肉放入鍋中煎烤兩面，加入醬油調味。

3 將 2 盛盤後，擺上蒜片及蔬菜裝飾即可。

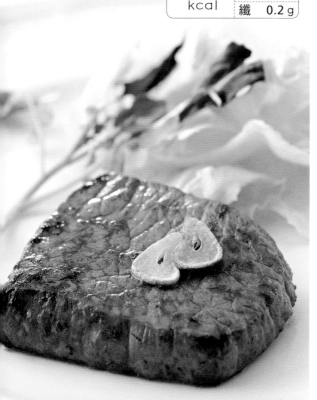

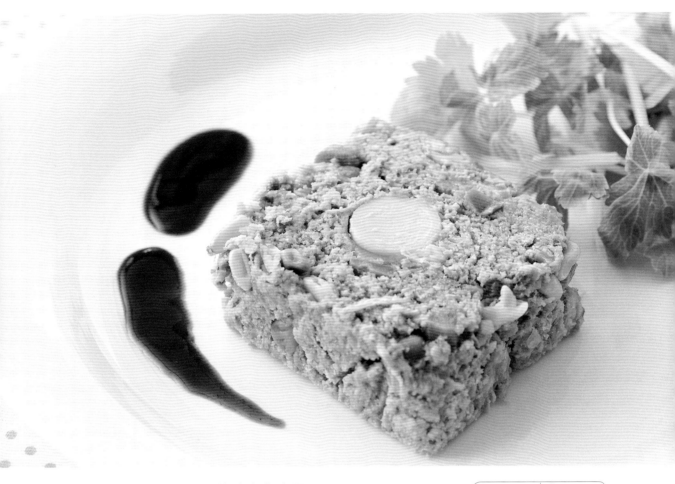

使用豆腐渣增加食材分量並減少卡路里

美式肉餅

<table>
<tr><td rowspan="3">231
kcal</td><td>鹽</td><td>1.4 g</td></tr>
<tr><td>碳</td><td>13.3 g</td></tr>
<tr><td>纖</td><td>5.6 g</td></tr>
</table>

〔材 料（4 人份）〕

混合絞肉…………………200g
豆腐渣……………………160g
蛋液…………………1 顆分量（50g）
綜合蔬菜（冷凍）…60g
太白粉……………2 小匙（6g）
鵪鶉蛋（水煮）……6 顆（48g）
鹽、胡椒……………各少許
Ⓐ ┌番茄醬……………1 又 1/3 大匙
　 └烏醋………………1 又 1/3 大匙
白西洋芹…………………60g

〔作 法〕

❶ 鹽、胡椒灑在碎絞肉上混和揉出黏性，加進豆腐渣及蛋液揉至完全融和，灑上約莫一半分量的太白粉與綜合蔬菜拌勻。

❷ 將 ❶ 的食材取約一半，塞進烤模內，灑入剩下的太白粉再放鵪鶉蛋，塞進剩下一半的食材，塞緊不要讓空氣跑入。

❸ 放進 180 度烤箱中烤，取出切 4 等分。

❹ 盛盤後，淋上混合好的 Ⓐ 醬汁，再擺上切成容易入口大小的白西洋芹裝飾即可。

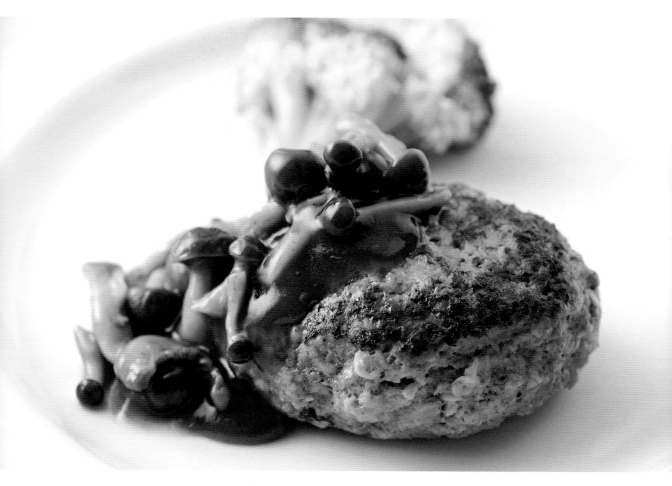

濃郁的醬汁搭配香菇增加分量感

香菇漢堡排

245 kcal	鹽	1.7 g
	碳	13.7 g
	纖	3.6 g

〔材 料〕

混合絞肉……………140g
洋蔥………………1/4 顆（50g）
金針菇………………50g
乾燥麵包粉…………2 大匙（12g）
蛋……………………1/2 顆（25g）
鹽、醬油、肉荳蔻…各少許
鴻喜菇………………30g
洋菇…………………4 個（40g）
沙拉油………………1 小匙（4g）
　┌番茄醬…………1 又 1/3 大匙（20g）
Ⓐ 烏醋……………1 大匙（18g）
　└水………………60ml
綠花椰………………40g

〔作 法〕

❶ 洋蔥切絲，放在耐熱盤中輕輕覆蓋上保鮮膜，放進微波爐加熱 30 秒。

❷ 將碎絞肉與鹽倒入大碗中混合揉出黏性，加進溫熱的 ❶、切絲的金針菇、麵包粉、蛋、胡椒粉及荳蔻繼續揉，分兩個小圓餅狀。

❸ 將油倒入平底鍋中熱鍋煎烤 ❷ 的食材，煎出金黃色後翻面蓋上鍋蓋用小火蒸熟。

❹ 取出漢堡肉盛盤，用同一個平底鍋翻炒剝散的鴻喜菇及洋菇薄片，倒入混合的 Ⓐ，煮至煮汁稍為收乾，淋在漢堡肉上，再擺上汆燙好的綠花椰菜即可。

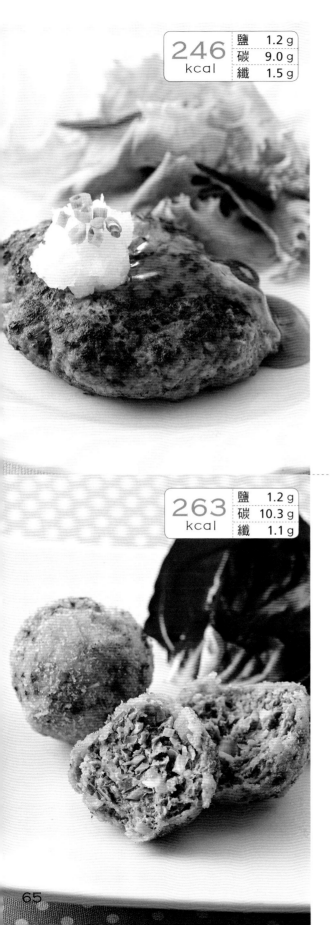

246 kcal	鹽	1.2 g
	碳	9.0 g
	纖	1.5 g

蘿蔔泥的辛辣刺激味覺

豆腐漢堡排

〔材料〕

混合絞肉…120g
板豆腐………100g
洋蔥………1/4 顆（50g）
蘿蔔泥……………50g
珠蔥（蔥花）……少許
葉用萵苣…………30g
甜椒（紅、黃）…各5g

A ┌ 鹽、胡椒、荳蔻……各少許
│ 蛋液…………1/2 顆（25g）
└ 乾燥麵包粉…2 大匙（12g）

B ┌ 高湯…………2 大匙
│ 橘醋醬………1 大匙（15g）
└ 太白粉……1/2 小匙（1.5g）

沙拉油…………1 小匙（4g）

〔作法〕

❶ 豆腐瀝乾水分，洋蔥切絲放在耐熱盤中輕輕覆蓋上保鮮膜，放進微波爐加熱 30 秒。

❷ 將絞肉、與 A 的鹽倒入大碗內混合揉出黏性，放入豆腐、溫熱的洋蔥、剩餘的 A 材料攪拌均勻，分成兩個小圓餅。

❸ 將油倒入平底鍋中熱鍋煎烤 ❷，煎出金黃色後翻面蓋上鍋蓋蒸熟。

❹ 將 B 倒入小鍋子中邊攪拌邊加熱，煮出濃稠感後淋在盛盤的 ❸ 上，放蘿蔔泥灑蔥花，再擺上切成容易入口大小的葉用萵苣及甜椒。

263 kcal	鹽	1.2 g
	碳	10.3 g
	纖	1.1 g

將麵包粉壓得更細碎降低卡路里

炸肉餅

〔材料〕

混合絞肉……………140g
鹽…………………少許

A ┌ 洋蔥（切絲）……30g
│ 高麗菜（碎末）…30g
│ 蛋液……1/2 顆（25g）
│ 胡椒、荳蔻
└ ……………………各少許

麵粉………1 大匙
乾燥麵包粉
………2 大匙（12g）
油炸用油…適量
紫甘藍……20g

〔作法〕

❶ 將碎絞肉及鹽倒入大碗內混合揉出黏性，加入 A 繼續揉，分 4 個小圓餅。

❷ 食材 ❶ 裹上麵粉與同比例水混合成的麵糊，再裹上用手指壓碎的麵包粉。

❸ 放進 170 度高溫內油炸 2～3 分鐘，瀝乾油分。

❹ 盛盤，擺上撕成容易入口大小紫甘藍裝飾。

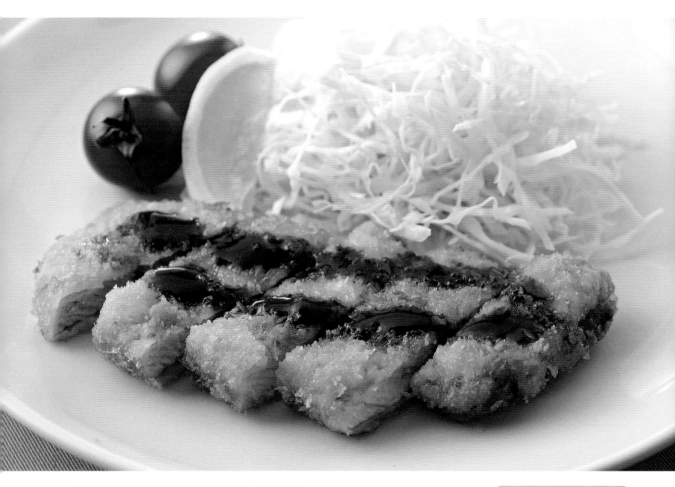

不使用蛋液只用麵粉與水做成薄麵衣

炸豬排

263 kcal	鹽	1.2 g
	碳	13.9 g
	纖	1.9 g

〔材料〕

豬里肌肉（無肥肉）⋯2 片（150g）

鹽、胡椒⋯⋯⋯⋯⋯⋯各少許

麵粉⋯⋯⋯⋯⋯⋯⋯⋯2 小匙

乾燥麵包粉⋯⋯⋯⋯2 大匙（12g）

油炸用油⋯⋯⋯⋯⋯⋯適量

中濃醬⋯⋯⋯⋯⋯⋯⋯1 大匙

高麗菜（切絲）⋯⋯⋯80g

小番茄⋯⋯⋯⋯⋯⋯4 顆（40g）

檸檬（切瓣）⋯⋯⋯⋯20g

〔作法〕

❶ 切斷里肌肉帶筋的部分，用刀背拍打，灑鹽、胡椒調味備用。

❷ 食材 ❶ 裹上麵粉與水同比例混合而成的麵糊，再裹上薄薄麵包粉，放入 170 度高溫內油炸 2～3 分鐘至呈現金黃色，瀝乾油分。

❸ 將 ❷ 切成容易入口大小，與高麗菜、番茄、檸檬一同盛盤，淋上醬汁即可。

POINT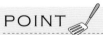

豬里肌肉邊緣帶有脂肪時，應切除後再調理。

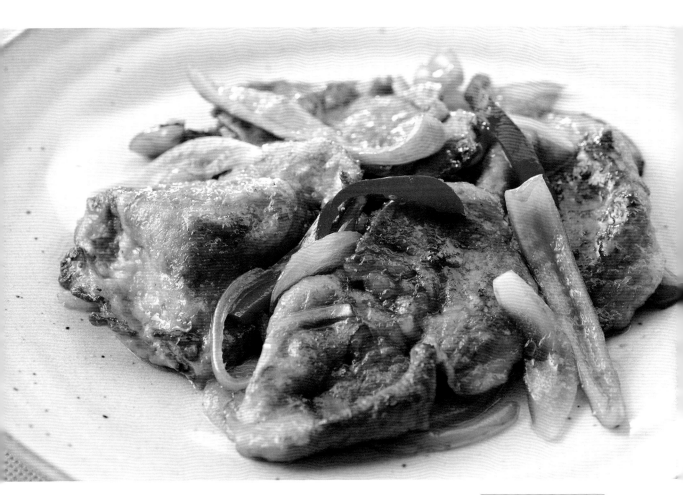

肉類料理搭配有咬勁的蔬菜提升滿足感

蔬菜豐富的薑燒豬肉

244 kcal	鹽	1.4 g
	碳	13.0 g
	纖	1.4 g

〔材料〕

豬里肌薄片（無肥肉）…150g
鹽、胡椒……………………各少許
太白粉………………………1 大匙（9g）
洋蔥…………………………1/2 顆（100g）
青椒（綠、紅）……………各 30g
┌ 醬油………………………2 小匙（12g）
Ⓐ 味醂………………………約 2 小匙（10g）
└ 薑汁………………………1 小匙
沙拉油………………………2 小匙（8g）

〔作法〕

❶ 豬肉切成容易入口大小，灑上鹽、胡椒調味，裹上薄薄的太白粉，洋蔥切薄片，青椒切 1cm 寬備用。

❷ 將油倒入平底鍋中熱鍋，加入肉炒至變色後，放入蔬菜翻炒，灑入少量鹽、胡椒。

❸ 蔬菜炒軟後，倒入 Ⓐ 調味至入味即可。

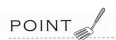

POINT

用薑可增添食材豐富性，減少醬油使用量也 OK 。

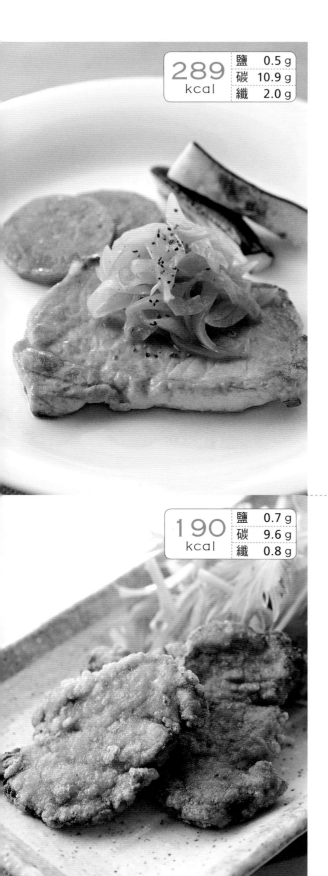

289 kcal	鹽	0.5 g
	碳	10.9 g
	纖	2.0 g

將炒熟帶有甜味的洋蔥做成醬汁

香煎豬扒佐洋蔥胡椒醬

〔材料〕

豬里肌肉（豬排用）	〔洋蔥醬汁〕
……180g（90g x 2 片）	洋蔥……中 1 顆（200g）
櫛瓜……20g	油………2 小匙（8g）
胡蘿蔔…20g	酒………1 大匙（15g）
	醬油……1 小匙（6g）
沙拉油…1 小匙（4g）	黑胡椒…少許

〔作法〕

❶ 切除豬肉多餘肥肉，洋蔥切薄片，櫛瓜縱切4片，胡蘿蔔切圓片狀。

❷ 將油倒入平底鍋中熱鍋，煎烤肉與櫛瓜兩面後取出。

❸ 用餐巾紙擦拭平底鍋，倒入做洋蔥醬汁用的油熱鍋，放洋蔥炒至呈現透明色，倒入酒等水分蒸發，再倒入醬油調味使整體入味。

❹ 肉盛盤後淋上洋蔥醬，灑胡椒，擺上櫛瓜與胡蘿蔔裝飾。

190 kcal	鹽	0.7 g
	碳	9.6 g
	纖	0.8 g

仔細測量太白粉，少量使用

炸豬腰肉

〔材料〕

豬腰肉…160g	太白粉
┌醬油	……1 又 1/2 大匙（14g）
│……1 又 1/2 小匙（9g）	油炸用油…適量
Ⓐ味醂……1 小匙（6g）	水菜………40g
│薑泥……3g	胡蘿蔔……15g
└蒜泥……3g	

〔作法〕

❶ 豬肉切 1cm 厚片，用刀背拍打表面，放進 Ⓐ 中，醃漬約 10 ～ 15 分鐘。

❷ 灑一層薄薄的太白粉在 ❶ 的食材上，用 180 度高溫油炸至呈現金黃色，瀝乾油分。

❸ 將 ❷ 盛盤，擺上切 3cm 長的水菜及胡蘿蔔絲擺飾即可。

192 kcal	鹽	0.9 g
	碳	12.0 g
	纖	2.5 g

搭配味噌香氣攝取大量蔬菜

回鍋肉

〔材 料〕

薄切豬腿肉片
…………160g
高麗菜…140g
洋蔥……中 1/4 顆（50g）
青椒……1 個（30g）
紅甜椒…20g
大蒜……1 瓣（6g）

生薑………1 小塊（6g）
A ┌ 味噌……1 小匙（6g）
  │ 味酥……2 小匙（12g）
  └ 醬油……1 小匙（6g）
沙拉油…2 小匙（8g）

〔作 法〕

❶ 豬肉切成容易入口的大小，高麗菜切小塊，洋蔥切半月狀，青椒、甜椒滾刀切塊備用。

❷ 將油與切片大蒜及薑片放進平底鍋中爆香後，放肉翻炒。

❸ 肉炒熟後，加蔬菜翻炒。

❹ 整體食材炒軟後，倒入混合好的 A 醬汁，調味至整體入味即可。

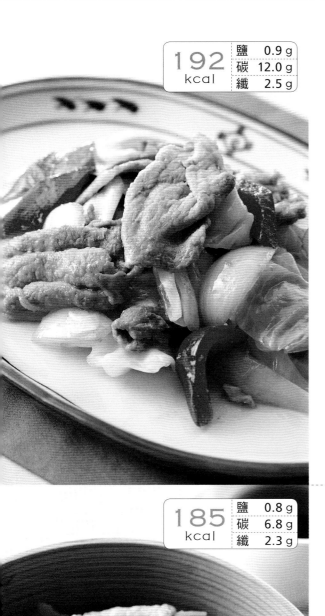

185 kcal	鹽	0.8 g
	碳	6.8 g
	纖	2.3 g

享受各種蔬菜口感的一道料理

彩蔬豬肉蒸捲

〔材 料〕

薄切豬里肌肉片（涮涮鍋用）
…………8 片（120g）
胡蘿蔔………30g
紅甜椒………20g
水菜…………60g

金針菇……50g
柚子醬油…1 小匙
和風鰹魚露（3 倍濃縮）
…………1 大匙（15g）
熱水…3 大匙

〔作 法〕

❶ 胡蘿蔔、甜椒切 4cm 長細絲，水菜也切 4cm 長，金針菇切去蒂根再切半。

❷ 豬肉片放平，沾柚子醬油後將食材 ❶ 捲起來。

❸ 將 ❷ 的肉片捲尾端朝下放進預熱的蒸鍋中蒸，開大火蒸 6 ～ 8 分鐘，再添加用水稀釋的和風鰹魚露增加香氣即可。

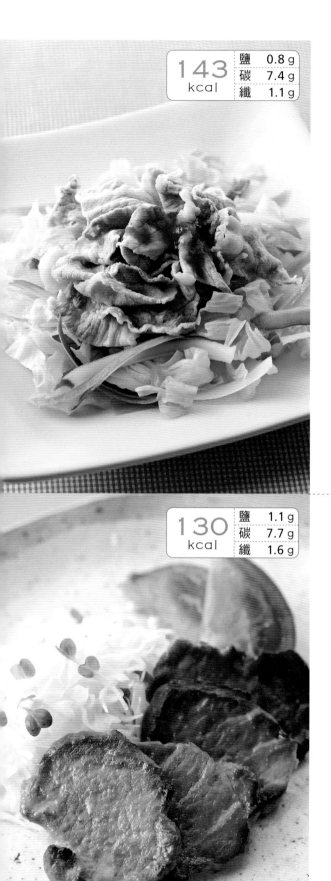

143 kcal	鹽	0.8 g
	碳	7.4 g
	纖	1.1 g

肉和蔬菜搭配著一起吃就像在吃沙拉

豬肉拌清脆蔬菜沙拉

〔材料〕

薄切豬腿肉片…………150g
結球萵苣……………60g
胡蘿蔔……………15g
小黃瓜……………1/2 條（50g）
Ⓐ ┌ 梅果肉（碎梅肉）…20g
　 ├ 醋………………2 大匙（30g）
　 └ 蜂蜜……………1 小匙（7g）
※ 使用口感較甜的梅干時不需使用蜂蜜

〔作法〕

❶ 豬肉放進沸水涮熟，萵苣撕容易入口大小，胡蘿蔔、小黃瓜用刨刀刨薄片。

❷ 將 Ⓐ 混合拌勻。

❸ 將 ❶ 盛盤淋上 ❷ 的梅子醬。

130 kcal	鹽	1.1 g
	碳	7.7 g
	纖	1.6 g

不用油，用燒烤機烤降低卡路里

西京燒肉

〔材料〕

豬腰內肉……160g（20g x 8 片）
Ⓐ ┌ 西京味噌…1 大匙（18g）
　 └ 淡味醬油…1 小匙（6g）
高麗菜………60g
番茄…………1/2 顆（100g）
蘿蔔嬰………少許

〔作法〕

❶ 若是一整條豬肉塊時，先切 7 ～ 8cm 厚片，兩面沾上拌勻好的 Ⓐ，靜置約 30 分鐘。

❷ 拭去肉表面 Ⓐ 的沾醬，用燒烤機烤，注意不要烤焦。

❸ 盛盤，擺上高麗菜絲與切瓣番茄與切 2 ～ 3cm 長的蘿蔔嬰裝飾即可。

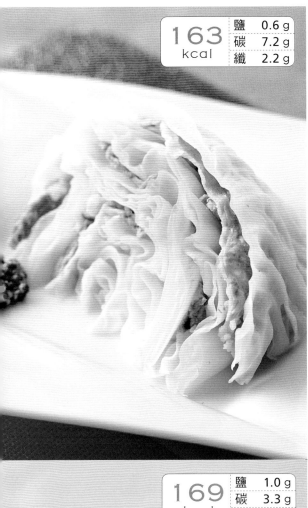

163 kcal	鹽	0.6 g
	碳	7.2 g
	纖	2.2 g

高麗菜夾肉片增加食材分量感

千層高麗菜

〔材料〕

豬里肌肉片（薄片）…120g
高麗菜……………………1/4 顆（240g）
鹽、胡椒………………各少許
顆粒芥末醬………………2 小匙

〔作法〕

❶ 1/4 顆高麗菜不切開直接使用，將豬肉放入高麗菜夾層內，灑鹽、胡椒。

❷ 將 ❶ 的食材放在耐熱盤上，包保鮮膜放進微波爐加熱約 5 分鐘。

❸ 食材降溫後撕開保鮮膜對半切盛盤，添加顆粒芥末醬。

POINT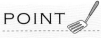

用蒸煮的方式可攝取大量蔬菜，也可用白菜代替高麗菜。

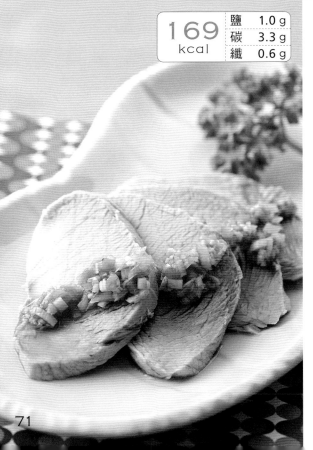

169 kcal	鹽	1.0 g
	碳	3.3 g
	纖	0.6 g

突顯佐料的味道達到減鹽效果

鹹豬肉佐特調醬

〔材料〕

豬腿塊肉…………200g
鹽………………少許
A ⎡ 酒………………1 大匙
   ⎢ 蔥的綠葉部分…適量
   ⎣ 生薑（切薄片）…1 小塊
香芹………………少許

B ⎡ 長蔥（切蔥花）…20g
   ⎢ 生薑（切末）……5g
   ⎢ 大蒜（切末）……5g
   ⎢ 湯汁……1 大匙（15g）
   ⎢ 醋………1 小匙（5g）
   ⎣ 醬油……1/2 小匙（3g）

〔作法〕

❶ 將鹽塗抹在豬肉上，用保鮮袋密封靜置半天至一晚。

❷ 倒入水（適量）與 A 於鍋中煮沸，肉放入鍋中後從小火轉中火慢慢煮，水量要以能蓋過肉為基準。

❸ 整鍋放涼後，肉切薄片。

❹ B 混合拌勻後，淋在切 7 ～ 8cm 厚的肉片上，再擺上巴西利裝飾。

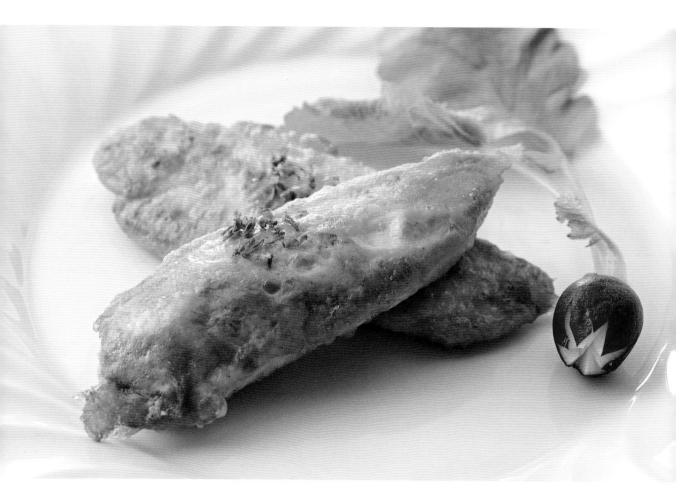

加上起司更美味
義式香煎雞柳

201 kcal

鹽	0.7 g
碳	4.2 g
纖	0.3 g

〔材料〕

雞里肌肉…………………4 條 （160g）
鹽、胡椒……………………各少許
麵粉……………………1 大匙 （9g）
蛋…………………………1 顆 （50g）
帕馬森乾酪…………………1 小匙 （2g）
沙拉油…………………1 大匙 （12g）
櫻桃蘿蔔………………2 個 （30g）
巴西利（切末）……少許

〔作法〕

❶ 去除雞里肌筋的部分，灑鹽、胡椒，表面裹上薄薄的一層麵粉。

❷ 將 ❶ 的食材裹上用蛋和起司拌勻的沾醬。

❸ 放入用油加熱的平底鍋中煎烤兩面，與櫻桃蘿蔔一同盛盤，灑上巴西利裝飾即可。

POINT

雞里肌含有豐富優質的蛋白質，也是雞肉中脂肪最少的部位，裹上蛋液煎烤可以減少乾澀口感。

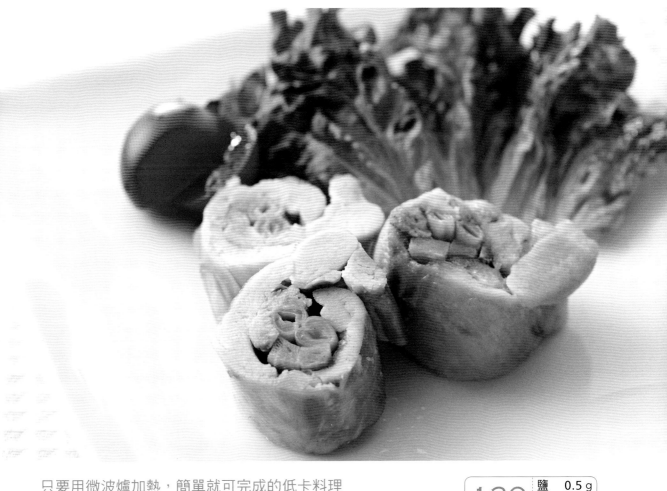

只要用微波爐加熱，簡單就可完成的低卡料理

雞肉蔬菜捲

130 kcal	鹽	0.5 g
	碳	3.3 g
	纖	1.1 g

〔材料〕

雞腿肉（去皮）…200g（100g x 2 片）

鹽、胡椒…………各少許

胡蘿蔔……………30g

四季豆……………4 根

紅葉萵苣…………2 片（10g）

小番茄……………2 顆（20g）

〔作法〕

❶ 胡蘿蔔切條，與四季豆一同汆燙備用。

❷ 雞肉放平灑上鹽、胡椒，將胡蘿蔔與四季豆放在雞肉上捲起，尾端的部分用牙籤固定住。

❸ 將 ❷ 放在耐熱盤中覆蓋上保鮮膜，用微波爐加熱 5 分鐘，翻面再加熱 2 分鐘。

❹ 放涼後切成 3 等分，再與撕成容易入口大小的紅葉萵苣及番茄一同盛盤即可。

POINT

去除雞腿肉皮脂肪較多的部分，將蔬菜包在肉的內側，可使肉捲看起來分量十足。

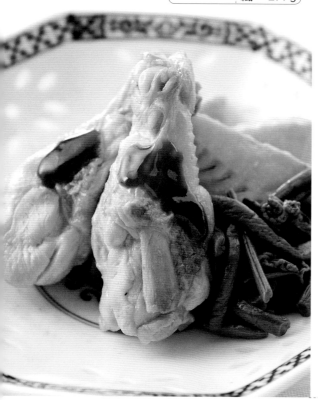

148 kcal	鹽	0.9 g
	碳	3.9 g
	纖	2.4 g

添加山菜可充分攝取膳食纖維

中華風滷雞翅

〔材 料〕

雞翅膀……………………4 隻（200g）

山菜（水煮）………100g

竹筍（水煮）………60g

Ⓐ ┌ 薑（切薄片）……1/2 小塊（3g）

蠔油…………………1 小匙（6g）

└ 醬油…………………1 小匙（6g）

〔作 法〕

❶ 山菜、竹筍切成容易入口大小。

❷ 倒入 200ml 的水及 Ⓐ 於鍋內煮沸，放入雞翅膀滷煮。

❸ 肉變色後加進 ❶ 煮至煮汁收乾。

❹ 肉與蔬菜盛盤後，取一些煮汁熬煮至稠狀，淋在肉上即可。

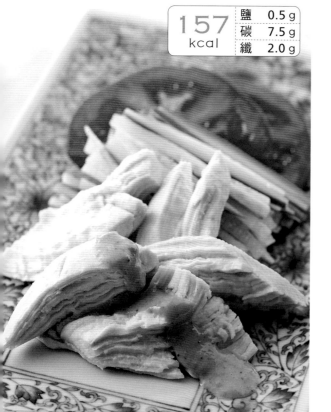

157 kcal	鹽	0.5 g
	碳	7.5 g
	纖	2.0 g

使用酒蒸煮低脂肪的雞胸肉讓肉質濕潤

蒸棒棒雞

〔材 料〕

雞胸肉（去皮）

……………160g

鹽、酒…各少許

小黃瓜…1 條（100g）

番茄……1/2 顆（100g）

Ⓐ ┌ 薑泥

…………1/2 小塊（3g）

芝麻醬…2 小匙（14g）

砂糖……1 小匙（3g）

醋………2 小匙

└ 醬油……1 小匙（6g）

〔作 法〕

❶ 將鹽、酒灑在雞肉上，放進預熱的的蒸鍋蒸，放涼後，用手撕成容易入口大小。

❷ 小黃瓜切絲，番茄切薄片，將 Ⓐ 混合拌勻做成醬汁。

❸ 將肉、蔬菜盛盤，淋上醬汁即可。

102 kcal	鹽	0.9 g
	碳	3.3 g
	纖	0.2 g

使用鹽麴醃漬使肉質柔軟

烤鹽麴漬肉

〔材　料〕
雞胸肉（去皮）……160g
鹽麴………………1 大匙（15g）
綜合生菜葉…………10g

〔作　法〕
❶ 雞肉放平兩面塗滿鹽麴，放入保鮮袋密封靜置約
　1 小時。
❷ 用餐巾紙拭去鹽麴，用燒烤機炙烤。
❸ 切成容易入口大小後盛盤，擺上蔬菜嫩葉裝飾。

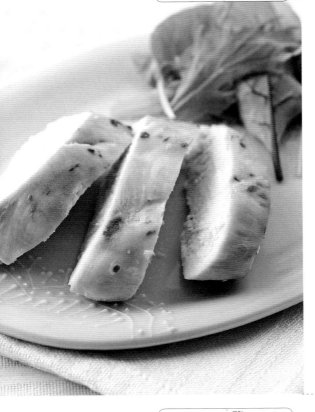

> | POINT
> 用鹽麴醃漬調味就能輕鬆完成的一道料
> 理，同時也是一道方便的便當菜餚。

185 kcal	鹽	1.6 g
	碳	12.1 g
	纖	3.7 g

用清淡爽口的食材燉煮將雞肉煮至軟嫩入味

滷雞肉蔬菜

〔材　料〕
雞腿肉（去皮）
………………160g
牛蒡……50g
胡蘿蔔…50g
蒟蒻……1/2 片（100g）
四季豆…4 根（40g）

Ⓐ ┌ 高湯…200ml
　　 醬油
　　 ………1 又 1/2 小匙（9g）
　　└ 味醂…1 小匙（6g）
沙拉油…2 小匙（8g）

〔作　法〕
❶ 牛蒡、胡蘿蔔滾刀切小塊，牛蒡泡水去澀味，蒟
　蒻切片翻成麻花狀汆燙，雞肉去皮切成容易入口
　大小備用。
❷ 將油倒入鍋中煎雞肉的表皮，並放入 ❶ 除雞肉
　外的其他材料翻炒。
❸ 食材整體都沾上油後加入 Ⓐ，蓋上鍋蓋燉煮
　10 ～ 15 分鐘，最後再放入切成容易食用大小的
　四季豆煮熟。

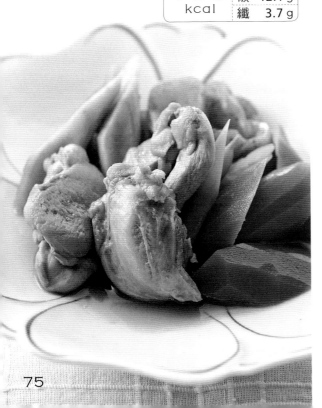

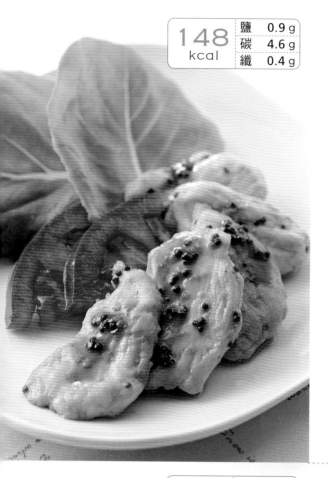

148 kcal	鹽	0.9 g
	碳	4.6 g
	纖	0.4 g

顆粒芥末醬的酸味使肉質緊縮口感更好

蜂蜜芥末烤雞

〔材 料〕

雞胸肉（去皮）…160g

鹽、胡椒…………各少許

A
┌ 蜂蜜…………1 小匙（7g）
│ 顆粒芥末醬…1 小匙（6g）
│ 醬油…………1 小匙（6g）
└ 高湯…………2 大匙

橄欖油…………2 小匙（8g）

生菜……………4 片（30g）

番茄……………30g

〔作 法〕

❶ 雞肉切斜片，灑鹽、胡椒。

❷ 將橄欖油倒入平底鍋中熱鍋，煎烤 ❶。

❸ A 混合拌勻後加進 ❷ 中，使醬汁與肉融合，再
與生菜及番茄切片一同盛盤即可。

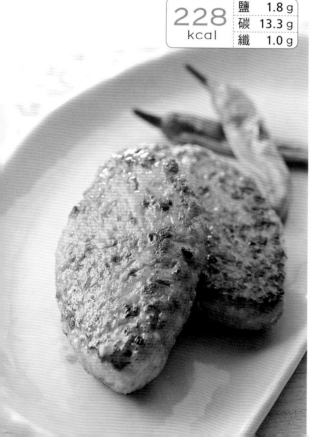

228 kcal	鹽	1.8 g
	碳	13.3 g
	纖	1.0 g

使用蓮藕提升料理分量及咬勁

蓮藕雞肉丸

〔材 料〕

雞絞肉…160g

鹽………少許

蓮藕……40g

糯米椒
………4 根（20g）

A
┌ 生薑（切末）…4g
│ 長蔥（切末）…10g
│ 太白粉…………2 小匙（6g）
└ 乾燥麵包粉……1 大匙（6g）

B
┌ 醬油…………1 大匙（18g）
└ 味醂…………1 大匙（18g）

芝麻油……………1/2 大匙（6g）

〔作 法〕

❶ 蓮藕去皮切末備用。

❷ 將絞肉與鹽放入大碗中拌勻揉出黏性，加進 ❶
與 A 攪拌均勻。

❸ 將 ❷ 分成 4 等分，倒入用芝麻油熱鍋的平底鍋
中，煎烤肉的兩面及糯米椒。

❹ 先取出糯米椒，肉丸子煎熟後加入 B 醬汁調味
至入味後，盛盤擺上糯米椒裝飾即可。

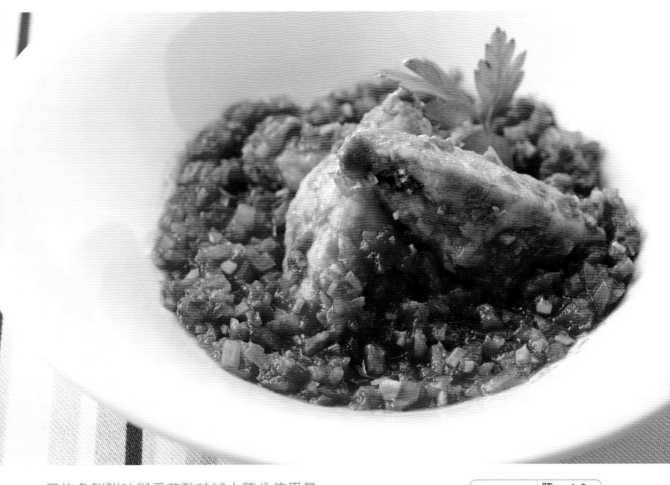

用旗魚鮮甜味與番茄酸味減少鹽分使用量

茄汁燉旗魚

210 kcal	鹽	1.9 g
	碳	11.0 g
	纖	2.1 g

〔材 料〕

旗魚片…………2 切片（160g）

鹽、胡椒…………各少許

麵粉…………2 小匙（6g）

橄欖油…………2 小匙（8g）

義大利香芹………少許

〔番 茄 醬〕

番茄罐頭…………200g

洋蔥…………1/4 顆（50g）

西洋芹…………20g

肩培根…………15g

大蒜…………1/2 瓣（3g）

高湯塊…………1/2 個

月桂葉…………1/2 片

鹽、胡椒…………各少許

〔作 法〕

❶ 旗魚切成容易入口大小，灑鹽、胡椒靜置 10 分鐘。

❷ 將麵粉灑在 ❶ 上，放進用橄欖油熱鍋的平底鍋中煎烤兩面後取出。

❸ 在 ❷ 的平底鍋中翻炒切末的大蒜、洋蔥、西洋芹、培根，炒軟後加番茄、高湯塊、月桂葉，並將 ❷ 的魚肉放進鍋中燉煮至煮汁收乾。

❹ 用鹽、胡椒調味，再擺上義大利香芹裝飾。

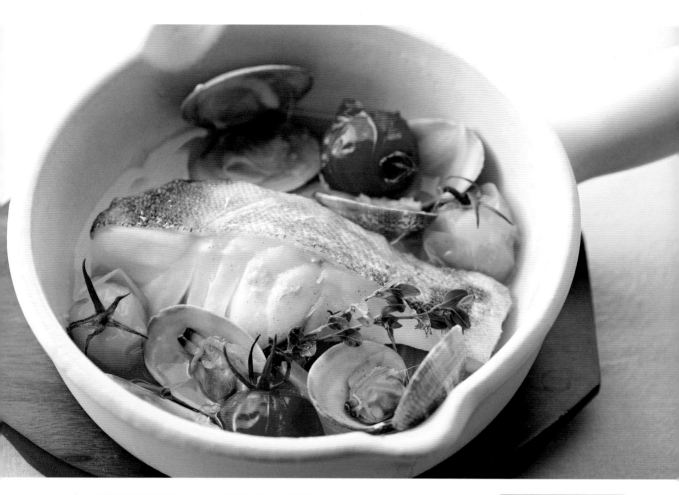

蛤蜊鮮甜與蔬果香是決定味道的關鍵食材

義式鄉村煮鱈魚

<table>
<tr><td rowspan="3">137
kcal</td><td>鹽</td><td>1.8 g</td></tr>
<tr><td>碳</td><td>8.4 g</td></tr>
<tr><td>纖</td><td>1.6 g</td></tr>
</table>

〔材 料〕

生鱈魚片…………2 切片（200g）

蛤蜊（帶殼）………8 顆

洋蔥…………1/2 顆（100g）

西洋芹…………20g

小番茄（紅、黃）…各 4 顆（80g）

百里香…………2〜4 根

A ┌白酒…………50ml

　├鹽…………1/3 小匙

　└胡椒…………少許

〔作 法〕

❶ 洋蔥、西洋菜切薄片與鱈魚、番茄、蛤蜊、百里香一同放入鍋中。

❷ 倒入 A 蓋上鍋蓋開火，煮沸後再燜煮約 10 分鐘即可。

POINT

鱈魚屬脂肪少，無腥味的白肉魚，活用與海鮮相輔相成的白酒烹調，利用蛤蜊與蔬果香來控制鹽分使用量。

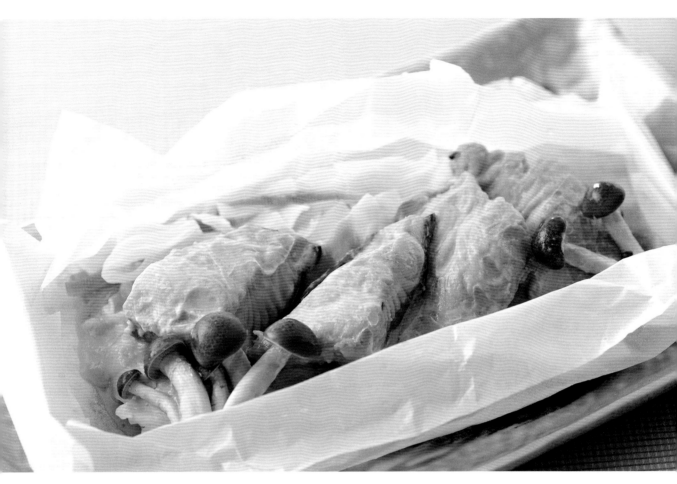

既控油也富含膳食纖維
清蒸香菇鮭魚

184 kcal	鹽	1.5 g
	碳	9.8 g
	纖	2.0 g

〔材 料〕

生鮭魚片……2 切片（160g）

A ┌鹽…………少許
　└酒…………2 小匙

高麗菜………40g

長蔥…………30g

胡蘿蔔………10g

鴻喜菇………40g

味噌…………1 大匙（18g）

味醂…………1 大匙（18g）

奶油…………4g

〔作 法〕

❶ 鮭魚斜切，切成容易食用的大小，灑上 A 的鹽和酒。

❷ 高麗菜切一口大小，蔥切薄片、胡蘿蔔切絲，鴻喜菇切去蒂根後剝散。

❸ 將鮭魚與蔬菜擺放在烘培紙上，塗上味噌與味醂拌勻的醬汁及奶油包起來。

❹ 放入預熱的蒸鍋中，用大火蒸煮約 15 分鐘即可。

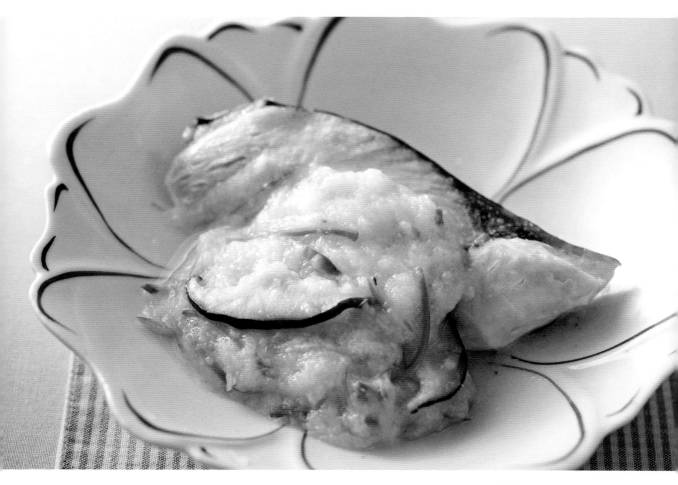

搭配清蒸蔬菜也能提升口感

清蒸山藥鰭魚

173 kcal	鹽	1.4 g
	碳	6.8 g
	纖	1.2 g

〔材 料〕

鰭魚	2 切片	（160g）
鹽	少許	
胡蘿蔔	10g	
豌豆莢	2 片	（4g）
香菇	1 朵	（15g）
┌ 山藥（磨泥）	60g	
│ 大頭菜（磨泥）	60g	
Ⓐ 淡味醬油	1 小匙	（6g）
└ 鹽	少許	

〔作 法〕

❶ 將鹽灑在鰭魚上靜置約 10 分鐘。

❷ 胡蘿蔔、豌豆莢切絲，香菇切薄片與 Ⓐ 混合拌勻。

❸ 將 ❶ 放在盤子上淋上 ❷，連同盤子一起放入預熱的蒸鍋中蒸 10 ～ 15 分鐘。

POINT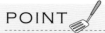

將蔬菜加進芡汁中，能提升軟嫩料理食材的口感，也能刺激味道並增加咀嚼次數。

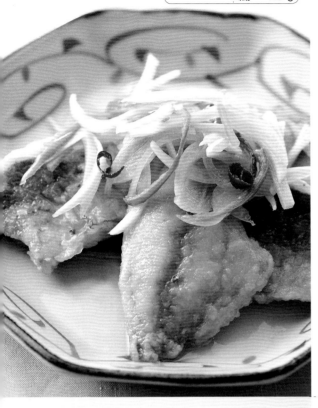

193 kcal	鹽	1.0 g
	碳	12.8 g
	纖	1.5 g

使用煎的方式代替油炸，使食材變得爽口

醃漬竹筴魚

〔材 料〕

竹筴魚（3切片）
　………2尾份（160g）
鹽………少許
麵粉……1大匙（9g）
洋蔥……1/2顆（100g）
胡蘿蔔…20g
青椒……1/2個（15g）

Ⓐ　┌ 醋…………3大匙（45g）
　　│ 高湯………2大匙
　　│ 淡味醬油…1小匙（6g）
　　│ 砂糖………1小匙（3g）
　　│ 紅辣椒（切細）
　　└　………1/3根
沙拉油………2小匙（8g）

〔作 法〕

❶ 竹筴魚片（半身）對半切，灑鹽靜置約10分鐘，再輕輕灑上麵粉。

❷ 洋蔥切薄片，胡蘿蔔、青椒切絲鋪在方平底盤上。

❸ 將油倒入平底鍋中熱鍋，煎 ❶ 的食材兩面，擺在 ❷ 上。

❹ 將 Ⓐ 倒入小鍋中混合煮沸，砂糖融化時趁熱淋在 ❸ 上，放入冰箱冷藏約2小時，不時上下翻面，使食材整體入味。

105 kcal	鹽	1.5 g
	碳	1.4 g
	纖	0.2 g

使用蘘荷與青紫蘇增加風味減少醬油使用量

涼拌碎竹筴魚

〔材 料〕

竹筴魚（3切片）…2尾（160g）
蘘荷………………1朵（10g）
青紫蘇……………4片
生薑………………5g
醬油………………1大匙（18g）

〔作 法〕

❶ 剝去竹筴魚皮切5mm寬。

❷ 蘘荷、青紫蘇葉2片，薑切絲與 ❶ 拌勻。

❸ 將 ❷ 擺在鋪青紫蘇葉的餐盤上，淋上醬油即可。

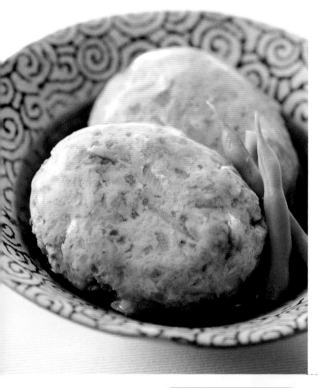

<table>
<tr><td rowspan="1">197
kcal</td><td>鹽</td><td>1.1 g</td></tr>
</table>

197 kcal	鹽	1.1 g
	碳	15.3 g
	纖	2.2 g

把薑加進芡汁中增加風味

薑味沙丁魚丸羹

〔材料〕

沙丁魚（去皮）		高湯………60m1
………2 尾（120g）		淡味醬油…1 小匙
牛蒡……50g		味醂………2/3 小匙
長蔥……20g	Ⓐ	太白粉
味噌……1 小匙（6g）		……1/2 小匙（1.5g）
太白粉…1 小匙（3g）		薑汁………1/2 小匙
四季豆…30g		

〔作法〕

❶ 牛蒡削皮縱切切絲，泡水去澀味汆燙，蔥切蔥花備用。

❷ 沙丁魚切碎，用菜刀拍打至有黏性。

❸ 將 ❷ 與拭去水分的牛蒡、蔥、味噌、太白粉混合攪拌均勻，分成 4 等分，搓揉成圓餅後，水煮。

❹ 將 Ⓐ 醬汁倒入鍋中混合攪拌，開火煮至濃稠，淋在盛盤的 ❸ 上，再擺上水煮後對半切的四季豆裝飾。

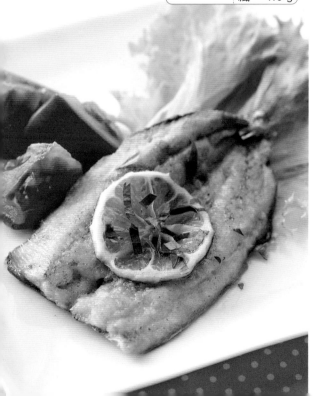

208 kcal	鹽	0.8 g
	碳	6.9 g
	纖	1.0 g

控制奶油分量，用和風式的調味降低卡路里

奶油香煎沙丁魚

〔材料〕

沙丁魚（對半切開）	沙拉油……1 小匙（4g）
…………2 尾（150g）	檸檬（切圓片）
鹽、胡椒…各少許	…………2 片（15g）
麵粉………1 大匙（9g）	義大利香芹（切末）
奶油………5g	…………少許
醬油………2/3 小匙（4g）	葉用萵苣…20g
	番茄………60g

〔作法〕

❶ 將鹽、胡椒、麵粉灑在竹筴魚上，放進平底鍋中煎烤兩面。

❷ 竹筴魚煎熟後加奶油及醬油使味道融入魚肉中。

❸ 盛盤，擺檸檬片，灑上義大利香芹，再擺上撕成易食用大小的葉片萵苣及切一口大小的番茄裝飾即可。

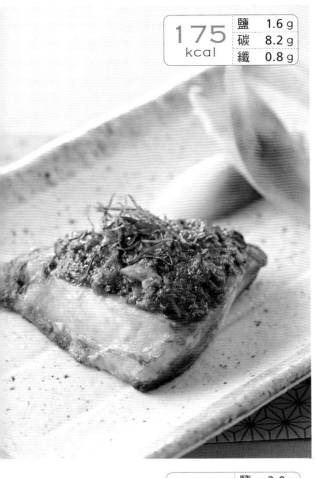

175 kcal	鹽	1.6 g
	碳	8.2 g
	纖	0.8 g

用青紫蘇香與味道濃郁的核桃創造層次口感

青紫蘇味噌香烤旗魚

〔材　料〕

旗魚⋯⋯⋯⋯⋯2切片（160g）
鹽⋯⋯⋯⋯⋯⋯少許

A ⎰ 味噌⋯⋯⋯⋯⋯2小匙（12g）
　　 味酥⋯⋯⋯⋯⋯2小匙（12g）
　　 核桃（切碎）⋯⋯1瓣（6g）
　　 青紫蘇（切絲）⋯3片

〔蘘荷甘醋漬〕

蘘荷⋯2朵（10g）
醋⋯⋯1大匙（15g）
砂糖⋯2小匙（6g）
鹽⋯⋯少許

〔作　法〕

❶ 將鹽灑在旗魚上靜置約10分鐘，用燒烤機煎烤
　兩面。

❷ 將 A 混合拌勻塗在 ❶ 的單面表皮上，烤至出現
　金黃色。

❸ 快速汆燙蘘荷，趁熱與醋、砂糖、鹽混合拌勻做
　成甘醋漬。

❹ 將 ❷ 盛盤後，擺上蘘荷甘醋漬，再擺上切絲的
　青紫蘇葉（另備）裝飾。

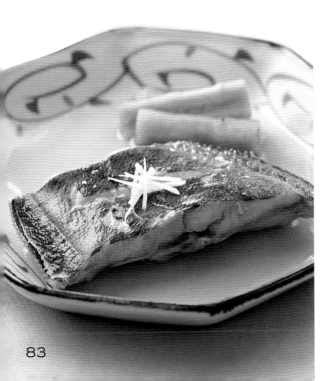

148 kcal	鹽	2.0 g
	碳	6.5 g
	纖	1.0 g

運用高湯將招牌菜單變得清淡爽口

醬煮鰈魚

〔材　料〕

鰈魚片⋯⋯⋯⋯2切片（帶骨150g）
牛蒡⋯⋯⋯⋯⋯30g
薑⋯⋯⋯⋯⋯⋯5g

A ⎰ 高湯⋯⋯⋯⋯300ml
　　 淡味醬油⋯1大匙（18g）
　　 味酥⋯⋯⋯2小匙（12g）

薑絲⋯⋯⋯⋯⋯5g

〔作　法〕

❶ 在鰈魚表皮劃入切口，牛蒡削皮縱切切半。

❷ 將切薄片的薑、牛蒡與 A 放入鍋中煮沸後，放
　入鰈魚。

❸ 不時淋煮汁在魚片上，蓋上鍋蓋用中火煮約15
　分鐘。

❹ 盛盤，擺上薑絲裝飾即可。

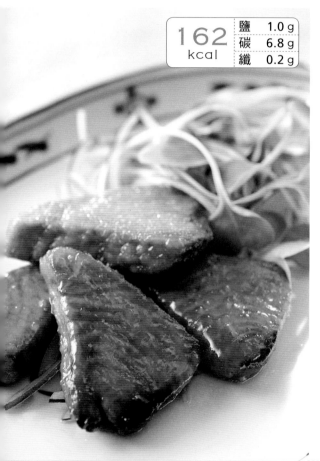

162 kcal	鹽	1.0 g
	碳	6.8 g
	纖	0.2 g

用薑與醋去除腥臭味達到減鹽效果

醃漬鰹魚

〔材 料〕

鰹魚（生魚片用）…160g　　沙拉油

太白粉…………………2 小匙　　…………2 小匙（8g）

Ⓐ
┌ 薑汁
│ …………1 小匙（5g）　　小白菜…10g
│ 醬油、味醂　　　　　　　紫洋蔥…10g
│ …………各 2 小匙（12g）
└ 醋…………2 小匙（10g）

〔作 法〕

❶ 鰹魚切 7 ～ 8mm 寬，兩面塗上薄薄的太白粉，將 A 混合拌勻。

❷ 將油倒入平底鍋中熱鍋，煎煮鰹魚，至 2 面熟，倒入調味 A，不時翻面煮至醬汁收乾即可。

❸ 將切薄片的洋蔥、小白菜拭去水分，與鰹魚一同盛盤。

105 kcal	鹽	0.8 g
	碳	3.0 g
	纖	0.6 g

增添有咬勁的蔬菜，用桔醋醬減少鹽分使用量

沙拉風味炙燒鰹魚

〔材 料〕

鰹魚（炙燒生魚片）…160g

結球萵苣…………………20g

小黃瓜…………………1/2 條（50g）

蘘荷…………………2 個（20g）

橘醋醬…………………1 又 1/3 大匙（20g）

〔作 法〕

❶ 將鰹魚切 7 ～ 8mm 寬，盛盤，擺上撕成容易食用大小的萵苣、切絲的小黃瓜與蘘荷。

❷ 淋上橘醋醬，搭配享用。

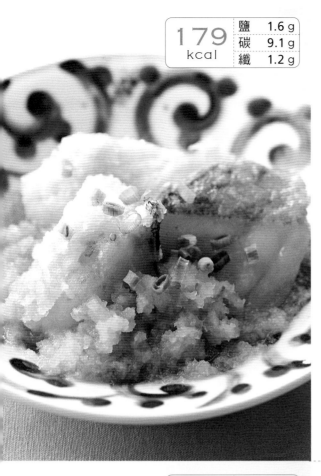

179 kcal	鹽	1.6 g
	碳	9.1 g
	纖	1.2 g

蘿蔔泥使食材清淡爽口

蘿蔔泥煮鱈魚

〔材 料〕

鱈魚⋯⋯⋯2 切片（200g）
鹽⋯⋯⋯⋯少許
麵粉⋯⋯⋯1 大匙（9g）
沙拉油⋯⋯1 大匙（12g）
蘿蔔泥（稍微瀝乾水分）
⋯⋯⋯⋯⋯120g
珠蔥蔥花⋯少許

A ⎰ 高湯⋯100ml
淡味醬油
⋯⋯⋯1 又 1/2 小匙（9g）
味醂
⋯⋯⋯1 又 1/2 小匙（9g）
薑汁⋯1/2 小匙

〔作 法〕

❶ 將鱈魚斜切成容易食用大小，灑鹽靜置 10 分鐘。

❷ 將麵粉灑在 ❶ 的食材表面上，放進用油加熱的平底鍋中煎烤兩面。

❸ 將 A 與半量的蘿蔔泥放進小鍋內，開火並放入 ❷，待鱈魚煮熟後熄火，擺上剩下的蘿蔔泥，盛盤灑上蔥花裝飾即可。

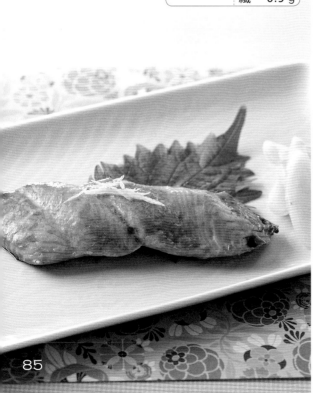

140 kcal	鹽	1.3 g
	碳	6.0 g
	纖	0.9 g

柚子溫和的香氣不僅控鹽也能滿足味覺

燒烤鮭魚

〔材 料〕

鮭魚⋯⋯⋯⋯⋯⋯2 切片（160g）
A ⎰ 醬油⋯⋯⋯⋯⋯⋯2 小匙（12g）
味醂⋯⋯⋯⋯⋯⋯2 小匙（12g）
柚子（切圓片）⋯2 片
青紫蘇⋯⋯⋯⋯⋯2 片
柚子皮（切絲）⋯⋯少許
甜醋薑⋯⋯⋯⋯⋯⋯20g

〔作 法〕

❶ 將 A 倒入大碗中醃漬鮭魚約 30 分鐘。

❷ 放進燒烤機（或平底鍋上鋪烘培紙）煎烤。

❸ 與青紫蘇葉一同盛盤，用柚子皮點綴，擺上甜醋薑裝飾即可。

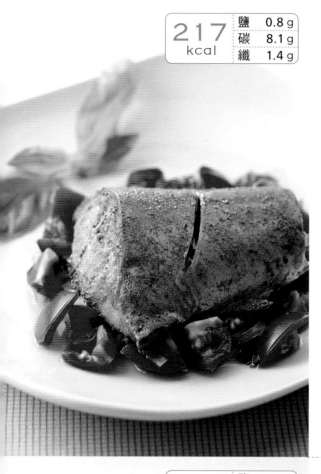

217 kcal	鹽	0.8 g
	碳	8.1 g
	纖	1.4 g

少量咖哩粉可襯托出鯖魚鮮甜味

咖哩風味煎鯖魚佐番茄

〔材料〕

鯖魚………2 切片（160g）　　羅勒………4～5 片
鹽、胡椒…各少許
咖哩粉……1 小匙（2g）　　┌ 蒜泥……3g
麵粉………2 小匙（6g）　　A 白酒醋…1 大匙（15g）
橄欖油……1 小匙（4g）　　│ 鹽、胡椒
小番茄……12 顆（120g）　　└ …………各少許

〔作法〕

❶ 在鯖魚表面劃切口，灑鹽、胡椒、咖哩粉靜置約
　10 分鐘。

❷ 麵粉灑在 ❶ 上，將橄欖油倒入平底鍋中熱鍋煎
　烤兩面。

❸ 番茄切 4 等分，1～2 片羅勒切末與 A 混合鋪在
　盤子上，擺上 ❷ 及剩下的羅勒做裝飾即可。

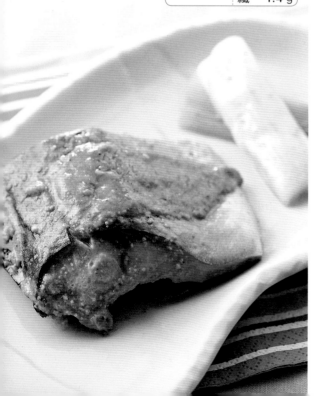

230 kcal	鹽	1.9 g
	碳	7.8 g
	纖	1.4 g

用少量味噌提升芝麻香味

芝麻味噌煮鯖魚

〔材料〕

鯖魚…2 切片（160g）　　┌ 味噌…………1 大匙（18g）
長蔥…30g　　　　　　　│ 水……………200ml
　　　　　　　　　　　　│ 醬油、砂糖、酒
　　　　　　　　　　　　A …………………各 2 小匙
　　　　　　　　　　　　│ 白芝麻粉
　　　　　　　　　　　　│ …………………1 大匙（9g）
　　　　　　　　　　　　└ 薑（切薄片）…5g

〔作法〕

❶ 將 A 倒入鍋中混合開火，煮沸後，放入表皮劃
　切口的鯖魚，蓋上鍋蓋燜煮。

❷ 加進切 4cm 左右的蔥段，用小火邊淋煮汁邊煮
　約 15 分鐘。

❸ 鯖魚與蔥一同盛盤，將鍋中剩下的煮汁煮至有黏
　稠淋在食材上。

204 kcal	鹽	1.0 g
	碳	5.3 g
	纖	0.3 g

義式醋醬增添鮮甜味降低卡路里

義式風味蒲燒秋刀魚

〔材料〕　　　　　　　〔醬汁〕

秋刀魚…1 尾　　　　　義大利香醋
麵粉……1 小匙　　　　……1 大匙（15g）
沙拉油…1 小匙　　　　醬油…2 小匙（12g）
西洋芹…20g　　　　　白酒…1 大匙（15g）
小番茄…2 顆（20g）

〔作法〕

❶ 秋刀魚用三枚切法分成三片，拭去秋刀魚水氣抹上麵粉，將醬汁材料混合拌勻備用。

❷ 將油倒入平底鍋中熱鍋，開中火煎烤秋刀魚兩面，顏色呈金黃色後熄火離鍋，用餐巾紙擦拭平底鍋。

❸ 將混和好的醬汁倒入平底鍋中，煮沸後放入秋刀魚略煮，使醬汁融入魚肉。

❹ 秋刀魚盛盤，擺入切半的小番茄，西洋芹將莖的部分切絲與葉子一同裝飾。

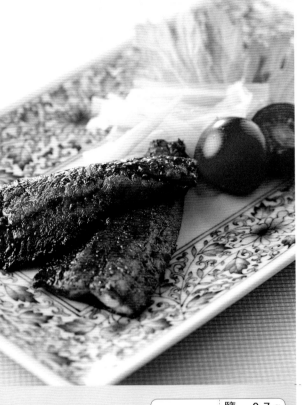

201 kcal	鹽	0.7 g
	碳	2.4 g
	纖	0.4 g

香草不僅能去魚腥味也有減鹽效果

香草烤秋刀魚

〔材料〕

秋刀魚　　　　　　　　乾燥羅勒、香芹
……1 又 1/2 尾（1人份60g）………各少許
鹽…少許　　　　　　　甜椒（紅、黃）
酒…2 小匙（10g）　　………各 20g
乾燥麵包粉　　　　　　巴西利…少許
……2 小匙

〔作法〕

❶ 秋刀魚去頭部及內臟，用水洗淨拭去水分切塊，灑鹽、酒，靜置約 5 分鐘。甜椒切成容易入口大小備用。

❷ 將麵包粉及乾燥香草混合，抹在秋刀魚兩面。

❸ 烘培紙鋪在烤盤上，並排擺上秋刀魚及甜椒，放進烤箱烤 5 ～ 6 分鐘至呈現黃褐色，盛盤，擺上香芹裝飾即可。

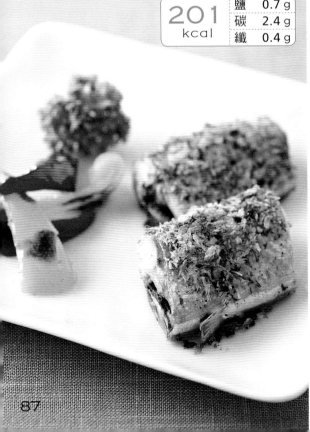

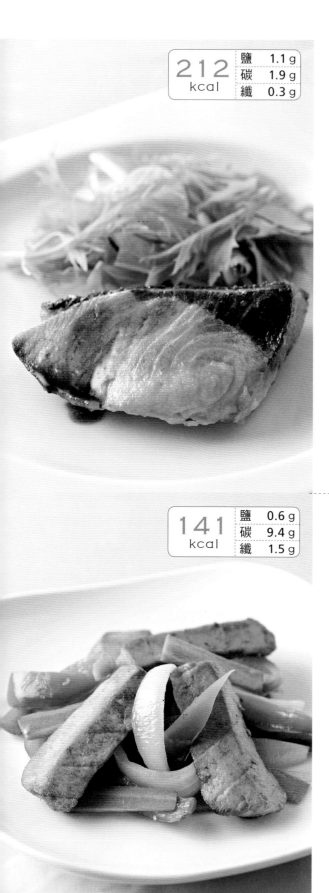

212 kcal	鹽 1.1g
	碳 1.9g
	纖 0.3g

訣竅是在表皮上淋少量奶油及醬油

香煎青鮒魚排

〔材 料〕

青鮒………2 切片（120g）

鹽…………少許

紅酒………1 小匙（5g）

沙拉油……1 小匙（4g）

水菜………15g

櫻桃蘿蔔…1 個（10g）

A ⎡ 奶油…5g

⎢ 紅酒…2 大匙（30g）

⎢ 醬油

⎢ ……1 又 1/2 小匙（9g）

⎣ 砂糖…1/3 小匙（1g）

〔作 法〕

❶ 灑鹽與酒於青鮒上靜置 5 分鐘，將油倒入平底鍋中熱鍋，青鮒拭去水分放入鍋中煎烤兩面。

❷ 將 A 倒入小鍋中煮沸做成醬汁。

❸ 將 ❶ 盛盤淋上 ❷，再加切薄片的櫻桃蘿蔔及切 4～5cm 的水菜裝飾。

141 kcal	鹽 0.6g
	碳 9.4g
	纖 1.5g

運用薑汁突顯食材味道

醬燒鮪魚

〔材 料〕

鮪魚赤身（生魚片用）…120g

薑汁……………………1 小匙（5g）

青椒……………………1 個（30g）

洋蔥……………………1/2 顆（100g）

胡蘿蔔…………………20g

A ⎡ 烏醋…………………2 小匙（12g）

⎣ 砂糖…………………1 小匙（3g）

油………………………2 小匙（8g）

〔作 法〕

❶ 鮪魚切一口大小，用薑汁醃漬調味，青椒、洋蔥切半月狀，胡蘿蔔切薄片。

❷ 熱鍋後翻炒蔬菜煮熟，放入拭去水分的鮪魚拌炒，再倒入混合好的 A 調味即可。

125 kcal	鹽	1.7 g
	碳	3.8 g
	纖	2.7 g

有咬勁的花枝與木耳可以防止進食速度過快

豆瓣醬炒花枝

〔材 料〕

花枝……………………200g
豆苗……………………100g
木耳（用水泡軟）…40g
Ⓐ豆瓣醬、醬油……各 1 小匙（6g）
沙拉油……………………2 小匙（8g）

〔作 法〕

❶ 花枝切菱格狀及適當大小，豆苗去根，切成容易
入口大小。

❷ 將油倒入平底鍋中加熱，炒花枝、豆苗、木耳，
再倒入 Ⓐ 使味道融入食材中。

POINT

豆苗含有豐富的維生素A、C，用菠菜、小
松菜、韭菜代替也OK！

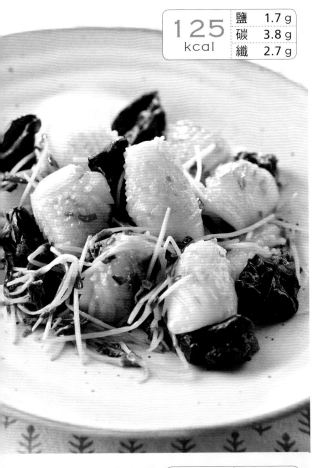

119 kcal	鹽	1.1 g
	碳	2.9 g
	纖	0.8 g

發揮奶油的濃郁香味，再搭配少許鹽就 OK

奶油蒜香炒中卷

〔材 料〕

中卷……1 隻（200g）	鹽………少許
奶油……5g	巴西利…少許
大蒜……10g	檸檬……1/6 顆

〔作 法〕

❶ 中卷去內臟，身體部分帶皮切圈，中卷腳 2 ～ 3
條抓一束切段，大蒜與巴西利切末備用。

❷ 將奶油放入平底鍋中熱鍋，快速翻炒蒜末再放入
中卷翻炒。

❸ 中卷變色後灑鹽調味。

❹ 盛盤，灑巴西利末，再擺上切辦的檸檬裝飾即可。

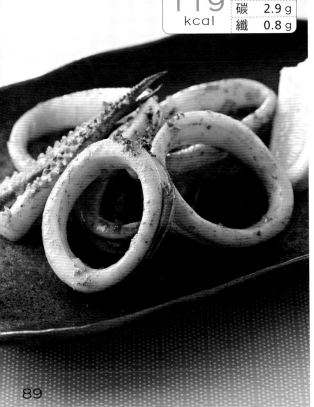

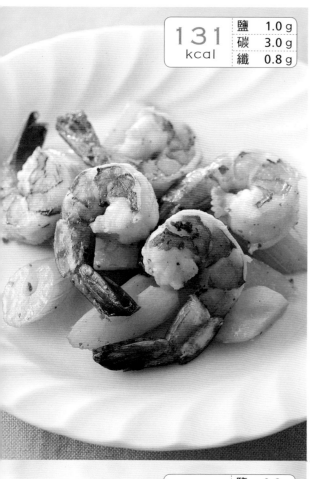

131 kcal	鹽	1.0 g
	碳	3.0 g
	纖	0.8 g

清脆爽口的西洋芹增加滿足感

青醬炒鮮蝦

〔材 料〕

蝦子……………10 尾（帶殼 250g）
西洋芹……………100g
青醬（市售品）…2 小匙（12g）
橄欖油……………1 小匙（4g）

〔作 法〕

❶ 蝦子去殼保留尾巴部分，西洋芹滾刀切塊。

❷ 將橄欖油倒入平底鍋中熱鍋，炒蝦子與西洋芹。

❸ 放入青醬調味，使醬汁融入食材。

POINT

此道料理味道雖偏清淡，但是蝦的鮮甜味搭配蘿勒與西洋芹的香氣，不會令人有味覺不足的感覺。

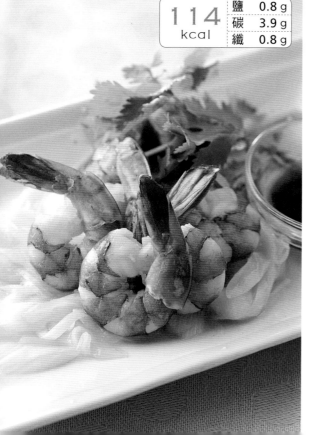

114 kcal	鹽	0.8 g
	碳	3.9 g
	纖	0.8 g

少油低卡！蔬菜的香氣也有減鹽效果

鮮蔬香蒸蝦

〔材 料〕

蝦子
………10 尾（帶殼 250g）
長蔥…60g
薑……10g
酒……1 大匙（15g）
香菜（若無可用鴨兒芹）…5g

　┌醋………2 小匙（10g）
Ⓐ 醬油……1 小匙（6g）
　└芝麻油…1/2 小匙（2g）

〔作 法〕

❶ 蝦子去殼保留尾巴部分，並排放入耐熱盤上，再鋪上斜切薄片的蔥、薑絲，灑上酒後放進蒸鍋中蒸。

❷ 將蔥鋪在盤子上，擺上蝦子，再添加香菜與 Ⓐ 即可。

150 kcal	鹽	2.1 g
	碳	14.8 g
	纖	1.9 g

章魚的鮮甜味融入芋頭中

章魚芋頭煮

〔材 料〕

水煮章魚……160g

小芋頭………小 6 個（160g）

〔煮 汁〕

生薑…………10g

高湯…………2 杯

淡味醬油……1 大匙（18g）

味醂…………2 小匙（12g）

〔作 法〕

❶ 章魚切成容易入口大小，薑切薄片，小芋頭洗淨後削皮。

❷ 小芋頭用沸水略汆燙去除滑溜黏液。

❸ 將煮汁材料倒入鍋中加熱，放章魚與小芋頭蓋上鍋蓋，轉中火燜煮 20 分鐘，盛盤即可。

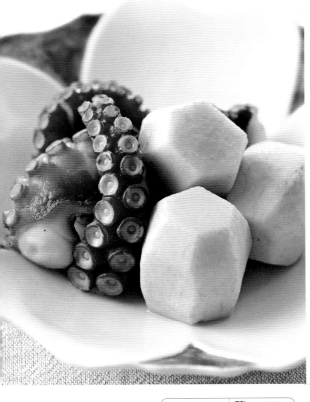

212 kcal	鹽	0.5 g
	碳	4.4 g
	纖	2.2 g

用大蒜與辣椒增添料理香味

西班牙風蒜味橄欖油拌章魚

〔材 料〕

水煮章魚……………160g

洋菇………………10 朵（160g）

大蒜………………2 瓣（20g）

紅辣椒（切圓片）…1 條

橄欖油……………2 大匙

義大利香芹………少許

〔作 法〕

❶ 章魚切一口大小，洋菇切 4 等分，大蒜切碎。

❷ 將大蒜、辣椒與橄欖油放入平底鍋中用小火爆香，放章魚及洋菇轉中火翻炒。

❸ 橄欖油整體滲透入味後熄火，盛盤，灑義大利香芹末裝飾即可。

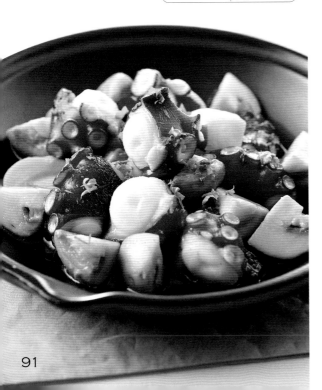

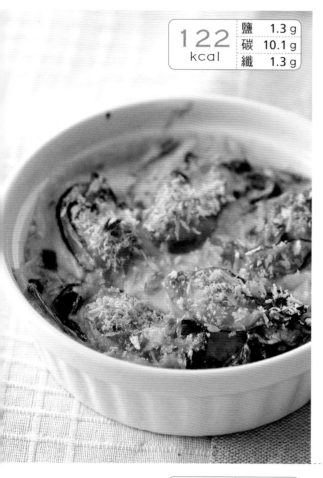

122 kcal	鹽	1.3 g
	碳	10.1 g
	纖	1.3 g

加入菠菜增加咬勁

白醬焗烤鮮蚵菠菜

〔材料〕

牡蠣（加熱用）…140g

白酒……………1 小匙（5g）

奶油……………1 小匙（4g）

菠菜……………80g

胡椒……………少許

麵包粉…………2 小匙（4g）

〔白醬〕

奶油…1 小匙（4g）

麵粉…1 大匙（9g）

牛奶…4 大匙（60g）

鹽……少許

〔作法〕

1. 波菜切 4 ～ 5cm 長，奶油放進平底鍋中加熱炒牡蠣，淋上白酒。加入菠菜炒軟再灑胡椒調味。

2. 白醬材料混合拌勻，將材料全部放進耐熱盤中，不包保鮮膜加熱 2 分鐘，整體混合拌勻後再加熱 2 分鐘，取出後再攪拌。

3. 將 1 與 2 混合倒入焗烤盤中，整體灑上麵包粉，放進烤箱烤出焦黃色為止。

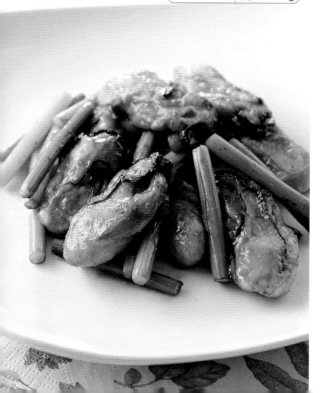

108 kcal	鹽	1.9 g
	碳	11.1 g
	纖	2.0 g

善用牡蠣的鮮甜味控制調味料使用量

蒜苗炒鮮蚵

〔材料〕

牡蠣（加熱用）…200g

蒜苗……………100g

太白粉…………1 小匙（3g）

A ┌蠔油…………1/2 大匙（8g）
　├味噌…………1/2 小匙（3g）
　└水……………1 大匙（15g）

沙拉油…………1 小匙（4g）

〔作法〕

1. 牡蠣洗淨用餐巾紙拭去水氣，抹上太白粉。

2. 將油倒入平底鍋熱鍋，蒜苗切 4 ～ 5cm 長，稍微炒過後，再放牡蠣快速翻炒。

3. 將 A 攪拌混合使醬汁味道融入 2 中，熄火盛盤即可。

118 kcal	鹽	0.5 g
	碳	4.7 g
	纖	0.2 g

不用鹽！用柚子胡椒及檸檬就能做出美味料理
義式涼拌鮮干貝

〔材 料〕
干貝（生魚片用）…160g
綜合生菜葉…………10g
甜椒（紅、黃）……各 5g

〔煮 汁〕
柚子胡椒……………1/2 小匙（3g）
橄欖油………………2 小匙（8g）
檸檬…………………1 小匙（5g）

〔作 法〕
❶ 干貝橫切成薄片，甜椒切末。
❷ 將干貝放入容器中，平均散放甜椒，中間擺上蔬菜嫩葉。
❸ 將醬汁混合拌勻淋在干貝上。

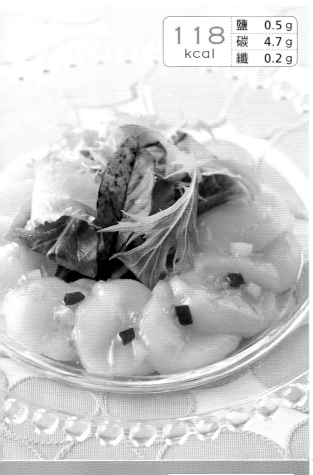

137 kcal	鹽	0.6 g
	碳	5.5 g
	纖	0.4 g

將青江菜切大塊一些營造出分量感
蔬菜炒干貝

〔材 料〕
干貝……10 顆（200g）　　　鹽……少許
青江菜…4 株（60g）　　　胡椒…少許
芝麻油…2 小匙（8g）

〔作 法〕
❶ 芝麻油倒入平底鍋中熱鍋，開大火快煎干貝兩面，灑鹽、胡椒調味。
❷ 干貝取出盛盤，再擺上翻炒後的青江菜裝飾。

POINT
干貝脂肪低，含有豐富蛋白質，快速煎熟以防加熱過度使食材縮小。

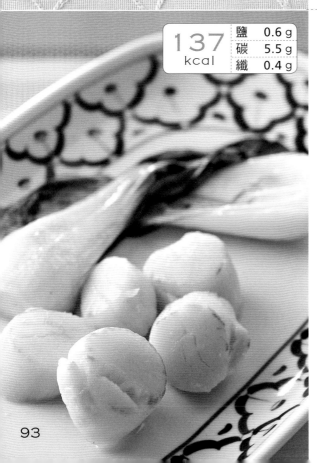

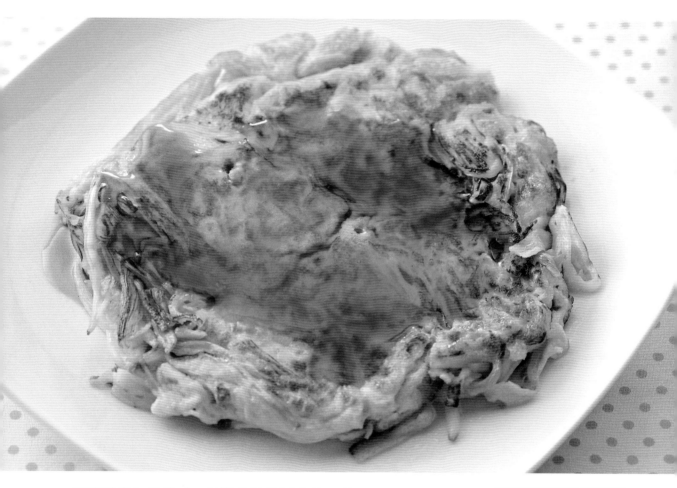

豆芽菜增加分量感，甘醋芡汁能減少鹽分使用量

豆芽菜芙蓉蛋

143 kcal	鹽	1.2 g
	碳	5.1 g
	纖	0.5 g

〔材料〕

蛋（M尺寸）…2 顆（100g）

蟹味棒…………2 條（30g）

豆芽菜…………1/4 袋（50g）

長蔥…………20g

雞骨高湯粉……1/2 小匙（1g）

沙拉油…………2 小匙（8g）

〔芡汁〕

　醋…………2 小匙（10g）

　┌醬油…………1 小匙（6g）

Ⓐ│砂糖…………1/2 小匙（1.5g）

　└太白粉…………1/2 小匙（1.5g）

〔作法〕

❶ 沸水快速汆燙豆芽菜後瀝乾水分，蟹肉棒撕碎，長蔥斜切薄片備用。

❷ 將 ❶ 食材與雞骨高湯粉放入蛋液中攪拌，油倒入平底鍋中熱鍋，攪拌煎煮翻面，趁尚未完全熟透變硬時取出。

❸ 將 Ⓐ 倒入小鍋中煮，用 2 小匙水與太白粉拌勻成芡汁，以畫圓的方式淋入鍋中。

❹ 芙蓉蛋盛盤淋上 ❸ 芡汁。

POINT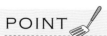

淋上芡汁後，醬汁會融入食材中使味道清爽美味。

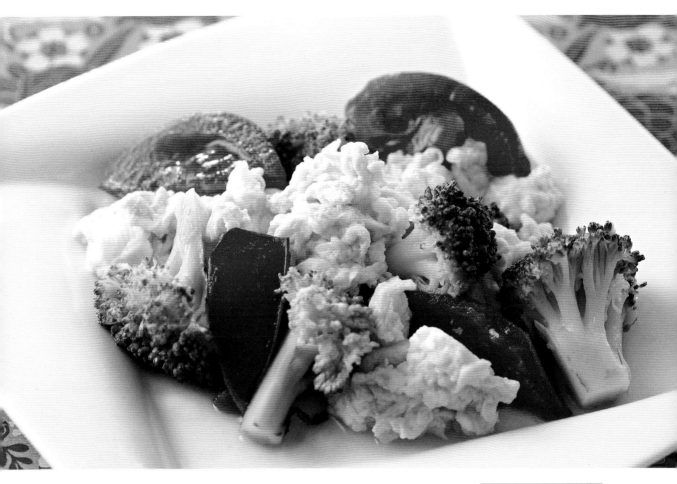

番茄適當的酸甜味能替料理加分

中華風番茄炒蛋

121 kcal	鹽	1.0 g
	碳	5.2 g
	纖	2.7 g

〔材 料〕

蛋（M尺寸）…2顆（100g）
鹽……………少許
番茄…………100g
綠花椰………100g
雞骨高湯粉……1/2 小匙（1g）
芝麻油………1 小匙（4g）

〔作 法〕

❶ 花椰菜撥散後汆燙，用篩網瀝乾水分，番茄切瓣備用。

❷ 芝麻油倒入平底鍋中熱鍋，輕輕快炒加鹽的蛋液後取出。

❸ 將番茄、綠花椰與雞骨高湯粉放進 ❷ 的鍋中拌炒，再將蛋回鍋快速翻炒，盛盤。

> POINT
>
> 即使只用 1 顆雞蛋搭配蔬菜，就能提升分量感，並達到配色效果，平常生吃用的番茄，用翻炒的方式可以炒出番茄釋出的鮮甜味。

97 kcal	鹽	0.5 g
	碳	4.1 g
	纖	2.1 g

低卡路里的蛋料理搭配溫熱蔬菜

蔬菜佐水波蛋

〔材料〕
蛋（M尺寸）…2顆（100g）
醋………………少許
綠花椰…………40g
白花椰…………40g
綠蘆筍…………2根（40g）
胡蘿蔔…………20g
A ┌鹽…………少許
  └醋…………1小匙（5g）

〔作法〕
❶ 蔬菜汆燙後，切成容易食用大小備用。

❷ 將鍋中的水煮沸，倒入醋並轉小火，用筷子以畫圈方式攪拌水至呈現漩渦狀，將蛋打入，煮至自己喜好的熟嫩度。

❸ 將 ❶ 與 ❷ 盛盤，淋上混合好的 A，再依個人喜好灑上黑胡椒粉。

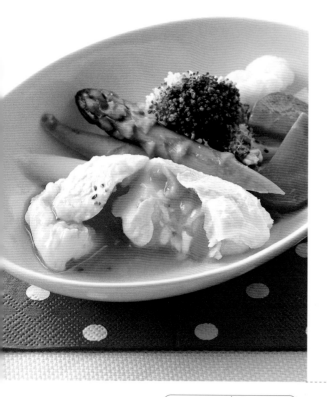

117 kcal	鹽	0.3 g
	碳	3.1 g
	纖	1.1 g

活用培根的鹹與鮮甜味

焗烤培根蛋

〔材料〕
蛋（M尺寸）…2顆（100g）
培根……………1/2片（10g）
菠菜……………50g
洋蔥……………50g
牛奶……………2大匙（30g）
鹽、胡椒………各少許
奶油……………1/2小匙（2g）

〔作法〕
❶ 先將奶油放入平底鍋熱鍋，再將培根切絲、菠菜切3～4cm長、洋蔥切薄片放進鍋中炒，灑鹽、以胡椒調味。

❷ 將 ❶ 放入耐熱盤中，倒入蛋液與牛奶混合。

❸ 放進烤箱烤出金黃色即可。

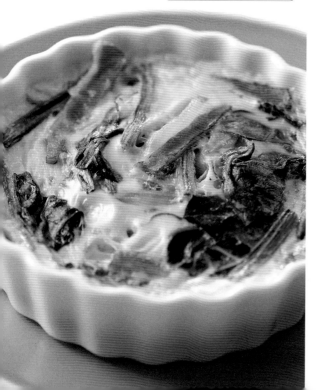

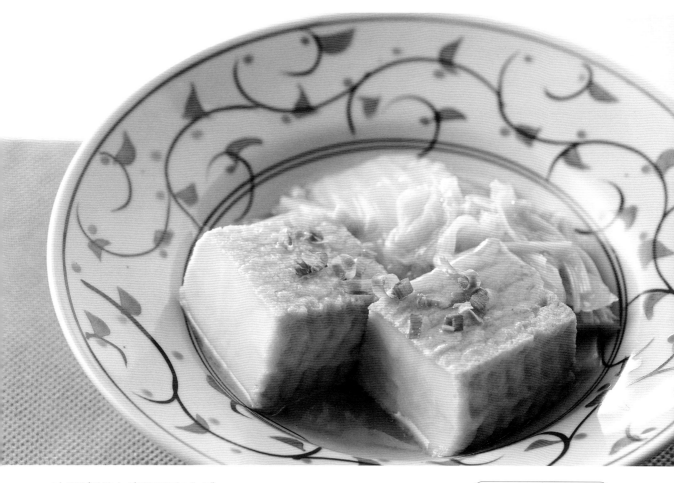

油豆腐切大塊更顯存在感

白菜滷油豆腐

221 kcal	鹽	1.4 g
	碳	8.0 g
	纖	2.3 g

〔材料〕

油豆腐…………200g

白菜…………150g

金針菇…………30g

鹽…………少許

A ┌ 雞骨高湯粉…1/2 小匙（1g）

├ 淡味醬油…2 小匙（12g）

├ 酒…………2 小匙（10g）

├ 砂糖…………1 小匙（3g）

└ 水…………120ml

太白粉…………1 小匙（3g）

沙拉油…………1 大匙（12g）

珠蔥…………少許

〔作法〕

❶ 用沸水淋燙油豆腐去油後切 4 等分，白菜切成容易入口大小。

❷ 金針菇切去蒂根再切半。

❸ 將油倒入厚底鍋中熱鍋，翻炒白菜，灑鹽，再放油豆腐、金針菇與 A，蓋上鍋蓋燉煮，等食材煮熟後以畫圈的方式淋上太白粉水勾芡，灑蔥花裝飾即可。

POINT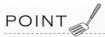

從白菜中炒出水分，將水與鹽巴降到最低使用量。

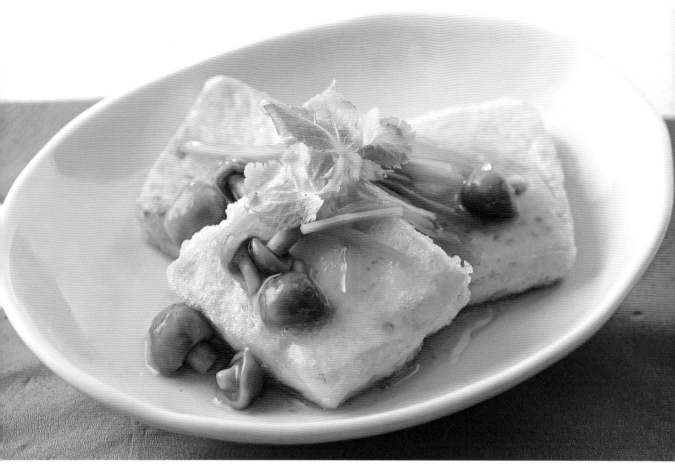

將芡汁融入豆腐中，即使味道清淡也不失美味

豆腐蔬菜羹

101 kcal	鹽	0.5 g
	碳	4.3 g
	纖	1.5 g

〔材料〕

板豆腐……1/2 塊（200g）
鴻喜菇……1/2 包（50g）
胡蘿蔔……20g
鴨兒芹……5g
太白粉……2 小匙（6g）
高湯………100ml
淡味醬油…1 小匙（6g）
沙拉油……1 小匙（4g）

〔作法〕

1 豆腐用餐巾紙拭去水分，切 1cm 厚片，灑上太白粉。

2 將油倒入平底鍋中熱鍋，輕輕煎烤豆腐兩面至呈現金黃色。

3 將高湯與醬油倒入鍋中煮沸，放紅蘿蔔絲煮至軟嫩，加入鴻喜菇燉煮，煮汁收乾後淋在盛盤的豆腐上，放上鴨兒芹裝飾。

POINT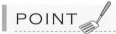

有「炸豆腐」風味的感覺，豆腐用煎的能減少卡路里。

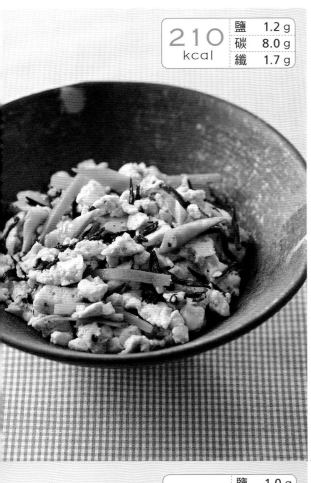

210 kcal	鹽	1.2 g
	碳	8.0 g
	纖	1.7 g

蔬菜與香菇增加膳食纖維

日式炒豆腐

〔材 料〕

板豆腐⋯⋯⋯⋯⋯1塊（300g）　┌高湯⋯100m1
香菇⋯⋯⋯⋯⋯⋯1朵（15g）　Ⓐ味醬油、味醂
胡蘿蔔⋯⋯⋯⋯⋯20g　　　　└⋯⋯⋯各2小匙（12g）
豌豆莢⋯⋯⋯⋯⋯4片（12g）　芝麻油⋯2小匙（8g）
蛋⋯⋯⋯⋯⋯⋯⋯1顆（50g）
羊栖菜（乾燥）⋯2g

〔作 法〕

❶ 用餐巾紙包住豆腐，放重物壓約30分鐘壓出水分，香菇切薄片，胡蘿蔔、豌豆莢切2cm長斜片，羊栖菜放水中泡軟。

❷ 芝麻油倒入平底鍋中熱鍋，炒香菇、胡蘿蔔，加入碎豆腐再翻炒。

❸ 加入羊栖菜及Ⓐ翻炒至煮汁收乾後，放入豌豆莢，以畫圓的方式淋上蛋液輕輕翻炒。

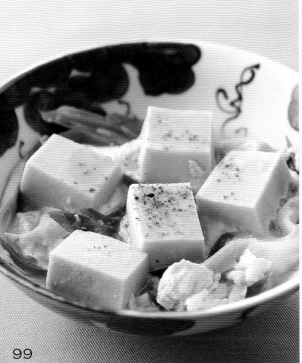

134 kcal	鹽	1.0 g
	碳	4.1 g
	纖	0.7 g

含豐富蛋白質與礦物質

滑蛋凍豆腐

〔材 料〕

凍豆腐⋯⋯⋯⋯⋯30g
蔥的綠葉部分⋯30g
蛋⋯⋯⋯⋯⋯⋯⋯1顆（50g）
┌高湯⋯⋯⋯⋯⋯200m1
Ⓐ醬油⋯⋯⋯⋯⋯1又1/2小匙（9g）
└味醂⋯⋯⋯⋯⋯1小匙（6g）
七味粉⋯⋯⋯⋯⋯少許

〔作 法〕

❶ 用溫水將凍豆腐泡軟，切一口大小。

❷ 將Ⓐ與❶倒入鍋中混合，開火煮沸，蓋上鍋蓋煮5分鐘。

❸ 放入切斜片的蔥輕輕快煮，以畫圓的方式淋上蛋液成半熟狀後熄火，再依個人喜好灑上七味粉。

手工製作佐料、醬汁

自己動手做佐料與醬汁可以控制卡路里及鹽分，將這些手工醬料分別使用在各式料理上吧，以下材料皆以 2 人份標示。

---

31 kcal	鹽	1.7 g
	碳	6.2 g
	纖	1.6 g

用於火鍋或蒸炊等料理

蘿蔔小黃瓜泥橘醋醬

〔材 料〕

蘿蔔泥………50g 小黃瓜（磨泥）…1/2 條（50g）
一味辣椒粉…少許 橘醋醬…………3 大匙（45g）

〔作 法〕

❶ 將一味辣椒粉加進蘿蔔泥混合拌勻。

❷ 將 ❶ 與小黃瓜泥放入橘醋醬內混合。

---

29 kcal	鹽	0.9 g
	碳	2.5 g
	纖	0.6 g

用於燒肉（豬肉）、雞肉、白肉魚等料理

蔥鹽醬

〔材 料〕

長蔥…………50g 檸檬汁…2 小匙（10g）
雞骨高湯粉…1 小匙（2g） 芝麻油…1 小匙（4g）
鹽、胡椒……各少許

〔作 法〕

❶ 將蔥切末後泡水，用餐巾紙拭去水分。

❷ 將雞骨高湯粉放入 2 大匙的水中溶化開，加進所有材料混合拌勻。

❸ 泡至蔥花變軟為止，使食材入味。

---

90 kcal	鹽	0.4 g
	碳	7.4 g
	纖	1.5 g

用於鍋物、涼拌豆腐、棒棒雞、熱蔬菜等料理

芝麻醬

〔材 料〕

白芝麻醬…1.5 大匙（22.5g） 醬油…1 小匙（6g）
醋…………2 大匙（30g） 薑泥…1/2 小匙（2g）
寡醣………2 小匙（10g） 蒜泥…1/2 小匙（2g）

〔作 法〕

將所有的材料混合拌勻即可。

用於蒸雞肉、涮涮鍋等料理

梅肉醬

〔材料〕

梅干（梅果肉）……20g　　寡醣……2 小匙（10g）

醋……1 又 1/2 大匙（22.5g）柴魚片…1g

〔作法〕

❶ 將柴魚片放入 2 大匙的沸水中浸泡。

❷ 用菜刀拍打梅果肉至糊狀，與 ❶ 及其他材料混合拌勻。

| POINT

梅干不只有酸味，與柴魚片搭配還能調出濃郁香味，使用酸味較重的梅干減少糖分攝取吧。

---

45 kcal | 鹽 1.9 g | 碳 7.7 g | 纖 0.7 g

用於鍋物、涼拌菜、水煮花枝等料理

辣味噌醋醬

〔材料〕

味噌………1.5 大匙（27g）

醋…………2 大匙（30g）

寡醣………2 小匙（10g）

豆瓣醬……1/3 小匙（2g）

〔作法〕

將所有的材料混合拌勻即可。

---

53 kcal | 鹽 1.1 g | 碳 3.5 g | 纖 0.5 g

用於涼拌豆腐、燒肉、魚、冷盤義大利麵等料理

番茄青醬汁

〔材料〕

番茄………………………1/2 顆（100g）

鹽…………………………少許

Ａ ┌ 青醬泥（市售品）…2 小匙（12g）

　├ 白酒醋……………1 大匙（15g）

　└ 橄欖油……………1 小匙（4g）

〔作法〕

❶ 番茄切 5mm 小丁，灑鹽。

❷ 將 Ａ 混合拌勻，接著將 ❶ 連汁一起倒入混合拌勻即可。

柴魚昆布湯的製作方法

將高湯運用在料理中可減少醬油等調味料的使用量,首先來學習基本熬煮高湯的方法吧!

〔基 本 分 量〕

水………5 杯(1000ml)

昆布……10 ~ 20g
　　　　(水的 1 ~ 2%)

柴魚片…10 ~ 20g
　　　　(水的 1 ~ 2%)

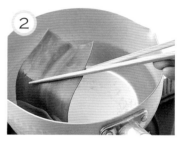

① 用擰乾的抹布略擦拭昆布(不用水洗),放水裡浸泡。

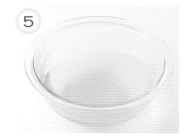

② 開火煮,在水煮沸前撈起昆布。

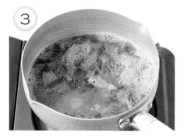

③ 放柴魚片(鰹魚)煮沸後熄火,靜置1~2分鐘。

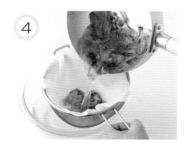

④ 鋪上擰乾的濕抹布(或使用篩孔較小的篩網)濾出高湯。

⑤ 直接放涼。

冷凍起來方便取用

高湯放冰箱冷藏只能保存2、3日,用冷凍方式可以保存3週,將高湯倒入製冰機中做成立方體冰塊,製冰盒一小格容量相當於15ml。

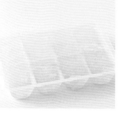

昆布與柴魚片的保存方法

昆布 切下要使用的分量,其餘放入保存容器中再放進冰箱冷藏,防止昆布走味。

柴魚片 風味流失速度快,少量購買並儘早使用完,可放入密封容器中,放冰箱冷藏保存更好。

PART

3

自由組合搭配

配　菜

蔬菜、蒟蒻、海藻、香菇的菜餚

此章節開始要介紹配菜。使用與主菜不同的烹調方法是達到均衡飲食的訣竅，主菜若是用炒的方式，配菜則可選擇涼拌或沙拉等搭配。

蘆筍

營養價值 含豐富胡蘿蔔素與維生素 C。

日本產季 5～6月（台灣產季為 2～6月），筍尖鱗片緊密飽滿、顏色翠綠且整體有彈性為佳。

保存方法 用沾濕的紙包起來直立放冰箱保存，也可氽燙後放冷凍保存。

---

32 kcal	鹽	0.3 g
	碳	1.6 g
	纖	0.7 g

起司經過燒烤能替蘆筍的風味及鹽分加分

綠蘆筍起司燒

〔材料〕

綠蘆筍……4 根（80g）　　起司粉…1 小匙（2g）
鹽、胡椒…各少許　　　　橄欖油…1 小匙（4g）

〔作法〕

① 切去蘆筍根部，由下往上削去約 5cm 皮再切半。

② 橄欖油倒入平底鍋中熱鍋，炒蘆筍，灑鹽與胡椒調味。

③ 灑上起司使整體食材入味。

---

30 kcal	鹽	0.2 g
	碳	2.6 g
	纖	1.0 g

使用味噌與奶油炒出濃郁香味

奶油味噌炒綠蘆筍

〔材料〕

綠蘆筍…4 根（80g）　　奶油…1 小匙（4g）
紅甜椒…20g　　　　　味噌…1/2 小匙（3g）

〔作法〕

① 切去蘆筍根部斜切段，紅甜椒切絲。

② 奶油放入平底鍋中熱鍋，炒 ① 的食材。

③ 加味噌翻炒使整體食材入味。

---

26 kcal	鹽	0.3 g
	碳	2.6 g
	纖	0.7 g

搭配優格醬口感既清爽又健康

綠蘆筍佐優格醬

〔材料〕

綠蘆筍…4 根（80g）

　┌原味優格……2 小匙
Ⓐ│顆粒芥末醬…2 小匙（12g）
　└黑胡椒………少許

〔作法〕

① 使用刨刀削去蘆筍較硬的部分，切除根部氽燙後，再切成容易入口大小。

② 將 Ⓐ 拌勻混合淋在蘆筍上。

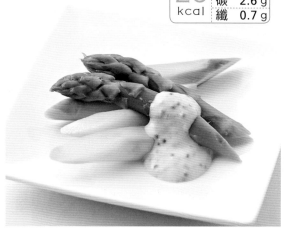
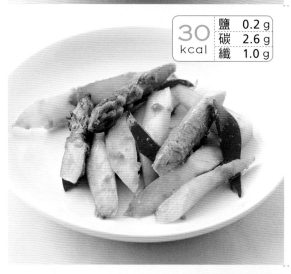

秋葵	
營養價值	富含膳食纖維中的果膠、修復黏膜的黏液。
日本產季	7～9月（台灣產季為 3～11 月）。
調　　理	用鹽輕磨去除表面細毛，沸水快速汆燙是基本的處理，適合做涼拌菜。
保存方法	裝進保鮮袋中放冰箱冷藏可保存 2～3 日。

---

29 kcal ｜ 鹽 0.5 g ｜ 碳 6.7 g ｜ 纖 3.0 g

使用蘿蔔泥使黏滑的食材口感清爽

秋葵滑菇拌蘿蔔泥

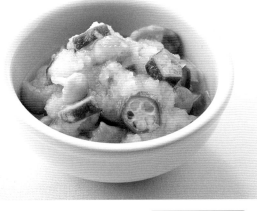

〔材料〕

秋葵…………6 根（60g）
滑菇…………50g
A 蘿蔔泥……100g

┌ 醋…………2 小匙（10g）
A 淡味醬油…1 小匙（6g）
└ 砂糖………1/2 小匙（1.5g）

〔作法〕

① 用鹽輕磨去除秋葵表面細毛，汆燙後泡冷水沖涼，滾刀切 3mm 小圓段。

② 滑菇快速汆燙放涼。

③ 將 A 的材料混合後，與 ① 和 ② 拌勻即可。

---

30 kcal ｜ 鹽 0.6 g ｜ 碳 4.0 g ｜ 纖 1.7 g

梅子的酸味能促進食慾，是一道適合夏天的小菜

秋葵雞絲拌梅肉醬

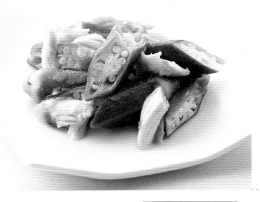

〔材料〕

秋葵………6 根（60g）
雞里肌肉…1/2 條（20g）
鹽…………少許
酒…………1 小匙

┌ 梅果肉（用菜刀拍打）
│ …………10g
A 醋…………1 小匙（5g）
└ 蜂蜜…1/2 小匙（3g）

〔作法〕

① 去除秋葵表面細毛，沸水汆燙後泡冷水，滾刀切塊。

② 將鹽、酒灑在雞里肌肉上，滾水汆燙後撕小塊。

③ 將 A 的材料混合後，與 ① 和 ② 拌勻即可。

---

49 kcal ｜ 鹽 0.9 g ｜ 碳 5.8 g ｜ 纖 2.6 g

有咬勁的食材能獲得滿足感

醬燒蒟蒻秋葵

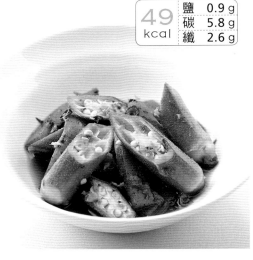

〔材料〕

秋葵……6 根（60g）
蒟蒻……80g
紅辣椒…1 根
醬油……2 小匙（12g）
味醂……1 又 1/2 小匙（9g）
高湯……50ml
柴魚片…1g
芝麻油…1 小匙（4g）

〔作法〕

① 蒟蒻切薄長條狀汆燙，秋葵去蒂斜切半。

② 芝麻油與切細的辣椒放入鍋中加熱，加 ① 的蒟蒻拌炒。

③ 倒入醬油、味醂使整體食材入味，再倒入高湯與柴魚片使水分蒸發後，放 ① 的秋葵輕輕過火煮熟。

小松菜

營養價值	含豐富胡蘿蔔素、維生素 C、鈣質。
日本產季	溫室培育全年均有生產，12～2 月甜度較高（台灣亦同）。
調　理	無苦澀味適用於各種料理。
保存方法	用濕報紙包，根部朝下直立較容易保存，也能稍微汆燙後冷凍保存。

---

46 kcal	鹽	0.6 g
	碳	2.9 g
	纖	1.3 g

小松菜與油豆腐充分吸收高湯的鮮甜味

高湯浸煮小松菜油豆腐

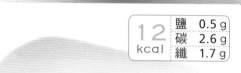

〔材料〕

小松菜…120g

油豆腐…40g

Ⓐ ┌高湯………150ml
　淡味醬油…1 小匙（6g）
　└味醂………2/3 小匙（4g）

〔作法〕

❶ 用沸水淋燙油豆腐去油，切成容易食用的大小，小松菜切 3cm 長。

❷ 將 A 醬汁混合倒入小鍋子中開火，放油豆腐煮約 3 分鐘，加小松菜輕輕攪拌。

❸ 葉子煮軟後熄火，將鍋底泡在冷水中放涼使醬汁入味。

---

12 kcal	鹽	0.5 g
	碳	2.6 g
	纖	1.7 g

用梅昆布茶調味，再搭配素色典雅的小碟盤擺盤

梅昆布茶拌小松菜鴻喜菇

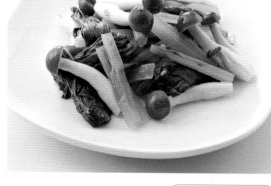

〔材料〕

小松菜………………100g

鴻喜菇………………40g

梅昆布茶（粉末）…近 1 小匙（2g）

〔作法〕

❶ 小松菜切 3cm 長，鴻喜菇切去蒂根後剝散。

❷ 快速汆燙 ❶，泡冷水放涼，瀝乾水分。

❸ 將梅昆布茶與 ❷ 拌勻。

---

18 kcal	鹽	0.4 g
	碳	3.6 g
	纖	1.1 g

將日式菇茸醬淋在有嚼勁的小松菜上即可

小松菜佐菇茸醬

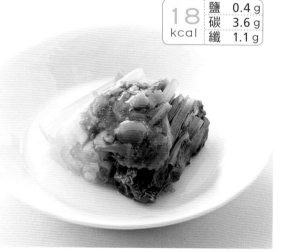

〔材料〕

小松菜………120g

日式菇茸醬…1 大匙（18g）

〔作法〕

❶ 小松菜汆燙泡水放涼，瀝乾水分。

❷ 切成容易食用的大小盛盤，淋上日式菇茸醬即可。

四季豆	營養價值	含豐富胡蘿蔔素與維生素C。
	日本產季	6～9月（台灣盛產為春、秋兩季），綠色細條型鮮嫩清香。
	調　　理	汆燙前抹上鹽，汆燙時能去除表面細毛，也能保持色彩的鮮豔。
	保存方法	裝進袋子或密封容器中放冰箱冷藏保存。

---

35 kcal	鹽 0.5 g
	碳 3.6 g
	纖 1.1 g

味噌及美乃滋的香醇最適合搭配四季豆

四季豆佐味噌美乃滋

〔材料〕

四季豆……………………………80g

⎡美乃滋（卡路里減半包裝）…2小匙（10g）
Ⓐ味噌……………………………1小匙（6g）
⎣砂糖……………………………1/2小匙（1.5g）

〔作法〕

❶ 四季豆汆燙後，泡水放涼，切半。

❷ 將 Ⓐ 混合拌勻淋在 ❶ 上即可。

---

28 kcal	鹽 0.3 g
	碳 2.1 g
	纖 1.0 g

提引四季豆的清香味

奶油炒四季豆

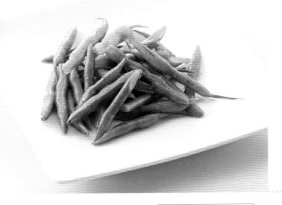

〔材料〕

四季豆……80g

奶油………5g

鹽、胡椒…各少許

〔作法〕

❶ 四季豆汆燙後，泡水放涼，斜切半。

❷ 奶油放平底鍋中加熱，炒 ❶，加鹽、胡椒調味。

---

49 kcal	鹽 1.0 g
	碳 6.3 g
	纖 1.7 g

用甜不辣增添鮮甜與濃郁香味

滷四季豆甜不辣

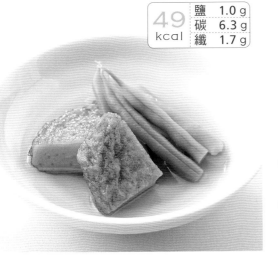

〔材料〕

四季豆…60g　　　⎡高湯………120ml
甜不辣…1片（50g）Ⓐ淡味醬油…1小匙（6g）
　　　　　　　　　⎣味醂………2/3小匙（4g）

〔作法〕

❶ 四季豆切3cm長，用沸水淋燙甜不辣去油，切成容易食用的大小。

❷ 將 Ⓐ 倒入小鍋中混合煮沸，放入 ❶ 蓋上鍋蓋燉煮約5分鐘。

茼蒿

營養價值 富含胡蘿蔔素、維生素、鈣質，搭配油及蛋白質食材一起吃，能提高維生素 A 的吸收。

日本產季 11～3 月（台灣產季為 12～5 月）。

保存方法 葉片灑水維持水分，用紙包起來裝進保鮮袋內，放冰箱約可保存 2 日。

---

55 kcal	鹽	0.8 g
	碳	5.9 g
	纖	2.2 g

令人愛不釋手的美味

茼蒿胡蘿蔔佐白醬

〔材料〕

茼蒿……80g	淡味醬油、味醂…1/2 小匙（3g）
胡蘿蔔…30g	白芝麻……1 又 1/2 小匙（5g）
嫩豆腐…50g	白味噌……1 小匙（6g）
高湯……80ml	鹽…………少許

〔作法〕

① 茼蒿汆燙後泡水放涼，瀝乾水分切成容易入口大小。

② 胡蘿蔔切薄長條狀，用高湯、醬油、味醂熬煮。

③ 用餐巾紙包住豆腐輕輕吸乾水分，放入大碗中與芝麻、味噌、鹽混合，並與 ① 和 ② 拌勻即可。

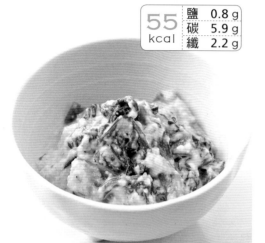

---

36 kcal	鹽	0.8 g
	碳	3.2 g
	纖	1.4 g

品嚐茼蒿原有的美味

茼蒿豆皮沙拉

〔材料〕

茼蒿（嫩葉）…80g	橘醋醬
蘿蔔嬰…………5g	……1 又 1/2 大匙（22g）
炸豆皮………1/3 片（10g）	高湯…1 大匙

〔作法〕

① 茼蒿切 3cm 長泡水。

② 炸豆皮用平底鍋煎烤至呈金黃色，切成容易食用的大小。

③ 將 ① 與 ② 盛盤，灑蘿蔔嬰，淋上橘醋醬與高湯混合拌勻的沙拉醬即可。

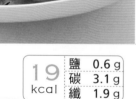

---

19 kcal	鹽	0.6 g
	碳	3.1 g
	纖	1.9 g

芥末的風味更能提引出茼蒿香氣

茼蒿佐黃芥末

〔材料〕

茼蒿…120g	高湯………1 大匙
	Ⓐ 淡味醬油…1 小匙（6g）
	芥末醬……1/2 小匙（2g）

〔作法〕

① 茼蒿汆燙泡冷水放涼，瀝乾水分切成容易食用大小。

② 將 Ⓐ 混合與 ① 拌勻即可。

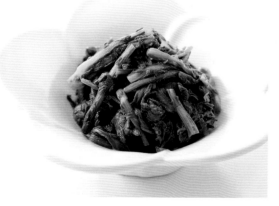

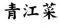

青江菜		
營養價值	富含胡蘿蔔素與維生素C。	
日本產季	9～1月（台灣全年皆有生產）。	
調　理	有嚼勁、有甜味，適用於中、西、日式料理，無苦澀味不需事先汆燙。	
保存方法	用濕報紙包起來，根部朝下直立放冰箱冷藏較容易保存。	

21 kcal	鹽	0.6 g
	碳	4.6 g
	纖	1.1 g

香氣濃郁的佐料正適合搭配青江菜

燙青江菜拌佐料

〔材料〕

青江菜……150g

A ┌ 醬油……2 小匙（12g）
　├ 醋……2 小匙（10g）
　├ 砂糖……1 小匙（4g）
　└ 豆瓣醬…少許

長蔥（切末）
……2 小匙（10g）
生薑（切末）
……1/2 小匙（2g）

〔作法〕

❶ 青江菜汆燙後泡水放涼，瀝乾水分切容易入口的長度。

❷ 將 A 混合拌勻做成佐料。

❸ 將 ❶ 盛盤淋在 ❷ 上即可。

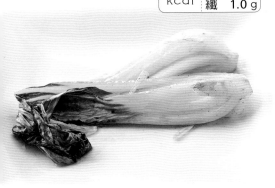

38 kcal	鹽	0.5 g
	碳	2.0 g
	纖	1.0 g

簡單又美味

蒜炒青江菜

〔材料〕

青江菜……150g

大蒜（切絲）
……1/2 瓣（3g）

鹽、胡椒…各少許

A ┌ 雞骨高湯粉
　├ ……1/2 小匙（1g）
　└ 熱水……1 又 1/2 大匙

芝麻油…1 又 1/2 小匙（6g）

〔作法〕

❶ 青江菜縱切 4 等分。

❷ 將芝麻油與大蒜放進平底鍋中爆香，加青江菜翻炒。

❸ 倒入 A、鹽、胡椒調味即可。

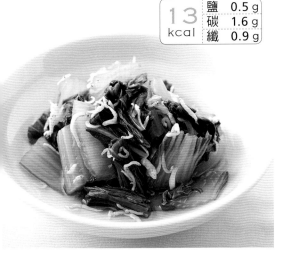

13 kcal	鹽	0.5 g
	碳	1.6 g
	纖	0.9 g

用高湯燙青菜既健康又美味

青江菜拌魩仔魚

〔材料〕

青江菜……150g

魩仔魚乾…10g

高湯………1 大匙

淡味醬油…1/2 小匙（3g）

〔作法〕

❶ 青江菜汆燙後，泡冷水放涼，瀝乾水分切成容易食用的大小。

❷ 將 ❶、魩仔魚乾、高湯、醬油混合拌勻即可。

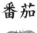 番茄	營養價值	富含茄紅素、胡蘿蔔素、維生素 C 及鮮味中的谷氨酸。
	日本產季	全年生產（台灣亦同，主要產期為 11～4 月、5～9 月）。
	調　　理	用沙拉或醋漬品嚐天然酸味，加熱更增甜味，用於拌炒與製作番茄醬。
	保存方法	裝進保鮮袋放冰箱冷藏可保存 2～3 日。

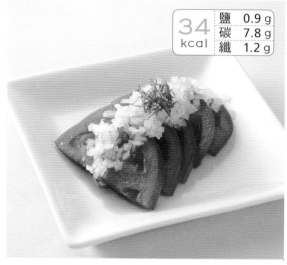

34 kcal	鹽	0.9 g
	碳	7.8 g
	纖	1.2 g

番茄擺上洋蔥，升級成豪華沙拉！

洋蔥番茄沙拉

〔材　料〕

番茄……………中 1 顆（150g）
洋蔥……………1/4 顆（50g）
沙拉醬（無油）…1 又 1/2 大匙（25g）
青紫蘇葉………1 片

〔作　法〕

❶ 洋蔥切末泡水。

❷ 將切薄片的番茄排放在盤子上，擺上瀝乾水分的洋蔥末。

❸ 淋上醬汁，灑切絲的青紫蘇葉裝飾。

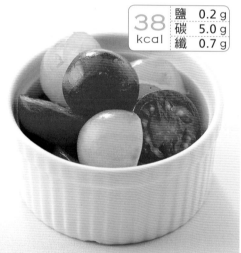

38 kcal	鹽	0.2 g
	碳	5.0 g
	纖	0.7 g

檸檬酸提引番茄的甜味

檸檬醋漬番茄

〔材　料〕

小番茄（紅、黃）…各 5 顆（100g）
Ⓐ ┌ 檸檬汁…………1 大匙（15g）
　 │ 鹽………………少許
　 │ 砂糖……………1/2 小匙（1.5g）
　 └ 橄欖油…………1 小匙（4g）

〔作　法〕

❶ 小番茄對半切。

❷ 將 ❶ 放入 Ⓐ 中混合拌勻，放冰箱冷藏約 1 小時使食材入味即可。

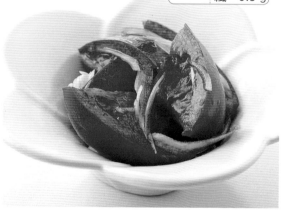

24 kcal	鹽	0.2 g
	碳	3.7 g
	纖	0.9 g

番茄與蘘荷是夏季蔬菜的最佳組合

涼拌番茄蘘荷

〔材　料〕

番茄…中 1 顆（150g）　Ⓐ ┌ 鹽………少許
蘘荷…1 個（10g）　　　　└ 芝麻油…1/2 小匙（2g）

〔作　法〕

❶ 番茄滾刀切塊，蘘荷縱切半後再切薄片。

❷ 將 ❶ 與 Ⓐ 拌勻即可。

韭菜	
營養價值	富含胡蘿蔔素與維生素 B2、大蒜素，能促進醣類分解。
日本產季	11 ~ 3 月（台灣全年皆有生產）。
調　　理	最適合與豬肝和豬肉搭配，適用於拌炒與涼拌料理中。
保存方法	用餐巾紙和保鮮膜包起來，根部朝下直立放冰箱冷藏，2 ~ 3 日內使用完畢。

73 kcal	鹽	0.5 g
	碳	2.5 g
	纖	1.4 g

簡單翻炒就能品嚐出食材的清脆口感

韭菜炒蛋

〔材料〕

韭菜……100g
蛋………1 顆
長蔥……40g
芝麻油…1 小匙

A ⌐ 雞骨高湯粉…1/2 小匙（1g）
├ 熱水………2 小匙
├ 酒…………2 小匙（10g）
└ 鹽、胡椒……各少許

〔作法〕

① 將芝麻油倒入平底鍋中加熱，倒蛋液炒熟後取出。

② 韭菜切成容易入口大小，蔥斜切薄片放入鍋中翻炒，加入 A 調味。

③ 蔬菜炒軟後，再將炒熟的蛋倒回鍋中混合即可。

18 kcal	鹽	0.5 g
	碳	3.4 g
	纖	2.0 g

即使味道清淡，添加烤海苔就更美味！

涼拌韭菜拌烤海苔

〔材料〕

韭菜……100g
豆芽菜…60g
高湯……1 大匙

淡味醬油……………1 小匙（6g）
烤海苔（用手捏碎）…1/4 片

〔作法〕

① 韭菜切 4cm 長，豆芽菜去鬚根汆燙，泡冷水放涼後瀝乾水分。

② 與高湯、醬油拌勻，最後拌入捏碎的烤海苔。

30 kcal	鹽	0.7 g
	碳	5.2 g
	纖	1.6 g

韭菜香能提引出醋味噌的風味

韭菜佐醋味噌醬

〔材料〕

韭菜…100g

A ⌐ 味噌……1 大匙（18g）
├ 醋………2 小匙（10g）
└ 砂糖……1 小匙（3g）

〔作法〕

① 將 A 倒入容器中拌勻，調成醋味噌醬。

② 韭菜汆燙泡冷水放涼，瀝乾水分切成容易入口大小後盛盤。

③ 將醋味噌淋在 ① 的食材上即可。

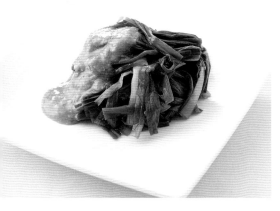

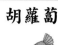

胡蘿蔔		
營養價值	富含可在體內轉換成維生素 A 的胡蘿蔔素與維生素 C。	
日本產季	全年均有生產，但秋冬時期甜度較高（台灣亦同）。	
調　理	適用於拌炒、燉煮、沙拉等各式料理。	
保存方法	裝進保鮮袋直立保存，未使用完的部分用保鮮膜包起來放冰箱蔬果室。	

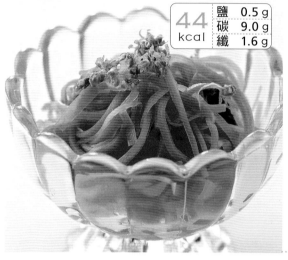

44 kcal	鹽 0.5 g
	碳 9.0 g
	纖 1.6 g

運用葡萄乾的甜味與有咬勁的胡蘿蔔做成美味沙拉

法式胡蘿蔔絲沙拉

〔材料〕

胡蘿蔔…1/2 根（100g）
巴西利…少許
鹽………少許

Ⓐ
葡萄乾…20 粒
檸檬汁…2 小匙（10g）
橄欖油…1/2 小匙（2g）

〔作法〕

❶ 胡蘿蔔切絲灑鹽泡軟後瀝乾水分。

❷ 將 Ⓐ 拌勻放冰箱冷藏約 30 分鐘使食材入味。

❸ 最後灑上巴西利末裝飾即可。

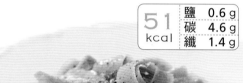

51 kcal	鹽 0.6 g
	碳 4.6 g
	纖 1.4 g

十分推薦當做便當的菜餚！

蒸炒鮪魚胡蘿蔔

〔材料〕

胡蘿蔔……………1/2 根（100g）　　鹽……少許
鮪魚罐（無油）…40g　　　　　　　　水……2 大匙
芝麻油……………1 小匙（4g）　　　黑胡椒…少許

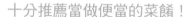

〔作法〕

❶ 胡蘿蔔用刨刀刨成薄片。

❷ 芝麻油倒入平底鍋中加熱，放入 ❶ 與鮪魚，灑鹽翻炒。

❸ 倒水蓋上鍋蓋蒸約 3 分鐘，完成後灑黑胡椒。

簡單食材也能做出配色鮮艷的小菜

97 kcal	鹽 0.8 g
	碳 6.8 g
	纖 1.8 g

滷胡蘿蔔與日式豆腐餅

〔材料〕

胡蘿蔔…………1/2 根（100g）
日式豆腐餅……小 2 個（60g）

Ⓐ
高湯…………15ml
淡味醬油…1 小匙（6g）
味醂………1 小匙（6g）

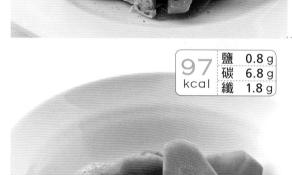

〔作法〕

❶ 胡蘿蔔滾刀切一口大小，用沸水淋燙日式豆腐餅後，切成容易食用的大小備用。

❷ 將 Ⓐ 與 ❶ 混合倒入小鍋中，開火，蓋上鍋蓋燉煮至胡蘿蔔變軟即可。

彩椒

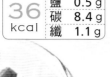

營養價值	富含維生素C與胡蘿蔔素。**日本產季** 7～10月（台灣產季為11～4月）。
日本產季	有紅、橘、黃色等種類，果肉厚帶甜味，適用於沙拉等生食、醋漬、燉煮等料理，用油拌炒可提升胡蘿蔔素的吸收率。
保存方法	裝進保鮮袋內放冰箱蔬果室中冷藏。

---

36 kcal	鹽 0.5 g 碳 8.4 g 纖 1.1 g

品嚐彩椒原有的甜味
醋漬彩椒

〔材料〕

紅甜椒…120g

A ┌ 醋………2 大匙（30g）
　├ 砂糖……2 小匙（6g）
　└ 香草鹽…少許

〔作法〕

❶ 甜椒滾刀切一口大小，快速汆燙。

❷ 將 A 混合拌勻，趁 ❶ 溫熱時倒入醃漬，放冰箱冷藏。

---

65 kcal	鹽 0.4 g 碳 5.3 g 纖 1.5 g

實際品嚐生食的美味
甜椒沙拉佐沾醬

〔材料〕

紅甜椒、黃甜椒
………各 60g
酪梨…1/4 個（25g）

A ┌ 鮪魚罐（無油）…20g
　│ 美乃滋（卡路里減半包裝）
　├ …………2 小匙（10g）
　│ 檸檬汁……………少許
　└ 鹽、胡椒………各少許

〔作法〕

❶ 甜椒切條狀。

❷ 用叉子將酪梨搗碎，與 A 混合拌勻。

❸ 甜椒與 ❷ 的沾醬一同盛盤。

---

37 kcal	鹽 0.2 g 碳 4.4 g 纖 1.0 g

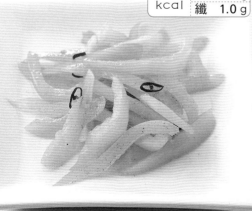

大蒜風味新吃法
義式香蒜辣炒彩椒

〔材料〕

黃甜椒……………120g
橄欖油…………1 小匙（4g）
大蒜（切薄片）…2g

紅辣椒（切圓片）
…………1/4 根
鹽、胡椒…各少許

〔作法〕

❶ 甜椒切絲。

❷ 將橄欖油、大蒜、辣椒放入平底鍋中翻炒。

❸ 炒出香味後放入 ❶，灑鹽、胡椒調味翻炒即可。

青椒		
營養價值	富含維生素C與胡蘿蔔素。	
日本產季	6～9月（台灣產季為4～11月），但全年皆均有生產。	
調　　理	不喜歡苦澀味時，可加熱調理減輕味道，拌炒可提升胡蘿蔔素的吸收率。	
保存方法	裝進保鮮袋放冰箱冷藏可保存約1週，若有水氣凝結容易軟掉變質。	

---

33 kcal	鹽	0.3 g
	碳	1.5 g
	纖	0.7 g

櫻花蝦風味的鹹味代替調味料

櫻花蝦炒青椒

〔材　料〕

青椒……2個（60g）
櫻花蝦…1大匙（5g）
沙拉油…1小匙（4g）
鹽………少許

〔作　法〕

① 青椒去籽縱切絲。

② 將油倒入平底鍋中加熱後，翻炒 ① 與櫻花蝦，灑鹽調味。

---

29 kcal	鹽	0.4 g
	碳	1.9 g
	纖	0.7 g

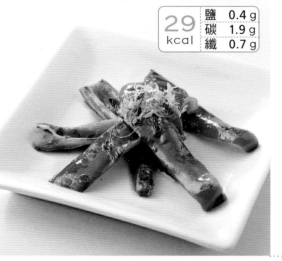

食材煎烤過可抑制椒青味並提引出甜味！

高湯燙烤青椒

〔材　料〕

青椒………2個（60g）　　柴魚片……少許
A ┌高湯……1大匙　　芝麻油……1小匙（4g）
　└醬油……1小匙（6g）

〔作　法〕

① 青椒去籽切4～6等分、容易食用的大小。

② 將芝麻油倒入平底鍋中加熱，煎烤 ① 的食材。

③ 表面煎略焦後盛盤，淋上 A 灑柴魚片裝飾。

---

56 kcal	鹽	0.3 g
	碳	4.6 g
	纖	0.7 g

青椒與納豆的美味組合

青椒拌納豆

〔材　料〕

青椒……………2個（60g）
碎納豆…………1包（40g）
納豆醬、黃芥末…各1包

〔作　法〕

① 青椒去籽切2cm長細絲。

② 快速汆燙 ①。

③ 與納豆、納豆醬、黃芥末拌勻即可。

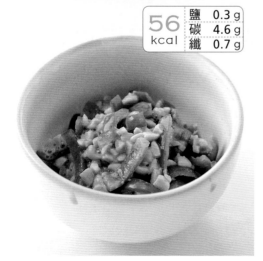

綠花椰菜

營養價值	富含胡蘿蔔素與維生素 C。
日本產季	11～4月，花蕾濃密，莖部切口濕潤無裂縫的品質尤佳（台灣亦同）。
保存方法	鮮度容易流失，裝進保鮮袋放冰箱冷藏，或者稍微汆燙後，放冰箱冷藏可保存 2～3 日，冷凍則可保存一個月。

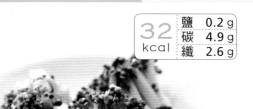

32 kcal ｜ 鹽 0.2 g ｜ 碳 4.9 g ｜ 纖 2.6 g

微辣與酸味使料理變得美味

綠花椰拌芥末醬

〔材 料〕

綠花椰…120g

A ┌ 顆粒芥末醬…1 小匙（6g）
　├ 醋…………………1 小匙（5g）
　└ 蜂蜜………………1/2 小匙（3g）

〔作 法〕

❶ 綠花椰剝散汆燙至半熟，使口感清脆。

❷ 將 A 混合，與溫熱的 ❶ 拌勻即可。

---

50 kcal ｜ 鹽 0.4 g ｜ 碳 4.0 g ｜ 纖 2.6 g

將雞蓉淋在水煮花椰菜上，變身成豪華料理

綠花椰雞肉羹

〔材 料〕

綠花椰…120g
雞絞肉…30g

A ┌ 高湯………………3 大匙
　├ 淡味醬油…1/2 小匙（3g）
　└ 味醂………1/2 小匙（3g）
太白粉………1/2 小匙（1.5g）

〔作 法〕

❶ 將雞肉與 A 倒入鍋中混合，開火攪拌至雞肉煮熟。

❷ 用與太白粉同分量的水調和成的太白粉水，倒入 ❶ 中煮出濃稠感。

❸ 將剝散的花椰菜稍加汆燙，口感清脆後盛盤，淋上 ❷ 即可。

---

48 kcal ｜ 鹽 0.3 g ｜ 碳 3.2 g ｜ 纖 2.2 g

輕食沙拉，也可拿來招待客人

綠花椰蝦仁拌芥末美乃滋

〔材 料〕

綠花椰…100g
熟蝦仁…30g

美乃滋（卡路里減半包裝）
…………………2 小匙（10g）
芥末醬…少許

〔作 法〕

❶ 將剝散的綠花椰汆燙至口感清脆，放至降溫。

❷ 美乃滋與芥末醬混合攪拌，與 ❶ 及蝦子拌勻即可。

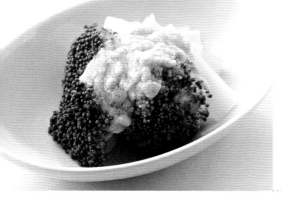

菠菜

營養價值　富含維生素 C、葉酸、維生素 B 群與鈣質。

日本產季　12～1 月（台灣產季為 10～4 月）。

保存方法　用濕報紙包起來，裝進保鮮袋直立放冰箱蔬果室冷藏，鮮度不易保存，購買後應盡速調理，冷凍保存要先汆燙，再用保鮮膜包起來。

---

36 kcal	鹽	0.4 g
	碳	4.4 g
	纖	2.6 g

同時品嚐菠菜與金針菇 2 種食材的口感

菠菜金針菇拌芝麻醬

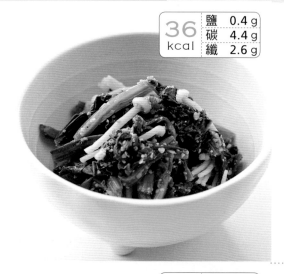

〔材料〕

菠菜……100g

金針菇…40g

Ⓐ
- 白芝麻粉…2 小匙（6g）
- 醬油………1 小匙（6g）
- 高湯………1 小匙（5g）
- 砂糖………少許

〔作法〕

❶ 金針菇切去蒂根後，與菠菜切 3cm 長度。

❷ 汆燙 ❶ 後，泡冷水放涼，瀝乾水分。

❸ Ⓐ 醬汁攪拌均勻後，再與 ❷ 拌勻即可。

---

38 kcal	鹽	0.3 g
	碳	3.2 g
	纖	2.3 g

簡單的奶油煎炒讓餐桌上的菜色更豐富

奶油炒菠菜胡蘿蔔

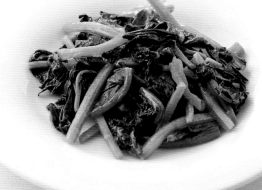

〔材料〕

菠菜……150g　　胡椒…少許

胡蘿蔔…15g　　醬油…1/2 小匙（3g）

奶油……5g

〔作法〕

❶ 菠菜與胡蘿蔔切 3cm 長。

❷ 快速汆燙 ❶ 後，泡冷水放涼，瀝乾水分。

❸ 奶油放進平底鍋中加熱溶化，放入 ❷ 拌炒，加胡椒、醬油調味。

---

72 kcal	鹽	0.5 g
	碳	3.2 g
	纖	1.1 g

展現培根與義大利香醋的美味

菠菜沙拉

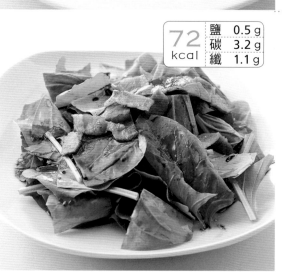

〔材料〕

菠菜（沙拉用）…80g

肩培根……………20g

橄欖油……………2 小匙（8g）

鹽、胡椒…………各少許

義大利香醋………1 大匙（15g）

〔作法〕

❶ 將橄欖油倒入平底鍋中加熱，翻炒切 5mm 寬的培根，灑少許鹽及胡椒調味。

❷ 菠菜切成容易食用的大小後盛盤，將 ❶ 放在菠菜上稍做擺飾，淋上義大利香醋即可。

麻薏	
營養價值	富含胡蘿蔔素、維生素 B2、鈣質，特徵是黏滑的黏液。
日本產季	7～9月（台灣產季為4～9月）。
調　理	葉片水嫩莖軟的品質為佳，適用在燙青菜、涼拌、炸物等各式烹調法中。
保存方法	裝進密封容器中放冰箱冷藏保存。

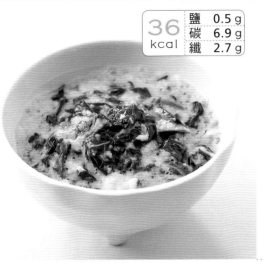

36 kcal ｜ 鹽 0.5 g ｜ 碳 6.9 g ｜ 纖 2.7 g

黏滑口感適合夏季食慾較低時的一道小菜

麻薏拌山藥泥

〔材　料〕

麻薏（葉子）…80g
山藥…………60g
高湯…………1 大匙
淡味醬油………1 小匙（6g）

〔作　法〕

❶ 汆燙麻薏葉片，泡冷水冷卻後，瀝乾水分，切1～2cm長。

❷ 將山藥泥、麻薏、高湯與醬油混合拌勻即可。

---

40 kcal ｜ 鹽 0.5 g ｜ 碳 3.6 g ｜ 纖 3.3 g

豆芽能替麻薏口感加分

韓式涼拌麻薏黃豆芽

〔材　料〕

麻薏（葉子）…80g
黃豆芽…………80g

Ⓐ ┌ 芝麻油…1/2 小匙（2g）
　├ 鹽………少許
　└ 蒜泥……少許

〔作　法〕

❶ 沸水汆燙麻薏葉片後，泡冷水放涼，瀝乾水分後，切成容易食用的大小。

❷ 黃豆芽去鬚根，汆燙。

❸ 將 ❶ 和 ❷ 與 Ⓐ 混合拌勻即可。

---

38 kcal ｜ 鹽 0.9 g ｜ 碳 7.8 g ｜ 纖 2.4 g

醋的酸味使食材的黏滑變得綿滑爽口

麻薏拌海髮菜醋

〔材　料〕

麻薏（葉子）…………80g
醋拌海髮菜（市售品）…1 包（80g）

〔作　法〕

❶ 汆燙麻薏葉片後，泡冷水放涼，瀝乾水分，切小塊。

❷ 將 ❶ 與醋拌海髮菜拌勻即可。

大頭菜

營養價值	含維生素 C，葉子富含胡蘿蔔素。
日本產季	3 ～ 5 月、10 ～ 12 月（台灣產季為 1 ～ 4 月、11 ～ 12 月）。
調　　理	適用於涼拌、蒸煮、拌炒料理中。
保存方法	用報紙包住葉子、根部裝進保鮮袋放冰箱冷藏保存。

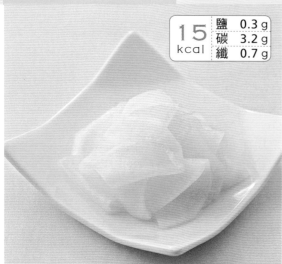

15 kcal	鹽	0.3 g
	碳	3.2 g
	纖	0.7 g

柚子的香氣使料理變得雅緻

柚香淺漬大頭菜

〔材　料〕

大頭菜…中 1 個（100g）　　┌柚子汁…1 小匙
柚子皮…少許　　　　　　Ａ醋………1 大匙
　　　　　　　　　　　　　└鹽………少許

〔作　法〕

❶ 用 ❶ 大頭菜削皮切薄半月狀，灑少許鹽搓揉，洗淨後瀝乾水分。

❷ 將 ❶ 切細絲後，與柚子皮及 Ａ 拌勻即可。

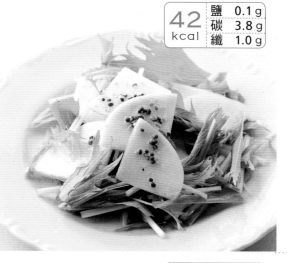

42 kcal	鹽	0.1 g
	碳	3.8 g
	纖	1.0 g

品嚐新鮮冬季蔬菜口感沙拉

大頭菜水菜沙拉

〔材　料〕

大頭菜…中 1 個（100g）　　┌顆粒芥末醬…1 小匙（6g）
水菜……20g　　　　　　　Ａ橄欖油………1 小匙（4g）
　　　　　　　　　　　　　└醋……………1 大匙（15g）

〔作　法〕

❶ 大頭菜削皮切2mm厚扇狀，水菜切成容易入口大小。

❷ 將 ❶ 盛盤，淋上混合拌勻的 Ａ。

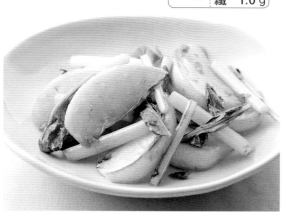

33 kcal	鹽	0.2 g
	碳	2.9 g
	纖	1.0 g

營養豐富的大頭菜葉

炒大頭菜

〔材　料〕

大頭菜……中 1 個（100g）　　醬油……1/2 小匙（3g）
大頭菜葉…20g　　　　　　　沙拉油…1 小匙
櫻花蝦……少許

〔作　法〕

❶ 大頭菜切半月狀，葉子切 3cm 長。

❷ 將油倒入平底鍋中加熱，炒熟大頭菜後加葉子翻炒。

❸ 將碎櫻花蝦與醬油以畫圓的方式淋入 ❷ 中調味。

白花椰菜

營養價值　富含維生素C，即使加熱烹調也不會流失營養素。

日本產季　11～3月（台灣產季為8～3月），白色花蕾濃密有分量的品質為佳。

調　　理　麵粉水加入汆湯的水中，可使白花椰變鬆軟，加入一點檸檬或醋，則可使鎖住營養成分。**保存方法**　包保鮮膜冷藏或汆湯後冷凍保存。

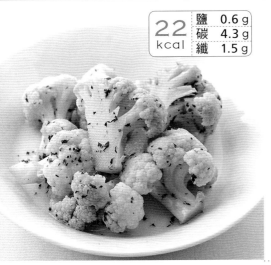

22 kcal	鹽	0.6 g
	碳	4.3 g
	纖	1.5 g

將紅紫蘇粉加進醋內增添風味

白花椰拌紫蘇

〔材　料〕

白花椰……100g

Ⓐ ┌ 紅紫蘇粉…1/2 小匙
　　├ 醋…………1 大匙
　　└ 砂糖………少許

〔作　法〕

① 將白花椰剝散。

② 混合拌勻 Ⓐ。

③ 白花椰菜汆燙熟後，瀝乾水分，與 ② 拌勻即可。

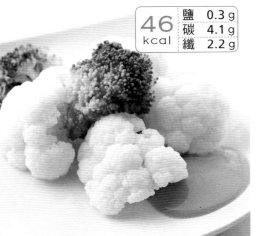

46 kcal	鹽	0.3 g
	碳	4.1 g
	纖	2.2 g

增添花椰菜存在感的醬汁

雙花椰佐千島醬

〔材　料〕

白花椰…60g

綠花椰…60g

Ⓐ ┌ 美乃滋（卡路里減半包裝）
　　│ …………1 大小匙（15g）
　　└ 番茄醬…1 小匙（5g）

〔作　法〕

① 將 2 種花椰菜皆剝散汆燙後，瀝乾水分。

② 將 Ⓐ 拌勻，淋在盛盤的 ① 即可。

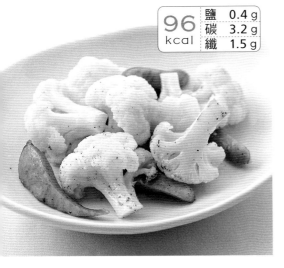

96 kcal	鹽	0.4 g
	碳	3.2 g
	纖	1.5 g

忙碌的早晨也能充分攝取蔬菜

花椰菜拌炒德國香腸

〔材　料〕

白花椰……100g　　　鹽、胡椒…各少許

德國香腸…40g（2 條）　橄欖油……1 小匙（4g）

〔作　法〕

① 白花椰剝散，香腸斜切薄片。

② 在白花椰上覆蓋保鮮膜，微波爐加熱 1 分鐘。

③ 橄欖油倒入平底鍋中加熱，翻炒香腸與白花椰，用鹽、胡椒調味即可。

營養價值　富含維生素 C 及促進腸胃新陳代謝、黏膜修復的維生素 U。

日本產季　全年皆有生產，3～5 月的春高麗菜水分豐富，鮮嫩多汁適合生食，11～3 月的冬高麗菜要選重量較重，甜度較高的，適合燉煮（台灣亦同）。

保存方法　切過的部分要用保鮮膜包起來放冰箱冷藏保存。

---

17 kcal	鹽	0.5 g
	碳	4.1 g
	纖	1.1 g

昆布的鹹甜味提引出高麗菜的鮮甜味

高麗菜拌鹹昆布

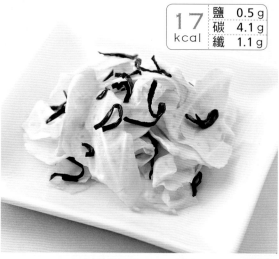

〔材料〕

高麗菜…………………80g

鹹昆布（切絲）…6g

醋…………………2 小匙（10g）

砂糖…………………少許

〔作法〕

❶ 將鹹昆布、醋、砂糖混合拌勻。

❷ 高麗菜撕一口大小與 ❶ 拌勻即可。

---

82 kcal	鹽	0.9 g
	碳	11.2 g
	纖	2.3 g

再增加一道高麗菜絲料理

涼拌捲心菜沙拉

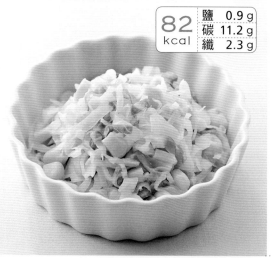

〔材料〕

高麗菜…140g

玉米罐…60g

鹽………少許

A ┌ 美乃滋（卡路里減半包裝）
　│ …1 又 1/2 大匙（22.5g）
　│ 醋……2 小匙（10g）
　│ 砂糖…1 小匙（3g）
　└ 鹽、胡椒……少許

〔作法〕

❶ 高麗菜切絲用鹽搓揉，瀝乾水分。

❷ 將 ❶ 與 A 混合，放玉米拌勻即可。

---

70 kcal	鹽	0.6 g
	碳	3.5 g
	纖	1.3 g

蝦仁是提味祕方

高麗菜炒蝦仁

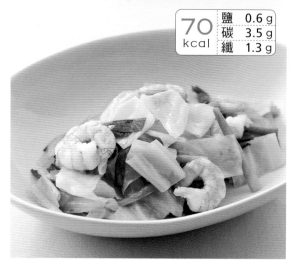

〔材料〕

高麗菜……100g　　沙拉油……2 小匙（8g）

去殼蝦仁…30g　　酒…………2 小匙（10g）

韭菜………30g　　鹽、胡椒…各少許

〔作法〕

❶ 高麗菜切成容易食用的大小，韭菜切 3cm 長。

❷ 將油倒入平底鍋中加熱，放蝦仁與高麗菜翻炒。

❸ 高麗菜炒軟後，放韭菜翻炒，灑酒、鹽、胡椒調味即可。

小黃瓜

營養價值	含維生素 C，利尿功效的鉀元素。
日本產季	5～8 月（台灣產季為 4～11 月）。
調　理	趁新鮮、水分飽滿時食用為佳，有咬勁適合用於沙拉、涼拌、醋漬、拌炒等。
保存方法	不耐乾燥及低溫，裝進保鮮袋放冰箱冷藏保存並盡快使用。

---

39 kcal	
鹽	0.3 g
碳	3.5 g
纖	0.6 g

小黃瓜用炒的也很美味

辣炒竹輪小黃瓜

〔材料〕

小黃瓜…1 條（100g）　　芝麻油…1/2 小匙（2g）
竹輪……1 條（30g）　　　辣油……少許

〔作法〕

❶ 小黃瓜、竹輪縱切半，斜切 8mm 寬。

❷ 芝麻油倒入平底鍋中加熱，炒小黃瓜、竹輪至熟，以畫圓的方式淋入辣油熄火。

---

25 kcal	
鹽	0.5 g
碳	4.2 g
纖	1.1 g

蔬菜切絲拌芝麻醋，使口感清脆爽口

小黃瓜高麗菜拌芝麻醋

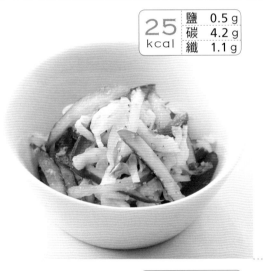

〔材料〕

小黃瓜…1/2 條（50g）　　┌ 醋……1/2 大匙（7.5g）
高麗菜…2 片（80g）　　　│ 砂糖…1/2 小匙（1.5g）
紅甜椒…30g　　　　　　Ⓐ 醬油…1/2 小匙（3g）
　　　　　　　　　　　　└ 白芝麻粉…1 小匙（2g）

〔作法〕

❶ 小黃瓜與甜椒切絲，高麗菜汆燙後瀝乾水分切絲。

❷ 將 A 混合，與 ❶ 拌勻即可。

---

7 kcal	
鹽	0.3 g
碳	1.5 g
纖	0.5 g

有食材就能馬上動手做

涼拌小黃瓜大頭菜

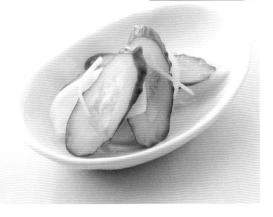

〔材料〕

小黃瓜…1/2 條（50g）　　生薑（切薄片）…2 片（1g）
大頭菜…小 1/2 個（30g）　鹽……………………少許

〔作法〕

❶ 小黃瓜斜切薄片，大頭菜帶皮切 3mm 薄片，生薑切絲備用。

❷ 將 ❶ 拌勻，灑鹽稍微搓揉即可。

苦瓜

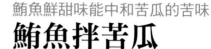

營養價值 富含維生素C及鉀。**日本產季** 6～9月（台灣產季為6～3月）。

調　理 苦瓜有濃重苦感，去除白色內膜切薄片用鹽搓揉，放進沸水快速汆燙約15秒（基本比例是1條苦瓜用1小匙鹽）。

保存方法 裝進保鮮袋放冰箱冷藏保存。

---

40 kcal	鹽	0.7g
	碳	2.4g
	纖	1.2g

鮪魚鮮甜味能中和苦瓜的苦味

鮪魚拌苦瓜

〔材料〕

苦瓜……………80g　　　　鹹昆布…3g

鮪魚罐（無油）…40g　　　　鹽………少許

美乃滋（卡路里減半包裝）

………………2小匙（10g）

〔作法〕

① 苦瓜縱切半，去籽與白膜並切薄片後，用鹽搓揉，待變軟後用水洗淨，瀝乾水分。

② 將①、鮪魚、美乃滋、鹹昆布拌勻即可。

---

22 kcal	鹽	0.6g
	碳	4.6g
	纖	1.2g

用沸水快速汆燙苦瓜，品嚐食材口感

苦瓜洋蔥拌柴魚片

〔材料〕

苦瓜……60g

洋蔥……1/4顆（50g）

柴魚片…少許

橘醋醬…1大匙（15g）

〔作法〕

① 苦瓜縱切半，去籽與白膜後切薄片，用沸水快速汆燙。

② 洋蔥切薄片泡水。

③ 將苦瓜、洋蔥、柴魚片、橘醋醬拌勻即可。

---

45 kcal	鹽	0.5g
	碳	1.7g
	纖	1.0g

發揮芝麻油的風味

沖繩風炒火腿苦瓜

〔材料〕

苦瓜…………80g

里肌火腿片…1片（20g）

芝麻油………1小匙（4g）

鹽、黑胡椒…各少許

〔作法〕

① 苦瓜縱切半，去籽與白膜後切薄片，火腿片切與苦瓜相同大小。

② 將芝麻油倒入平底鍋中加熱，炒①，灑鹽、胡椒調味即可。

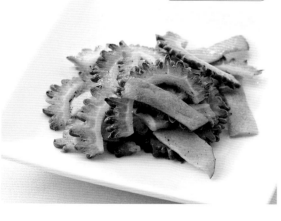

牛蒡	營養價值	富含膳食纖維。
	日本產季	4～5 月，11～1 月為最佳產季（台灣產季為 9～3 月）。
	調　理	洗淨泥土與污漬，刮除表皮汆燙，適合用於沙拉、拌炒、燉煮料理中。
	保存方法	用報紙將帶土的牛蒡包起來放置陰暗處，水洗過的則放冰箱冷藏保存。

---

37 kcal　鹽 0.5 g　碳 8.1 g　纖 2.1 g

使用高湯中和調出綿密順口的酸味

和風醃牛蒡胡蘿蔔

〔材　料〕

牛蒡……2/3 根（60g）
胡蘿蔔…20g

Ⓐ
砂糖………1/2 小匙（1.5g）
醋…………2 大匙（30g）
淡味醬油…1 小匙（6g）
高湯………2 小匙（10g）

〔作　法〕

❶ 牛蒡刮除表皮滾刀切長塊狀，胡蘿蔔也滾刀切塊。

❷ 倒入可蓋過蔬菜的水量於鍋中，將食材煮軟。

❸ 瀝乾蔬菜水分，放入混合拌勻的 Ⓐ 中醃漬即可。

---

53 kcal　鹽 0.5 g　碳 7.1 g　纖 2.6 g

韓式辣醬的甜味調出溫和味道

杏鮑菇牛蒡拌辣味美乃滋

〔材　料〕

牛蒡……2/3 根（60g）
杏鮑菇…1 條（40g）

Ⓐ
美乃滋（卡路里減半包裝）
…………1 大匙（15g）
韓式辣醬…1/2 小匙（3g）

〔作　法〕

❶ 牛蒡切細長薄絲，杏鮑菇縱切半，再切與牛蒡絲相同長度。

❷ 牛蒡放進沸水中煮軟，杏鮑菇快速汆燙。

❸ 將 Ⓐ 混合，與拭去水分的蔬菜拌勻。

---

46 kcal　鹽 0.3 g　碳 6.6 g　纖 2.2 g

使用高湯炊煮的牛蒡，非常適合拌芝麻和味噌

牛蒡漬

〔材　料〕

牛蒡…2/3 根（60g）
高湯…適量

Ⓐ
味噌……1/2 小匙（3g）
白芝麻…2 小匙（6g）
砂糖……1/2 小匙（1.5g）
煮汁……1 小匙（5g）

〔作　法〕

❶ 牛蒡削去表皮拍打，切 5cm 長，用高湯煮軟，取一些煮汁備用。

❷ 將 Ⓐ 拌勻後，拌入 ❶ 的牛蒡中即可。

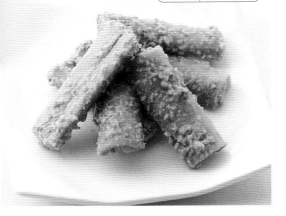

營養價值	富含胡蘿蔔素、維生素C。**日本產季** 6～8月（台灣為春～秋季）。
調　　理	帶些許甜味，沒有很重的瓜味，快速加熱後就可食用，適合搭配橄欖油及拌炒料理，不容易煮爛，也適用於燉煮料理。
保存方法	裝進保鮮袋放冰箱冷藏保存。

櫛瓜

---

28 kcal
鹽	0.3 g
碳	1.6 g
纖	0.5 g

生吃品嚐櫛瓜的甘甜味
涼拌櫛瓜

〔材　料〕

櫛瓜
…1/2 條（60g）

A｜
芝麻油…………1 小匙（4g）
蒜泥……………少許
鹽、砂糖………各一小撮
長蔥（切蔥花）…1 小匙

〔作　法〕

❶ 櫛瓜切圓薄片用鹽搓揉，洗淨後瀝乾水分。

❷ 將 A 混合拌勻，拌入 ❶ 中即可。

---

19 kcal
鹽	0.2 g
碳	2.2 g
纖	0.6 g

十分有咬勁的烤櫛瓜沙拉
櫛瓜番茄沙拉

〔材　料〕

櫛瓜…1/2 條（60g）
番茄…1/4 顆（50g）

A｜
柚香醬油…少許
沙拉油……1/2 小匙（2g）
檸檬汁……1 小匙（5g）

〔作　法〕

❶ 櫛瓜滾刀切塊，放平底鍋中清炒。

❷ 番茄切薄圓片再切半。

❸ 將 A 混合拌勻拌入 ❶ 中，再與番茄一同盛盤。

---

24 kcal
鹽	0.2 g
碳	1.0 g
纖	0.4 g

櫛瓜切大口一些，品嚐食材口感
炒櫛瓜

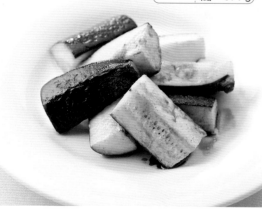

〔材　料〕

櫛瓜…1/2 條（60g）

A｜
高湯…2 小匙（10g）
醬油…1/2 小匙（3g）

沙拉油…1 小匙（4g）

〔作　法〕

❶ 櫛瓜縱切半，直切分 4 塊，再切半。

❷ 將油倒入平底鍋中加熱，炒櫛瓜。

❸ 將 ❷ 盛盤後淋上 A 即可。

西洋芹

營養價值	富含維生素C與維生素B群。
日本產季	11～5月，葉子新鮮翠綠，莖部果肉肥後為佳（台灣亦同）。
調　理	用於湯、拌炒、醃漬料理中可發揮香氣。
保存方法	莖與葉分開，裝進保鮮袋內直立放冰箱冷藏保存。

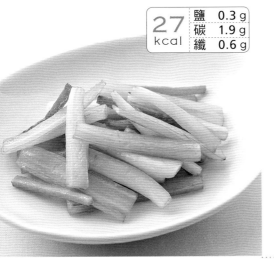

27 kcal

鹽	0.3 g
碳	1.9 g
纖	0.6 g

品嚐西洋芹的香氣與咬勁

日式炒胡蘿蔔西洋芹

〔材　料〕

西洋芹…1/2 支（40g）　　┌ 高湯……2 小匙（10g）
胡蘿蔔…1/8 根（25g）　 Ⓐ 醬油……1/2 小匙（3g）
　　　　　　　　　　　　└ 沙拉油……1 小匙（4g）

〔作　法〕

❶ 西洋芹、胡蘿蔔切絲，將油倒入平底鍋中加熱翻炒。
❷ 蔬菜煮軟後加進 Ⓐ，炒至煮汁收乾為止。

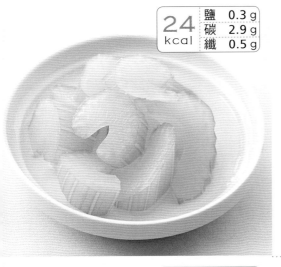

24 kcal

鹽	0.3 g
碳	2.9 g
纖	0.5 g

預先準備做成常備菜！

甘醋漬西洋芹

〔材　料〕

西洋芹…2/3 支（60g）　　┌ 醋……2 大匙（30g）
　　　　　　　　　　　　 Ⓐ 砂糖…1/2 小匙（1.5g）
　　　　　　　　　　　　└ 鹽……少許

〔作　法〕

❶ 西洋芹滾刀切小塊，Ⓐ 調和拌勻。
❷ 沸水汆燙西洋芹，趁熱放入 Ⓐ 醃漬。

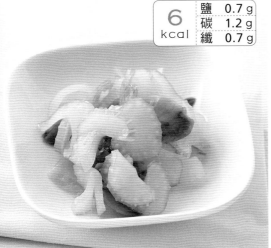

6 kcal

鹽	0.7 g
碳	1.2 g
纖	0.7 g

品嚐不同食材的口感

西洋芹拌榨菜

〔材　料〕

西洋芹…2/3 支（60g）
榨菜……10g

〔作　法〕

❶ 西洋芹切 2～3mm 厚的小塊狀，榨菜切成容易入口大小，將兩者混合拌勻即可。

營養價值	根部富含維生素 C，葉子含豐富胡蘿蔔素與鈣質。
日本產季	7～8 月、11～3 月（台灣產季為 11～3 月），秋冬產季甜度增加。
調　　理	靠近根部較甘甜，越往下越辛辣，搭配烹調方法選用部位。
保存方法	尚未使用完的部分用保鮮膜包起來，放冰箱冷藏保存。

蘿蔔

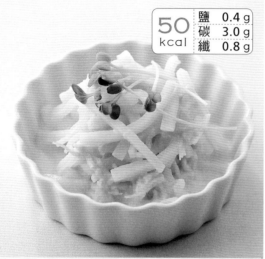

50 kcal
鹽 0.4 g
碳 3.0 g
纖 0.8 g

干貝的鮮甜融入蘿蔔中，升級成一道奢華料理

蘿蔔干貝沙拉

〔材　料〕

蘿蔔…………120g
干貝（罐頭）…30g
蘿蔔嬰…………少許

A ┌ 美乃滋（卡路里減半包裝）
　 │ …1 大匙（15g）
　 └ 胡椒…少許

〔作　法〕

① 削去蘿蔔皮切細絲，干貝瀝乾湯汁。

② 美乃滋拌入 ① 中用胡椒調味。

③ 盛盤，擺上蘿蔔嬰裝飾。

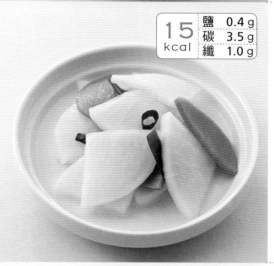

15 kcal
鹽 0.4 g
碳 3.5 g
纖 1.0 g

快速料理蘿蔔與胡蘿蔔

醃漬蘿蔔

〔材　料〕

蘿蔔……60g
胡蘿蔔…10g
昆布……少許

A ┌ 醋……………………1 大匙（15g）
　 │ 砂糖…………………1/2 小匙（1.5g）
　 │ 鹽……………………少許
　 └ 紅辣椒（切圓片）…1/5 條

〔作　法〕

① 蘿蔔與胡蘿蔔切薄扇片，用鹽搓揉洗淨，瀝乾水分。
昆布用水泡軟切小塊，稍微瀝乾水分。

② 將 A 混合拌勻淋在 ① 上。

③ 放冰箱冷藏使食材入味。

---

33 kcal
鹽 0.8 g
碳 7.2 g
纖 2.0 g

與味道溫和的味噌醬一起享用

日式燉蘿蔔

〔材　料〕

蘿蔔………160g
昆布………5cm 塊 x2 片
淡味醬油…1/2 小匙（3g）

A ┌ 味噌………1 小匙（6g）
　 └ 味醂………1 小匙（6g）

熟白芝麻……少許

〔作　法〕

① 蘿蔔去皮切 2cm 厚圓片，削邊。

② 倒 600ml 水於鍋中，放入昆布與醬油，將 ① 食材燉軟。

③ 將 A 混合拌勻後，放進微波爐內加熱 20 秒，昆布鋪
在盤子上，放上蘿蔔，淋上醬汁，再灑芝麻即可。

竹筍	營養價值	含豐富維生素 B1、B2、膳食纖維。
	日本產季	4 ～ 5 月（台灣產季為 3 ～ 10 月），非產季可以買真空竹筍。
	調　理	筍尖適合炊飯，中央部分較有咬勁適合燉煮或拌炒，附在水煮竹筍上的白粉是胺基酸，不需要洗淨。

34 kcal	鹽	0.3 g
	碳	3.0 g
	纖	1.3 g

用蠔油炒出青椒肉絲風味料理

竹筍炒青椒

〔材　料〕

竹筍……60g
青椒……1 個（30g）
芝麻油…1 小匙（4g）

Ⓐ
蠔油……1 小匙（6g）
水………1 小匙

〔作　法〕

❶ 竹筍與青椒切絲。

❷ 芝麻油倒入平底鍋中加熱，炒蔬菜，再加拌勻的 A 調味即可。

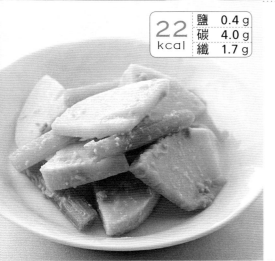

22 kcal	鹽	0.4 g
	碳	4.0 g
	纖	1.7 g

十分推薦當做便當裡的菜餚

味噌醬漬竹筍蜂斗菜

〔材　料〕

竹筍………………80g
蜂斗菜（水煮）…40g
高湯………………200ml

Ⓐ
味噌…1 小匙（6g）
砂糖…1/2 小匙（1.5g）

〔作　法〕

❶ 竹筍切 3mm 厚薄片，蜂斗菜切 3cm 長，用高湯燉煮 10 分鐘。

❷ 將混合的 A 拌入 ❶ 中即可。

18 kcal	鹽	0.6 g
	碳	3.2 g
	纖	1.7 g

品嚐當令食材的美味

竹筍土佐煮

〔材　料〕

竹筍……100g

Ⓐ
高湯………150ml
淡味醬油…1 小匙（6g）
柴魚片……少許

〔作　法〕

❶ 竹筍滾刀切塊。

❷ 將 A 倒入鍋中燉煮，放入 ❶ 煮至煮汁收乾為止。

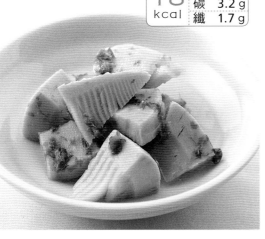

營養價值 富含醣類、維生素 B 群。

日本產季 4 ～ 5 月（台灣產季為 12 ～ 4 月），重量較重，表面乾燥光滑尤佳。

保存方法 放入網袋等透氣袋子中，擺放在陰涼乾燥處保存，或炒至呈現米黃色後冷凍，方便燉煮料理時使用。

---

52 kcal	鹽	0.3 g
	碳	7.3 g
	纖	1.0 g

渲染上金黃色的洋蔥增添餐桌上的色彩

咖哩漬洋蔥

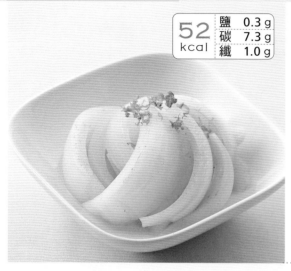

〔材料〕

洋蔥…………1/2 顆（100g）
巴西利（切末）…少許

　┌醋………2 大匙（30g）
　│砂糖……1 小匙（3g）
Ⓐ│鹽………少許
　│咖哩粉…少許
　└沙拉油…1 小匙（4g）

〔作法〕

❶ 洋蔥切半月狀泡水瀝乾水分。

❷ 將 A 拌勻放進洋蔥醃漬，灑上巴西利碎末裝飾即可。

---

49 kcal	鹽	0.5 g
	碳	7.6 g
	纖	2.1 g

在海藻香氣與洋蔥的辛辣味中加入梅干中和味道

梅香洋蔥海帶芽沙拉

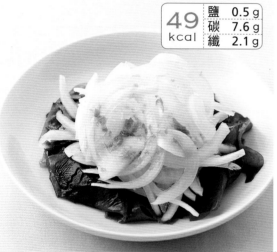

〔材料〕

洋蔥……1/2 顆（100g）
海帶芽（用水泡軟）…40g
梅乾……1 個（10g）

　┌沙拉油…1 小匙（4g）
Ⓐ│醋………1 小匙（5g）
　└砂糖……1/2 小匙（1.5g）

〔作法〕

❶ 洋蔥切薄片泡水，海帶芽切成容易入口大小，用沸水淋燙後，再用冷水沖涼。

❷ 梅干去籽用菜刀拍打成泥狀與 A 混合拌勻。

❸ 將 ❶ 盛盤後，淋上梅子醬即可。

---

21 kcal	鹽	0.4 g
	碳	4.7 g
	纖	0.8 g

使用平底鍋煎烤即完成！

烤洋蔥

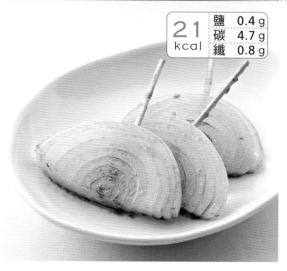

〔材料〕

洋蔥…1/2 顆（100g）
醬油…1 小匙（6g）

〔作法〕

❶ 切斷洋蔥的纖維橫切 1cm 寬，用牙籤固定。

❷ 放進平底鍋中煎烤兩面，醬油塗在表面上即可。

茄子

營養價值 富含水分、維生素 C，紫色皮是多酚裡的一種叫做色素茄的抗氧化物。
日本產季 5 ～ 12 月（台灣亦同），挑選果蒂有尖銳細刺、果皮顏色亮紫色有光澤的。
調　　理 可用於拌炒、燉煮、烤、湯裡的食材及醃漬料理。
保存方法 用保鮮膜包起放冰箱冷藏保存。

---

31 kcal	鹽	0.7 g
	碳	5.5 g
	纖	1.6 g

用蒸煮的方式品嚐茄子的鮮甜味

蒸茄子

〔材　料〕

茄子……大 1 條（140g）　　薑泥……1 小匙（3g）
珠蔥（蔥花）…少許　　　　酒………1 大匙（15g）
　　　　　　　　　　　　　橘醋醬…1 大匙（15g）

〔作　法〕

❶ 茄子去蒂縱切半，表皮劃格子狀並排放入耐熱盤中，淋上酒覆蓋上保鮮膜，放進微波爐中加熱 5 ～ 6 分鐘。

❷ 保鮮膜蓋著燜約 3 分鐘，撕去保鮮膜去水氣，切成容易入口大小。

❸ 蔥花灑在盛盤的茄子上，淋橘醋醬，再擺上薑泥裝飾。

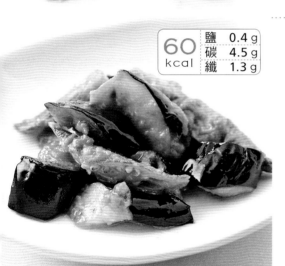

---

60 kcal	鹽	0.4 g
	碳	4.5 g
	纖	1.3 g

食材與味噌做搭配，味道十分出眾！

味噌炒茄子

〔材　料〕

茄子……1 條（70g）　　味噌…1 小匙（6g）
秋葵……1 根（30g）　　味醂…1 小匙（6g）
沙拉油…2 小匙（8g）

〔作　法〕

❶ 茄子與秋葵滾刀切塊。

❷ 將油倒入平底鍋中加熱，炒蔬菜。

❸ 味噌與味醂混合，加進 ❷ 中再翻炒。

---

11 kcal	鹽	0.5 g
	碳	2.4 g
	纖	1.0 g

將青紫蘇與蘘荷的香氣鎖在茄子中

涼拌青紫蘇茄子

〔材　料〕

茄子……1 條（70g）　　┌高湯…1 大匙（15g）
青紫蘇…2 片（1g）　　Ⓐ醬油…1/2 小匙（3g）
蘘荷……1 朵（15g）　　└醋……1 小匙（5g）
鹽………少許

〔作　法〕

❶ 茄子去蒂，帶皮切 3mm 厚的半月狀，灑鹽稍微搓揉至軟，瀝乾水分。

❷ 將 ❶ 與切絲的青紫蘇、蘘荷放入大碗中，淋上 Ⓐ 拌勻即可。

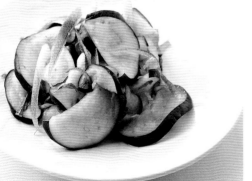

長蔥	營養價值	含豐富維生素 C。　**日本產季**　11〜2月（台灣產季為 12〜4月）。
	調　　理	可用於佐料、煮湯、燉煮及拌炒等各式料理。
	保存方法	用報紙包起來放陰涼處，未使用完的部分去皮，用保鮮膜包住根部放冰箱冷藏，也可切碎放冷凍，但要在一個月內使用完。

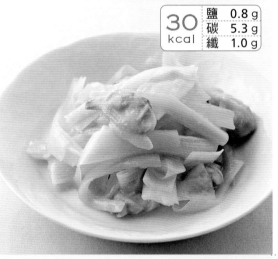

62 kcal　鹽 0.4 g　碳 3.3 g　纖 0.9 g

將長蔥做成西洋風料理！

起司烤長蔥

〔材　料〕

長蔥…1 支（80g）　　　起司片…15g
美乃滋（卡路里減半包裝）　黑胡椒…少許
………2 小匙（10g）

〔作　法〕

❶ 長蔥切去綠色部分，切 4〜5cm 段。

❷ 將蔥排放入耐熱盤上，表面塗美乃滋，放起司片。

❸ 用烤麵包機烤至起司溶化成焦黃色，灑黑胡椒。

30 kcal　鹽 0.8 g　碳 5.3 g　纖 1.0 g

海瓜子鮮甜味使食材濃郁又美味

海瓜子拌蔥醋

〔材　料〕

長蔥……………1 支（80g）　　味噌…1 小匙（6g）
水煮去殼海瓜子…10 顆　　　Ⓐ 砂糖…1 小匙（3g）
　　　　　　　　　　　　　　　醋……1 小匙（5g）

〔作　法〕

❶ 長蔥切 5cm 長，再縱切分成 4 條，用沸水快速氽燙海瓜子與長蔥。

❷ Ⓐ 混合拌勻後，放耐熱盤中覆蓋上保鮮膜，放進微波爐加熱約 30 秒，與 ❶ 拌勻即可。

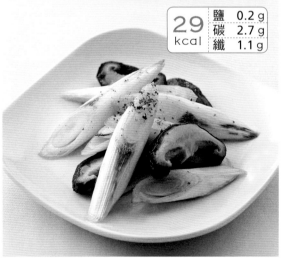

29 kcal　鹽 0.2 g　碳 2.7 g　纖 1.1 g

利用剩餘的食材，趁食材新鮮時使用完畢！

炒長蔥香菇

〔材　料〕

長蔥……2/3 支（50g）　　高湯………1 小匙（5g）
香菇……2 朵（30g）　　Ⓐ 淡味醬油…1/2 小匙（3g）
七味粉…少許　　　　　　芝麻油………1 小匙（4g）

〔作　法〕

❶ 長蔥切段，香菇去梗切薄片。

❷ 芝麻油倒入平底鍋中加熱，炒蔥與香菇，倒入 Ａ 醬汁調味，灑七味粉即可。

白菜

營養價值	富含維生素 C 與鉀。　**產　季** 秋～冬（台灣產季為 11～5 月）。
日本產季	適用於任何料理中，去硬芯後較容易煮熟。
保存方法	菜片緊密結實較佳，整顆用報紙包起來，直立式放在陰涼處，夏天則用保鮮膜包起來放冰箱冷藏保存。

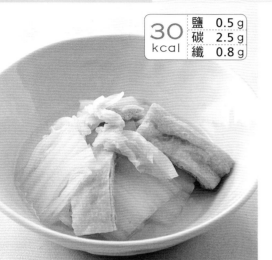

30 kcal	鹽	0.5 g
	碳	2.5 g
	纖	0.8 g

充分品嚐白菜的鮮甜

燉煮白菜炸豆皮

〔材　料〕

白菜……120g
炸豆皮…1/2 片（10g）

A ┌ 高湯………100ml
　├ 淡味醬油…1 小匙（6g）
　└ 薑汁………少許

〔作　法〕

❶ 白菜切 2～3cm 寬，用沸水淋燙炸豆皮去油，再切 1cm 寬。

❷ 將 A 醬汁倒入鍋中煮沸，放進白菜、炸豆皮燉煮。

❸ 白菜煮熟後熄火，盛盤。

16 kcal	鹽	0.2 g
	碳	4.2 g
	纖	1.8 g

加上檸檬簡單調味

燉煮白菜金針菇

〔材　料〕

白菜……120g
金針菇…1/2 包（50g）

A ┌ 檸檬汁…1 小匙（5g）
　├ 高湯……1 小匙（5g）
　└ 醬油……1/2 小匙（3g）
柴魚片…少許

〔作　法〕

❶ 白菜切 1～3cm 寬，金針菇切去蒂根再切半。

❷ 將 ❶ 煮熟瀝乾水分與 A 混合拌勻，灑上柴魚片即可。

31 kcal	鹽	0.2 g
	碳	3.7 g
	纖	0.8 g

發揮辣油辛辣味的簡單小菜

辣油漬白菜

〔材　料〕

白菜…100g
鹽……少許

A ┌ 醋……1 大匙（15g）
　├ 砂糖…1/2 小匙（1.5g）
　└ 辣油…1/2 小匙（2g）

〔作　法〕

❶ 白菜切條狀灑鹽，鹽水流出後瀝乾水分。

❷ 將 A 放入鍋中稍微煮沸，趁熱淋在 ❶ 上使味道融入食材。

❸ 放進冰箱放涼即可。

<table>
<tr><td>豆芽菜
〜</td><td>營養價值 豐富維生素 C 與維生素 B 群。　　日本產季　全年（台灣亦同）。
調　　理 維生素 C 加熱後養分容易流失，因此烹調時間不可過長，去鬚根
　　　　　再料理，不僅口感佳，視覺上也美觀。
保存方法 養分容易流失變黃，可放冰箱保存，並應盡早使用完。</td></tr>
</table>

22 kcal	鹽 0.4 g
	碳 2.8 g
	纖 1.0 g

簡單又方便可當做常備菜的涼拌料理

胡蘿蔔豆芽菜拌芝麻

〔材　料〕

豆芽菜…1/2 袋（100g）　　┌黑芝麻粉…1 小匙（3g）
胡蘿蔔…10g　　　　　　　│砂糖………少許
　　　　　　　　　　　 A│醬油………1/2 小匙（3g）
　　　　　　　　　　　　 └高湯………1 小匙（5g）

〔作　法〕

❶ 豆芽菜去鬚根，胡蘿蔔削皮切絲。

❷ 將蔬菜倒入煮沸的鍋內煮，瀝乾水分。

❸ 將 A 混合拌入蔬菜中即可。

42 kcal	鹽 0.4 g
	碳 2.0 g
	纖 1.5 g

咖哩的風味與豆芽相當合襯

咖哩炒黃豆芽

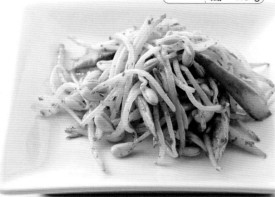

〔材　料〕

黃豆芽……1/2 袋（100g）　 ┌咖哩粉…1/3 小匙
綠蘆筍 ……1 根（20g）　 A│醬油……1/2 小匙（3g）
鹽、胡椒…各少許　　　　　 └
　　　　　　　　　　　　　沙拉油…1/2 小匙（2g）

〔作　法〕

❶ 豆芽菜去鬚根，綠蘆筍切除根部後斜切。

❷ 將油倒入平底鍋中加熱，翻炒蔬菜至軟，以畫圓的方
　　式淋上 A 使味道融入食材中，用鹽、胡椒調味。

41 kcal	鹽 0.5 g
	碳 1.8 g
	纖 0.7 g

豬肉的鮮甜味融入豆芽菜中

紅燒豬肉豆芽菜

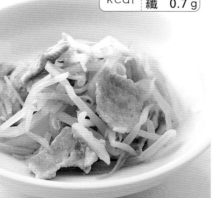

〔材　料〕

豆芽菜…………1/2 袋（100g）　　沙拉油……1/2 小匙（2g）
薄切豬腿肉片…1 片（30g）　　　高湯………100ml
生薑……………1/2 塊（3g）　　　淡味醬油…1 小匙（6g）

〔作　法〕

❶ 生薑削皮切細絲，豬肉切成容易入口大小。

❷ 將油倒入鍋中加熱放薑絲爆香，加入豬肉炒至變色，
　　再放入去鬚根的豆芽菜翻炒。

❸ 倒入高湯與醬油稍微攪拌，煮至煮汁收乾為止。

結球萵苣

營養價值	含豐富維生素 C、E。
日本產季	4～9 月（台灣產季為 10～4 月），葉片不緊密、光澤翠綠鮮嫩為佳。
調　理	用油烹調可提升鈣質的吸收，除做沙拉，也可用於拌炒、鍋物、湯料理。
保存方法	裝進保鮮袋放冰箱可保存 2～3 日。

---

9 kcal	鹽	0.4 g
	碳	2.1 g
	纖	0.9 g

用海藻做出既健康又能增加分量的料理

萵苣海藻沙拉

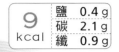

〔材料〕

結球萵苣………………1/6 顆（50g）
綜合海藻（用水泡軟）…20g
法式沙拉醬（無油）……2 小匙（8g）

〔作法〕

❶ 萵苣撕容易入口大小。

❷ 將萵苣與綜合海藻盛盤，淋上醬汁即可。

---

26 kcal	鹽	0.5 g
	碳	2.6 g
	纖	0.8 g

忙碌時用微波爐加熱就能享用

蒸煮萵苣鮪魚

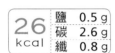

〔材料〕

結球萵苣…1/2 顆（150g）　　水…………1 杯
鮪魚罐（無油）　　　　　　顆粒高湯粉
………1 罐（40g）　　　　………1 小匙（2g）

〔作法〕

❶ 萵苣撕容易入口大小，鮪魚罐瀝乾湯汁。

❷ 將水與顆粒高湯粉放入鍋中煮沸，放進萵苣與鮪魚快速煮熟。

❸ 煮熟後，整體拌勻盛盤。

---

45 kcal	鹽	0.5 g
	碳	4.0 g
	纖	1.8 g

用炒的也很美味

炒萵苣鴻喜菇

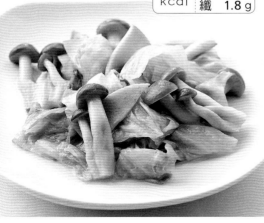

〔材料〕

結球萵苣……1/2 顆（150g）　┌蠔油……1 小匙（6g）
鴻喜菇………1/2 包（50g）　Ⓐ│
里肌火腿片…1 片（10g）　　└水………1 小匙
胡椒…………少許　　　　　　芝麻油……1 小匙（4g）

〔作法〕

❶ 萵苣撕容易入口大小，鴻喜菇切去底部撥散，火腿片切成容易入口大小備用。

❷ 將 Ⓐ 混合拌勻。

❸ 芝麻油倒入平底鍋中加熱，拌炒 ❶，加入 Ⓐ 與胡椒調味即可。

蒟蒻

營養價值	含豐富膳食纖維的低卡路里食材。
調　　理	去腥味的方法 1 切成容易入口大小，放入沸水汆燙 2 用鍋子乾炒 3 灑鹽拍打。
保存方法	開封後放入裝滿水的大碗中，放冰箱冷藏保存，並盡早使用完。

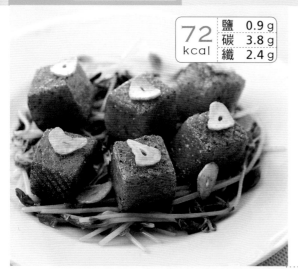

72 kcal	鹽	0.9 g
	碳	3.8 g
	纖	2.4 g

將大蒜表面煎熟展現濃郁蒜香

香烤蒟蒻

〔材料〕

蒟蒻板…1/2 片 （150g）　　鹽、胡椒…各少許
豆苗……60g　　　　　　　　沙拉油……1 大匙 （12g）
大蒜……1 瓣 （6g）　　　　醬油………1 大匙 （18g）

〔作法〕

❶ 在蒟蒻的兩面劃格子狀，切 2cm 丁狀放沸水中汆燙。

❷ 將油倒入平底鍋中加熱炒蒜片，取出。

❸ 將 ❶ 放入 ❷ 的平底鍋中煎烤兩面，放入豆苗翻炒，灑鹽和胡椒，最後倒入醬油使味道融入食材中。

54 kcal	鹽	0.7 g
	碳	8.1 g
	纖	2.8 g

補充膳食纖維的不足

燉蒟蒻牛蒡

〔材料〕

蒟蒻………100g　　　　　┌高湯……150ml
牛蒡………60g　　　　　A│醬油……1 又 1/2 小匙 （9g）
熟白芝麻…少許　　　　　 │酒………1 小匙 （5g）
芝麻油…1 小匙 （4g）　　 └砂糖……1 小匙 （3g）

〔作法〕

❶ 用刀背刮除牛蒡外皮，滾刀切小塊，蒟蒻撕一口大小，將 2 種食材放入沸水煮，去澀、腥味。

❷ 芝麻油倒入平底鍋中加熱，炒牛蒡與蒟蒻。接著倒入 A 燉煮至煮汁收乾，盛盤，灑上芝麻即可。

38 kcal	鹽	0.5 g
	碳	4.1 g
	纖	1.7 g

拌炒的方式可緩和蒟蒻腥味

香炒蒟蒻

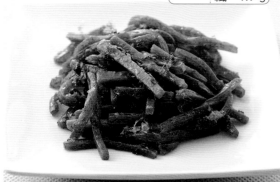

〔材料〕

蒟蒻條……………120g　　　┌高湯…50ml
胡蘿蔔……………20g　　　A│醬油…1 小匙 （6g）
紅辣椒（剁碎）…1/4 條　　　└味醂…1 小匙 （6g）
柴魚片……………少許　　　芝麻油…1 小匙 （4g）

〔作法〕

❶ 蒟蒻做基本處理，用沸水煮去腥味，切成容易入口大小，胡蘿蔔切 4cm 左右細絲。

❷ 將油與辣椒放入鍋中加熱，炒 ❶ 並加入 A。

❸ 炒煮至煮汁收乾，最後放柴魚片混合拌勻。

蒟蒻絲

營養價值 富含膳食纖維。

調 理 用沸水煮去腥味後再烹調，有咬勁可用於拌炒、涼拌、容易吸取湯汁入味，可放進壽喜燒等燉煮料理中。

---

37 kcal	鹽 0.5 g
	碳 2.2 g
	纖 2.1 g

將鱈魚子的鹹味融入健康蒟蒻絲中！

蒟蒻絲拌鱈魚子

〔材 料〕

蒟蒻絲…………140g　　　海苔細絲…適量
鱈魚子（去皮）…15g　　　沙拉油……1 小匙（4g）

〔作 法〕

1. 蒟蒻絲用沸水煮去腥味，切成容易入口大小。
2. 將油倒入平底鍋中加熱，炒蒟蒻絲，放入鱈魚子使味道融入食材中。
3. 盛盤，灑上海苔細絲裝飾。

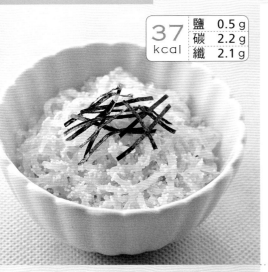

---

34 kcal	鹽 0.7 g
	碳 4.0 g
	纖 3.0 g

榨菜的香味使蒟蒻絲入味又好吃

蒟蒻絲胡蘿蔔炒榨菜

〔材 料〕

蒟蒻絲…140g　　　芝麻油……1 小匙（4g）
胡蘿蔔…20g　　　鹽、胡椒…各少許
榨菜……30g

〔作 法〕

1. 蒟蒻絲用沸水煮去腥味，切成容易食用的大小，胡蘿蔔與炸菜切絲備用。
2. 用平底鍋先炒蒟蒻絲，再放芝麻油、胡蘿蔔、榨菜翻炒。
3. 灑鹽、胡椒調味。

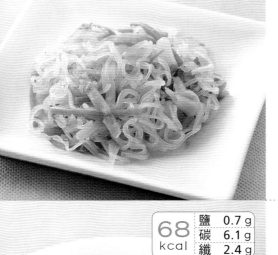

---

68 kcal	鹽 0.7 g
	碳 6.1 g
	纖 2.4 g

做成沙拉能充分品嚐食材的美味

蒟蒻絲沙拉

〔材 料〕

蒟蒻絲………140g　　　┌醋…………1 大匙（15g）
里肌火腿片…1 片（20g）　│醬油………2 小匙（12g）
小黃瓜………1/4 條（25g）Ⓐ砂糖………1 又 1/2 小匙（4.5g）
生菜沙拉葉…2 片（10g）　│熟白芝麻…1 小匙（3g）
　　　　　　　　　　　　└芝麻油……1 小匙（4g）

〔作 法〕

1. 蒟蒻絲用沸水煮去腥味，切成容易食用的大小，火腿與小黃瓜切 2～3cm 細絲備用。
2. 將 Ⓐ 混合，拌入 ❶ 中，與生菜沙拉一同盛盤。

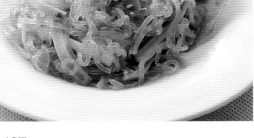

昆布

營養價值 富含膳食纖維、鉀及鮮味豐富的谷氨酸。
調　　理 除了昆布高湯，也適合用於燉煮及拌炒。
保存方法 乾燥昆布裝進密封容器，放室溫保存。

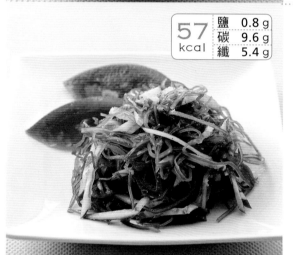

65 kcal	鹽	1.0 g
	碳	10.2 g
	纖	6.6 g

生的昆布絲經過拌炒能增加鮮甜味

拌炒昆布甜不辣

〔材　料〕

昆布絲（生）…120g
甜不辣…………30g
芝麻油…………1 又 1/2 小匙（6g）

醬油…1 小匙（6g）
味醂…1/2 小匙（3g）

〔作　法〕

❶ 昆布輕輕洗淨切 5cm 長，瀝乾水分，甜不辣切薄片。

❷ 芝麻油倒入平底鍋中加熱，拌炒 ❶，加醬油與味醂調味。

---

57 kcal	鹽	0.8 g
	碳	9.6 g
	纖	5.4 g

善用乾貨製作健康海藻沙拉

和風昆布拌番茄沙拉

〔材　料〕

昆布細絲…25g
番茄………40g
小黃瓜……1/4 條（25g）

　　┌ 醋…………1 大匙（15g）
　　│ 淡味醬油…2 小匙（12g）
Ⓐ │ 砂糖………1 小匙（3g）
　　│ 白芝麻粉…1 小匙（3g）
　　└ 芝麻油……1 小匙（4g）

〔作　法〕

❶ 昆布用水搓揉洗淨，放水中浸泡約 5 分鐘，淋沸水後瀝乾水分，番茄切半月形薄片，小黃瓜切絲。

❷ 將 A 混合拌勻，拌入昆布與小黃瓜中。

❸ 將 ❷ 盛盤，擺上番茄裝飾。

---

31 kcal	鹽	0.8 g
	碳	8.2 g
	纖	2.5 g

蘿蔔吸收昆布的鮮甜味，變成關東煮風味料理

昆布燉蘿蔔

〔材　料〕

昆布結（用水泡軟）
………40g
蘿蔔…100g

高湯…300ml
醬油…2 小匙（12g）
味醂…1 又 1/2 小匙（9g）

〔作　法〕

❶ 蘿蔔去皮滾刀切塊。

❷ 將高湯、❶ 的蘿蔔、昆布放入小鍋中開火，蓋上鍋蓋燜煮約 10 分鐘。

❸ 倒入醬油與味醂調味，煮至蘿蔔吸收湯汁至入味為止。

羊栖菜 （鹿尾菜）		營養價值	含豐富胡蘿蔔素與礦物質，羊栖菜芽較軟嫩口感較佳，莖的部分則稱為長羊栖菜。
		調　理	放進大量的水中浸泡泡軟，可用於燉煮與涼拌料理。

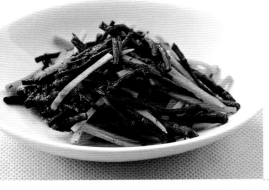

17 kcal	鹽	0.8 g
	碳	4.0 g
	纖	0.9 g

胡蘿蔔增加口感層次

羊栖菜與胡蘿蔔沙拉

〔材　料〕

長羊栖菜（乾燥）…2g
胡蘿蔔……………30g

┌和風鰹魚露（3倍濃縮）
│………1 大匙（15g）
A│醋………2 小匙（10g）
└洋蔥泥…1 小匙（4g）

〔作　法〕

❶ 羊栖菜放入水中泡軟，切成容易入口大小，胡蘿蔔切絲，與羊栖菜一同快速汆燙。

❷ 將 A 拌勻，接著與 ❶ 拌勻即可。

---

40 kcal	鹽	0.7 g
	碳	4.6 g
	纖	0.8 g

芥末醬風味濃郁，即使味道清淡也很美味

和風辣炒羊栖菜

〔材　料〕

長羊栖菜（乾燥）…2g
蓮藕……………40g
高湯……………50ml

淡味醬油…1 小匙（6g）
芥末醬……1/2 小匙（3g）
沙拉油……1 小匙（4g）

〔作　法〕

❶ 羊栖菜放入水中泡軟，切成容易入口大小，蓮藕切扇片。

❷ 將油倒入平底鍋中加熱，拌炒 ❶，蓮藕變透明色後，倒高湯翻炒。

❸ 水分收乾後，以畫圓的方式淋入以芥末醬與醬油混合好的醬汁，熄火使醬汁融入食材中。

---

73 kcal	鹽	0.6 g
	碳	2.5 g
	纖	0.9 g

品嚐核桃搭配豆腐的濃郁香味

羊栖菜章魚拌核桃白醬

〔材　料〕

羊栖菜芽（乾燥）…2g
水煮章魚……………40g
嫩豆腐……………50g
核桃……………10g

┌砂糖…………少許
A│
└鹽、淡味醬油…各少許
高湯……100ml

〔作　法〕

❶ 羊栖菜放入水中泡軟，用高湯燉煮 2 ～ 3 分鐘，瀝乾水分，水煮章魚切薄片備用。

❷ 用餐巾紙包覆嫩豆腐約 30 分～ 1 小時，瀝乾水分，與碎核桃泥、A 混合拌勻。

❸ 將 ❶ 與 ❷ 混合拌勻即可。

營養價值 富含褐藻素、海藻酸等水溶性膳食纖維及鉀。

產　季 4～6月（台灣亦同）。

調　理 生的海髮菜用流水沖洗直接食用，鹽漬則用水洗數回再快速燙熟，放入冷水中冷卻再食用。　**保存方法** 盡早食用完畢。

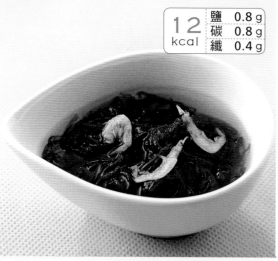

12 kcal	鹽	0.8 g
	碳	0.8 g
	纖	0.4 g

將櫻花蝦的鮮甜味鎖在湯中

中華風味海髮菜

〔材料〕

生海髮菜……60g　　　　　水…………150ml

櫻花蝦………1大匙（5g）　淡味醬油…1小匙（6g）

雞骨高湯粉…1/2小匙（1g）

〔作法〕

❶ 海髮菜用流水輕輕洗淨後瀝乾水分。

❷ 將水、雞骨高湯粉放入小鍋中開火煮沸，加進海髮菜及櫻花蝦。

❸ 稍微煮熟後倒入醬油調味，熄火。

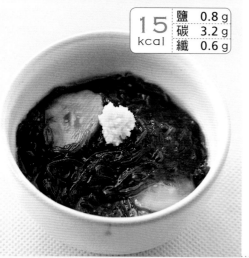

15 kcal	鹽	0.8 g
	碳	3.2 g
	纖	0.6 g

將有咬勁的小黃瓜加進醋拌料理中

醋拌海髮菜

〔材料〕

生海髮菜…60g　　　　　　┌醋…………1大匙（15g）

小黃瓜……1/4條（25g）　│高湯………1大匙（15g）

鹽…………少許　　　　 Ⓐ│淡味醬油…2小匙（12g）

薑泥………5g　　　　　　└砂糖………2小匙（6g）

〔作法〕

❶ 海髮菜用流水輕輕洗淨後瀝乾水分。

❷ 小黃瓜切小片後，灑鹽浸漬泡軟，瀝乾水分。

❸ 將Ⓐ混合拌勻，拌入❶與❷中，醬汁融入食材後盛盤，擺薑泥裝飾。

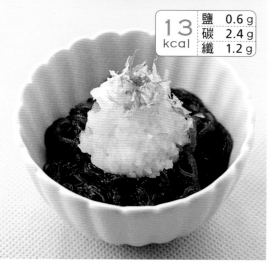

13 kcal	鹽	0.6 g
	碳	2.4 g
	纖	1.2 g

使用市售的和風鰹魚露少鹽烹調

涼拌海髮菜蘿蔔泥

〔材料〕

生海髮菜……………………50g

蘿蔔泥………………………40g

和風鰹魚露（3倍濃縮）…2小匙（10g）

柴魚片………………………少許

〔作法〕

❶ 海髮菜用流水輕輕洗淨瀝乾水分。

❷ 用小菜盤裝海髮菜，擺蘿蔔泥。

❸ 淋上和風鰹魚露，灑柴魚片裝飾即可。

海帶芽	營養價值	富含非水溶性膳食纖維，黏液中則含水溶性膳食纖維的海藻酸。
	日本產季	春季的生海帶芽是 3～5 月（台灣全年皆為產季）。
	調　理	乾燥或鹽漬海帶芽用水泡軟後再使用，可用於湯、涼拌、燉煮料理中，稍微拌炒也很美味。　　保存方法　用水泡軟的海帶芽應盡早使用完。

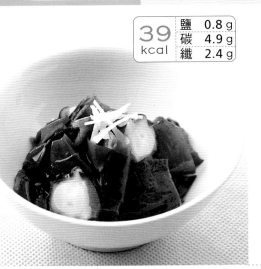

39 kcal	鹽	0.8 g
	碳	4.9 g
	纖	2.4 g

可與味道濃厚的主菜搭配

醋拌章魚海帶芽

〔材　料〕

海帶芽（用水泡軟）…80g
水煮章魚………………40g
薑絲……………………40g

A ┌ 醋……1 又 1/2 大匙（22.5g）
　├ 醬油…1 大匙（18g）
　└ 砂糖…2 小匙（6g）

〔作　法〕

① 章魚斜切薄片，海帶芽切成容易入口大小，用沸水淋燙過後放冷水浸泡，瀝乾水分。

② 將 A 混合拌勻，拌入 ① 中。

③ 盛盤，擺薑絲裝飾。

30 kcal	鹽	0.7 g
	碳	6.0 g
	纖	3.1 g

運用高湯燉煮出食材的甘甜清爽味

高湯燉海帶芽竹筍

〔材　料〕

海帶芽（用水泡軟）
……………50g
水煮竹筍…100g

A ┌ 高湯………150ml
　├ 淡味醬油…1 小匙（6g）
　└ 味醂………1 小匙（6g）

〔作　法〕

① 竹筍與海帶芽切成容易入口大小。

② 將 A 倒入小鍋中混合，放進竹筍蓋上鍋蓋燉煮。

③ 煮汁收汁至 1/3 時，再放海帶芽快速略煮。

22 kcal	鹽	0.9 g
	碳	2.9 g
	纖	1.8 g

低卡路里食材的組合

韓風涼拌海帶芽

〔材　料〕

海帶芽（用水泡軟）
…………40g
豆芽菜…80g

A ┌ 淡味醬油…1 小匙（6g）
　├ 芝麻油……1/2 小匙（2g）
　├ 蒜泥………1/2 小匙（2g）
　├ 薑泥………1/2 小匙（2g）
　└ 鹽、胡椒…各少許

〔作　法〕

① 海帶芽切成容易入口大小，沸水淋燙過後放冷水浸泡，瀝乾水分。

② 豆芽菜去鬚根。

③ 將 A 混合拌勻，拌入 ① 與 ② 食材中即可。

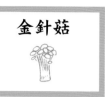

金針菇

營養價值	含維生素 B$_1$、B$_2$ 等礦物質。
日本產季	全年皆有生產，野生種的黃褐色品種產季是 11 ～ 3 月（台灣亦同）。
調　　理	適用於各種烹調方法，可攝取膳食纖維，短時間加熱可留住食材的口感。
保存方法	放冰箱冷藏可保存約 1 週。

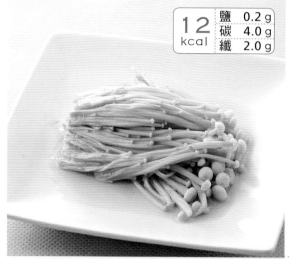

12 kcal	鹽	0.2 g
	碳	4.0 g
	纖	2.0 g

金針菇烤過後能增加香氣及鮮甜味

燙烤金針菇

〔材料〕

金針菇…1 包（100g）

A ┌ 高湯…1 大匙（15g）
　 └ 醬油…1/2 小匙（3g）

〔作法〕

❶ 金針菇切去蒂根，用燒烤機略烤。

❷ 趁熱將 ❶ 放入拌勻好的 A 中浸漬即可。

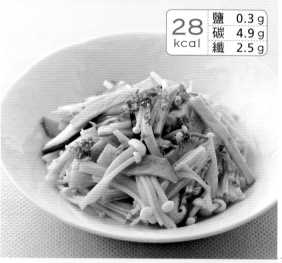

28 kcal	鹽	0.3 g
	碳	4.9 g
	纖	2.5 g

讓金針菇充分吸收白酒風味與鹽分！

白酒蒸煮金針菇火腿

〔材料〕

金針菇…1 包（100g）　　　香芹…………少許
香菇……2 朵（30g）　　　白酒…………2 小匙
火腿……1 片（10g）　　　顆粒高湯粉…1g
　　　　　　　　　　　　　胡椒…………少許

〔作法〕

❶ 金針菇切去蒂根再切半，香菇去梗切薄片，火腿切細片備用。

❷ 將金針菇與火腿片並排放入耐熱盤中，高湯粉煮勻淋在食材上，灑鹽，鋪上保鮮膜用微波爐加熱約 2 分鐘。

❸ 撕開保鮮膜，灑香芹末裝飾。

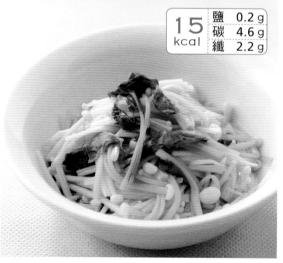

15 kcal	鹽	0.2 g
	碳	4.6 g
	纖	2.2 g

融和山芹菜的香味使風味變得豐盛

燙山芹菜金針菇

〔材料〕

金針菇…1 包（100g）　　　橘醋醬…1 小匙（5g）
山芹菜…1/2 束（20g）

〔作法〕

❶ 金針菇與山芹菜切去蒂根，切成容易食用的大小，放進沸水中汆燙後泡冷水，瀝乾水分。

❷ 盛盤，淋上橘醋醬即可。

杏鮑菇

營養價值	含維生素 B₁、B₂。
日本產季	10 ～ 12 月（台灣全年皆為產季）。
調　　理	嚼勁佳可用於拌炒料理中，加熱口感也不易流失，切成容易入口大小再烹調。
保存方法	放冰箱冷藏保存，口感會隨鮮度流失，應盡早用完。

---

59 kcal	鹽 0.2 g 碳 3.0 g 纖 1.7 g

杏鮑菇切大塊增加口感

杏鮑菇培根捲

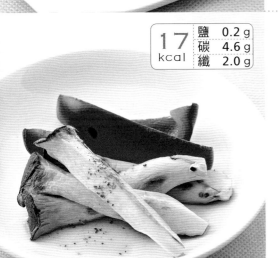

〔材　料〕

杏鮑菇…小 4 片（80g）　　胡椒……少許
培根……1 片（20g）　　橄欖油…1/2 小匙（2g）

〔作　法〕

❶ 杏鮑菇縱切 4 片，1 片培根切 4 等分。

❷ 培根捲起杏鮑菇，用牙籤固定。

❸ 將橄欖油倒入平底鍋中加熱，煎烤 ❷，灑胡椒調味。

---

17 kcal	鹽 0.2 g 碳 4.6 g 纖 2.0 g

用烤的方式烤出杏鮑菇甜味

烤杏鮑菇

〔材　料〕

杏鮑菇…2 條（80g）　　┌高湯…2 小匙（10g）
紅甜椒…40g（3g）　　Ⓐ
七味粉…少許　　　　　└醬油…1/2 小匙（3g）

〔作　法〕

❶ 杏鮑菇縱撕片，紅甜椒切 1cm 寬。

❷ 用燒烤機烤金針菇與甜椒至呈現焦色。

❸ 淋上 Ⓐ，依個人喜好灑七味粉調味即可。

---

25 kcal	鹽 0.3 g 碳 3.0 g 纖 1.7 g

奶油風味的料理味道既香又美味

奶油炒杏鮑菇

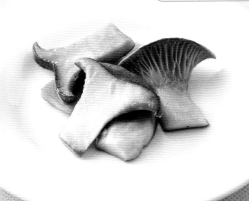

〔材　料〕

杏鮑菇……2 條（80g）
奶油………1 小匙（4g）
鹽、胡椒…各少許

〔作　法〕

❶ 杏鮑菇切半再切薄片。

❷ 將奶油放入平底鍋中加熱，炒杏鮑菇，灑鹽、胡椒調味即可。

香菇

營養價值	含轉換成維生素 B 群，維生素 D 的麥角固醇及鮮味成分。
日本產季	3～5 月、9～11 月（台灣全年皆為產季）。
調　理	適用於各式料理中，切大塊一些可品嚐食材嚼勁。
保存方法	菇傘不要開太大且較厚的較新鮮，並應盡早使用完。

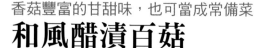

38 kcal

鹽	0.2 g
碳	4.7 g
纖	2.4 g

香菇豐富的甘甜味，也可當成常備菜

和風醋漬百菇

〔材料〕

香菇……2 朵（30g）　　　珠蔥（蔥花）……少許
金針菇…1/2 袋（50g）　　┌顆粒芥末醬……1 小匙（6g）
鴻喜菇…1/2 袋（50g）　　A 醬油…………1/2 小匙（3g）
酒………1 小匙　　　　　└醋……………1 大匙（15g）

〔作法〕

① 香菇去蒂頭切薄片，金針菇切去蒂根再切半剝散，鴻喜菇切去蒂根後剝散。

② 將香菇放入耐熱盤中灑酒，放進微波爐加熱約 2 分鐘。

③ 將 A 混合拌勻，趁 ② 溫熱時拌入，灑珠蔥裝飾即可。

---

19 kcal

鹽	0.2 g
碳	2.3 g
纖	1.3 g

有咬勁，口感也佳

烤香菇泡菜

〔材料〕

香菇………4 朵（60g）
白菜泡菜…20g
芝麻油……數滴

〔作法〕

① 香菇去梗，用燒烤機（或烤網）烤。

② 菇傘面朝下放入盤中，將切碎的泡菜放在菌褶上，滴數滴芝麻油。

---

22 kcal

鹽	0.4 g
碳	2.6 g
纖	1.3 g

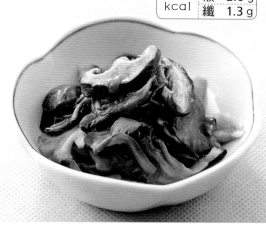

發揮梅子酸味，減少調味料使用

梅香拌香菇

〔材料〕

香菇…2 朵（30g）　　　┌沙拉油…1/2 小匙（2g）
舞菇…1/2 袋（50g）　　A 味醂……1/2 小匙（3g）
梅乾…1/2 顆（5g）　　　└醬油……1/2 小匙（3g）

〔作法〕

① 香菇切薄片，舞菇用手剝散。

② 用菜刀拍打梅乾果肉成泥，拌入 A 中。

③ 香菇放入耐熱盤中鋪蓋上保鮮膜，用微波爐加熱 1 分鐘，趁熱拌入 ② 中即可。

鴻喜菇	
營養價值	富含維生素B₂與膳食纖維。　　　**日本產季** 8～10月（台灣亦同）。
調　理	鮮味成分中含豐富胺基酸，適用於各式烹調法，也可用於涼拌、湯品、燉煮、炊飯、天婦羅等料理中。菇傘小，有光澤彈性者較新鮮。
保存方法	放冰箱冷藏保存。

---

29 kcal	鹽 0.2 g
	碳 4.8 g
	纖 2.3 g

山椒的辛辣即使味道清淡也能很美味

山椒炒長蔥鴻喜菇

〔材　料〕

鴻喜菇…1 包（100g）	味醂……1/2 小匙（3g）
長蔥……40g	沙拉油…1/2 小匙（2g）
醬油……1/2 小匙（3g）	山椒粉…少許

〔作　法〕

❶ 鴻喜菇切去蒂根後剝散，長蔥斜切段。

❷ 將油倒入平底鍋中加熱，炒蔥與鴻喜菇，加醬油與味醂調味，灑上山椒粉即可。

---

17 kcal	鹽 0.4 g
	碳 4.1 g
	纖 2.3 g

發揮生薑的風味

薑拌鴻喜菇四季豆

〔材　料〕

鴻喜菇…1 包（100g）	生薑……5g
四季豆…6 根（30g）	橘醋醬…2 小匙（10g）

〔作　法〕

❶ 鴻喜菇切去蒂根後剝散，用沸水汆燙鴻喜菇與四季豆，四季豆斜切薄片。

❷ 生薑磨泥與橘醋醬混合。

❸ 將 ❶ 與 ❷ 拌勻，盛盤即可。

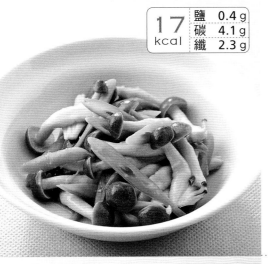

---

65 kcal	鹽 0.3 g
	碳 12.0 g
	纖 2.6 g

運用大蒜的香味做出健康料理

奶油蒜香炒鴻喜菇馬鈴薯

〔材　料〕

鴻喜菇…1 包（100g）	鹽、胡椒…各少許
馬鈴薯…中 1 顆（100g）	奶油………1 小匙（4g）
蒜泥……5g	

〔作　法〕

❶ 鴻喜菇切去蒂根後剝散。

❷ 馬鈴薯去皮，切粗條。

❸ 將奶油放入平底鍋中加熱，放大蒜炒出香味，加入 ❶ 與 ❷ 食材翻炒，用鹽、胡椒調味即可。

滑菇	
營養價值	富含水分，並含有鈣、鐵質。
日本產季	全年皆有生產，天然產季是 9 ~ 11 月（台灣亦同）。
調　理	篩網過濾灰塵、髒污洗淨後汆燙，煮湯時不需事先汆燙，適合涼拌、湯品。
保存方法	放冰箱冷藏保存，因保存不易應盡早使用完。

44 kcal	鹽	0.5 g
	碳	5.3 g
	纖	3.5 g

將滑菇拌入料理中增加美味度

豆腐渣拌滑菇

〔材料〕

滑菇⋯⋯1/2 包（50g）
豆腐渣⋯50g
胡蘿蔔⋯15g
珠蔥⋯⋯少許

Ⓐ⎾高湯⋯⋯⋯⋯100ml
　淡味醬油⋯1 小匙（6g）
　⎿味醂⋯⋯⋯1/2 小匙（3g）
沙拉油⋯⋯1/2 小匙（2g）

〔作法〕

❶ 胡蘿蔔切絲。

❷ 將油倒入平底鍋中炒胡蘿蔔，放豆腐渣再翻炒，倒入 A，混合拌勻，使水分蒸發。

❸ 加滑菇拌勻熄火，灑蔥花裝飾。

32 kcal	鹽	0.3 g
	碳	7.2 g
	纖	1.2 g

山藥切丁狀增加咬嚼感

辣味涼拌滑菇山藥

〔材料〕

滑菇⋯1/2 包（50g）
山藥⋯80g

Ⓐ⎾高湯⋯⋯1 小匙（5g）
　芥末醬⋯1/2 小匙（1g）
　⎿醬油⋯⋯1/2 小匙（3g）

〔作法〕

❶ 快速汆燙滑菇，瀝乾水分，山藥切 1cm 丁狀。

❷ 將 A 混合，與 ❶ 拌勻即可。

14 kcal	鹽	0.4 g
	碳	3.4 g
	纖	1.7 g

可以快速出菜的一道料理

醋拌滑菇海帶根

〔材料〕

滑菇⋯⋯⋯⋯1/2 包（50g）
醃漬海帶根⋯1 包

〔作法〕

❶ 沸水快速汆燙滑菇，用流水沖涼。

❷ 與海帶根拌勻，盛盤即可。

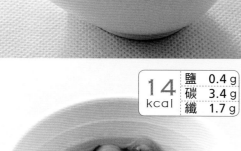

舞菇

營養價值	含豐富維生素 B₁、B₂ 等營養素。
日本產季	10 ～ 11 月（台灣產季為春、秋二季，但四季皆可品嚐）。
調　　理	適合用於湯品及炊飯，製成天婦羅或涼拌料理也很美味。
保存方法	放冰箱冷藏保存，口感會隨著鮮度流失，應盡早使用完。

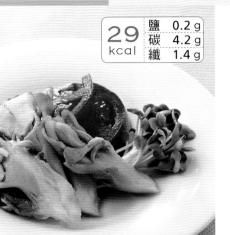

29 kcal	鹽	0.2 g
	碳	4.2 g
	纖	1.4 g

品嚐舞菇的香氣與鮮味

舞菇沙拉

〔材　料〕

舞菇……60g

番茄……1/2 顆（100g）

蘿蔔嬰…少許

A ┌ 芝麻油…1/2 小匙（2g）
　├ 醬油…1/2 小匙（3g）
　├ 醋………1 小匙（5g）
　└ 砂糖……少許

〔作　法〕

❶ 將舞菇剝散用沸水快速汆燙，瀝乾水分，放進拌勻的 A 中浸漬。

❷ 番茄切薄片，蘿蔔嬰切除根部。

❸ 將 ❶ 與 ❷ 盛盤，從食材上方淋剩餘醬汁。

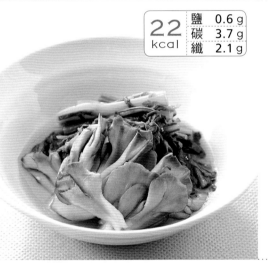

22 kcal	鹽	0.6 g
	碳	3.7 g
	纖	2.1 g

吃再多也是低卡路里！

燉煮舞菇茼蒿

〔材　料〕

舞菇…60g

茼蒿…80g

A ┌ 高湯………150ml
　├ 淡味醬油…1 小匙（6g）
　└ 味醂………2/3 小匙（4g）

〔作　法〕

❶ 茼蒿切 3cm 長。

❷ 將 A 倒入鍋中混合，開火煮剝散的舞菇，煮熟後放茼蒿輕輕攪拌。

❸ 茼蒿葉煮軟後熄火，放涼使湯汁融入食材中。

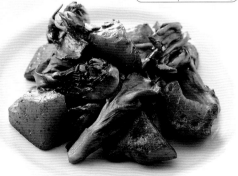

22 kcal	鹽	0.4 g
	碳	2.9 g
	纖	2.5 g

蠔油替料理的美味加分

蠔油炒舞菇蒟蒻

〔材　料〕

舞菇…100g

蒟蒻…100g

A ┌ 蠔油…1/2 小匙（3g）
　└ 醬油…1/2 小匙（3g）

沙拉油…1/2 小匙（2g）

〔作　法〕

❶ 蒟蒻撕一口大小，用沸水快速汆燙，舞菇剝散備用。

❷ 將油倒入平底鍋中加熱，炒蒟蒻，再放舞菇翻炒，接著將 A 倒入鍋中混合拌勻即可。

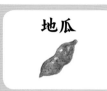

地瓜	

營養價值	含豐富澱粉與維生素 C，每 100g 相當於 132 Kcal。
日本產季	秋季盛產（台灣亦同）。
調　理	加熱能促進澱粉酵素，將澱粉化解成蔗糖、葡萄糖產生甜味。
保存方法	不耐寒，不需放冰箱冷藏，報紙包覆放置陰涼處保存。

---

95 kcal	鹽 0.0 g 碳 22.1 g 纖 1.7 g

可當作零食或點心

日式粉吹地瓜

〔材　料〕

地瓜………1/2 條 （140g）
熟黑芝麻…1/2 小匙 （1g）

〔作　法〕

❶ 地瓜去皮切2cm丁狀，放入鍋中煮至竹籤可刺穿程度。

❷ 將沸水從鍋中倒掉再開火，不斷搖晃鍋子讓水氣蒸發，至地瓜出現粉狀熄火，灑黑芝麻即可。

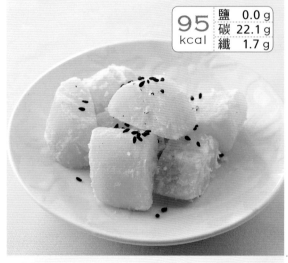

---

114 kcal	鹽 0.3 g 碳 24.7 g 纖 2.0 g

品嚐過一次就會愛不釋手的組合

番茄醬炒地瓜西洋芹

〔材　料〕

地瓜……1/2 條 （140g）　　番茄醬…1 大匙 （15g）
西洋芹…40g　　　　　　　沙拉油…1/2 小匙 （2g）

〔作　法〕

❶ 地瓜帶皮切粗條，放耐熱盤中覆蓋上保鮮膜，放進微波爐加熱約 2 分鐘至軟嫩。

❷ 西洋芹切斜薄片，將油倒入平底鍋中加熱，炒西洋芹，再放入 ❶ 的地瓜翻炒。

❸ 加進番茄醬，使整體味道融入食材中。

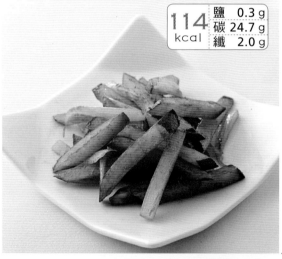

---

114 kcal	鹽 0.9 g 碳 24.5 g 纖 1.6 g

地瓜的甜味與高湯十分搭配

滷地瓜竹輪

〔材　料〕

地瓜…1/2 條 （140g）　　高湯………150ml
竹輪…1 條 （30g）　　　淡味醬油…1 小匙 （6g）

〔作　法〕

❶ 地瓜帶皮切 1cm 厚圓片，竹輪切成容易入口大小。

❷ 高湯、醬油倒入鍋中煮沸，放入地瓜與竹輪煮至地瓜變軟為止。

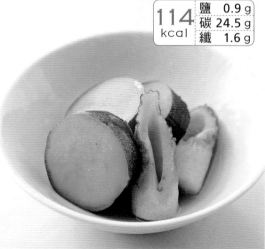

小芋頭

營養價值	澱粉含量高的薯類中屬低卡路里。
日本產季	全年皆有，10～2月盛產（台灣亦同）。
調　　理	沸水煮2～3分鐘，浸泡於冷水中，用手撕去皮再調理即可。
保存方法	報紙包覆置陰涼處，斷面有紅點及條紋網狀，無其他異色為新鮮的小芋頭。

---

62 kcal	鹽 0.3 g
	碳 9.8 g
	纖 1.6 g

品嚐炒小芋頭的美味

蠔油炒小芋頭

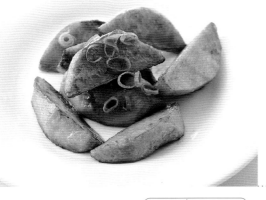

〔材　料〕

小芋頭…140g　　　　　　　蠔油…………………1 小匙（6g）

沙拉油…1 小匙（4g）　　　珠蔥（切蔥花）…少許

〔作　法〕

❶ 小芋頭用水沖淨泥土，連皮一同水煮。

❷ 煮軟後放在網篩上瀝乾水分，剝皮切瓣。

❸ 將油倒入平底鍋中加熱，翻炒小芋頭，倒蠔油使味道溶入食材中，盛盤，灑蔥花裝飾即可。

---

56 kcal	鹽 0.0 g
	碳 9.2 g
	纖 1.6 g

品嚐外表酥脆內在鬆軟的 2 種口感

奶油炒小芋頭

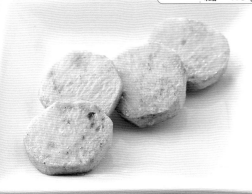

〔材　料〕

小芋頭…140g

奶油……1 小匙（4g）

〔作　法〕

❶ 小芋頭用水沖淨泥土，連皮一同水煮，煮熟後剝皮切5mm 寬圓片。

❷ 奶油放入平底鍋中加熱溶化，煎烤小芋頭兩面至呈現金黃色即可。

---

77 kcal	鹽 0.3 g
	碳 10.4 g
	纖 1.9 g

品嚐黏滑口感

小芋頭沙拉

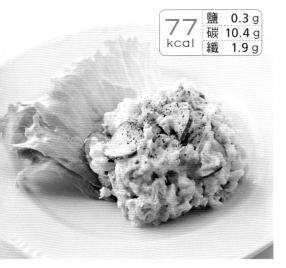
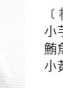

〔材　料〕

小芋頭……………140g　　　　　結球萵苣……2 片

鮪魚罐（水煮）…20g　　　　　　美乃滋（卡路里減半包裝）

小黃瓜……………1/2 條（50g）　　…………2 大匙（30g）

　　　　　　　　　　　　　　　　黑胡椒………少許

〔作　法〕

❶ 小芋頭用水沖淨泥土，連皮一同水煮，煮熟後剝皮壓碎。

❷ 小黃瓜切薄片，瀝乾鮪魚罐湯汁，將芋泥、小黃瓜、鮪魚、美乃滋拌勻。

❸ 盤子上鋪撕成容易入口大小的萵苣，將 ❷ 盛盤，灑黑胡椒即可。

馬鈴薯

營養價值	含豐富澱粉，每 100g 相當於 76 Kcal，富含維生素 C。
日本產季	5 ～ 7 月（台灣產季為 12 ～ 3 月）。
調　　理	橢圓形、光滑完整凹痕較少的品種不易煮爛，適合用於燉煮。
保存方法	用報紙包覆放置陰涼處保存。

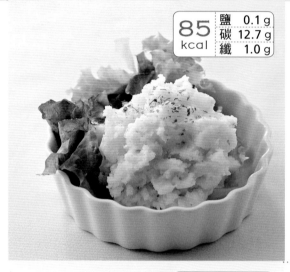

85 kcal	鹽	0.1 g
	碳	12.7 g
	纖	1.0 g

青海苔與起司使料理風味更加豐富

起司馬鈴薯沙拉

〔材 料〕

馬鈴薯……140g	紅葉萵苣…1 片
奶油起司…1 個（18g）	青海苔……少許

〔作 法〕

❶ 馬鈴薯仔細洗淨去髒污，連皮一同水煮。

❷ 剝皮後放入大碗中壓碎，中途加起司拌勻。

❸ 盤子鋪上撕成容易入口大小的萵苣，將 ❷ 盛盤，從食材上方灑上青海苔即可。

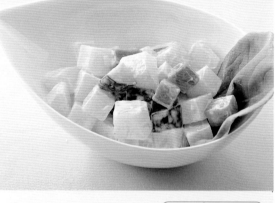

76 kcal	鹽	0.2 g
	碳	12.1 g
	纖	1.2 g

骰子狀蔬菜增加食材口感

馬其頓沙拉

〔材 料〕

馬鈴薯…120g	美乃滋（卡路里減半包裝）
胡蘿蔔…20g	……………1 大匙（15g）
小黃瓜…20g	奶油生菜…2 片

〔作 法〕

❶ 馬鈴薯去皮，與胡蘿蔔、小黃瓜皆切 1cm 丁狀。

❷ 將鍋中水煮沸，放馬鈴薯與胡蘿蔔煮至軟嫩，瀝乾水分放涼。

❸ 全部蔬菜與美乃滋拌勻，擺在鋪奶油生菜的盤子中即可。

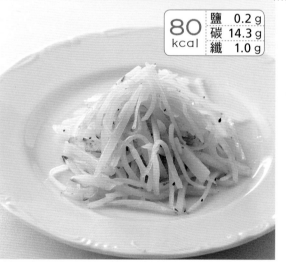

80 kcal	鹽	0.2 g
	碳	14.3 g
	纖	1.0 g

快速翻炒留住食材的清脆口感

炒馬鈴薯

〔材 料〕

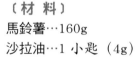

馬鈴薯…160g	顆粒高湯粉…少許
	水……………1 小匙
沙拉油…1 小匙（4g）	黑胡椒………少許

〔作 法〕

❶ 馬鈴薯去皮切細絲泡水備用。

❷ 將油倒入平底鍋中加熱，翻炒已瀝乾水分的馬鈴薯。

❸ 以畫圓的方式淋入高湯與水混合好的湯汁，使味道融入食材中，灑黑胡椒即可。

山藥

營養價值	含澱粉、黏液及膳食纖維。　　**日本產季** 9～4月（台灣亦同）。
調　理	生食時口感清脆，加熱調理後口感鬆軟。
保存方法	未使用完的部分，用保鮮膜緊密包住切口處，放冰箱的蔬果室，也可磨成泥放冷凍保存。

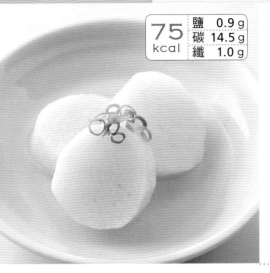

75 kcal	鹽 0.9 g
	碳 14.5 g
	纖 1.0 g

吸收高湯的美味使食材更美味

高湯燉山藥

〔材　料〕

山藥……………………200g	酒…1 大匙（15g）
珠蔥（切蔥花）…少許	鹽…少許
高湯……………………200ml	

〔作　法〕

❶ 山藥去皮切 1cm 厚圓片。

❷ 將高湯、酒、山藥放入鍋中燉煮，煮沸後灑鹽調味。

❸ 盛盤，灑珠蔥裝飾即可。

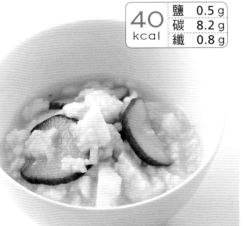

40 kcal	鹽 0.5 g
	碳 8.2 g
	纖 0.8 g

山葵的嗆辣味增添豐富口感

山藥小黃瓜拌芥末

〔材　料〕

山藥……100g	┌醬油……1 小匙（6g）
小黃瓜…1/2 條（50g）	Ⓐ芥末醬…少許
鹽………少許	└高湯…1 大匙（15g）

〔作　法〕

❶ 山藥去皮放進保鮮袋，用桿麵棒拍打成泥，小黃瓜切圓片，用鹽輕輕搓揉。

❷ 將 Ⓐ 拌勻，拌入 ❶ 中即可。

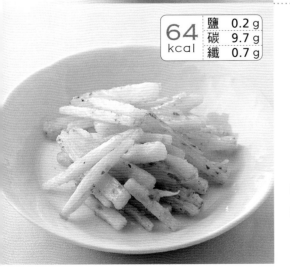

64 kcal	鹽 0.2 g
	碳 9.7 g
	纖 0.7 g

柚子胡椒獨特的清爽辣味，使料理充滿大人味

香炒山藥

〔材　料〕

山藥………140g
沙拉油……1 小匙（4g）
柚子胡椒…少許

〔作　法〕

❶ 山藥去皮切粗條。

❷ 將油倒入平底鍋中，炒山藥，煮熟後，加柚子胡椒與食材拌勻即可。

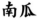

南瓜	
營養價值	富含胡蘿蔔素、鉀、維生素 C。
日本產季	5～9 月（台灣產季為 12～7 月），其他時期進口產品較多。
調　理	用於燉煮、炒、炸等料理中，南瓜皮含豐富的營養素，可一同烹調。
保存方法	切開的部分用保鮮膜包覆，放冰箱冷藏保存。

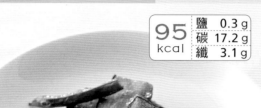

95 kcal	鹽	0.3 g
	碳	17.2 g
	纖	3.1 g

豆瓣醬的辣味提升南瓜甜度

辣炒南瓜四季豆

〔材 料〕

南瓜……1/10 個（160g）

四季豆…4 根（20g）

沙拉油…1 小匙（4g）

Ⓐ ┌豆瓣醬……少許
　└醬油……1/2 小匙（3g）

〔作 法〕

❶ 南瓜去籽去蒂，切 5～8mm 弧狀，四季豆切半。

❷ 將油倒入平底鍋中加熱，像烤的方式炒南瓜與四季豆，將 A 醬汁混合，以畫圓的方式淋入鍋中。

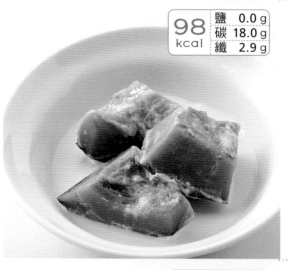

98 kcal	鹽	0.0 g
	碳	18.0 g
	纖	2.9 g

比一般的燉南瓜味道更溫和美味

豆漿南瓜煮

〔材 料〕

南瓜…………1/10 個（160g）

無糖豆漿……100ml

起司粉………1/2 小匙（1g）

〔作 法〕

❶ 南瓜帶皮切成容易食用的大小。

❷ 將南瓜、豆漿放入鍋中開小火燉煮。

❸ 南瓜煮軟後灑起司粉，熄火。

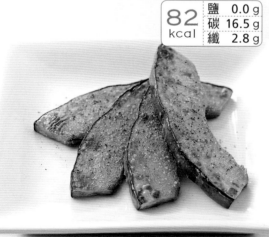

82 kcal	鹽	0.0 g
	碳	16.5 g
	纖	2.8 g

品嚐南瓜原有的甜味

烤南瓜

〔材 料〕

南瓜……1/10 個（160g）

橄欖油…1/2 小匙（2g）

黑胡椒…少許

〔作 法〕

❶ 南瓜切 8mm～1cm 寬的薄片。

❷ 用燒烤機烤南瓜，盛盤。

❸ 淋灑上橄欖油與黑胡椒。

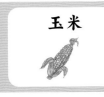

玉米

營養價值 富含醣類、蛋白質、膳食纖維。罐頭的營養層面上與生食材無太大差異。
日本產季 6～9月（台灣全年皆為產季）。　**調　理** 適合任何料理。
保存方法 生的食材在採收後經過24小時，營養質會減半，趁甜度流失前盡早使用
　　　　　完，水煮可放冰箱冷藏保存3日內。

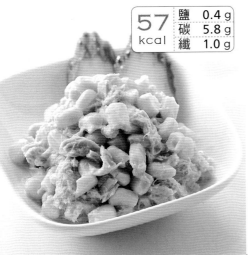

57 kcal	鹽	0.4 g
	碳	5.8 g
	纖	1.0 g

用罐裝食品瞬間就能完成的簡單沙拉
玉米鮪魚沙拉

〔材 料〕

玉米罐⋯⋯⋯⋯⋯⋯⋯⋯1/2 罐（60g）
鮪魚罐（水煮）⋯⋯⋯⋯⋯1/2 罐（20g）
美乃滋（卡路里減半包裝）⋯2 大匙（30g）
小黃瓜（切薄片）⋯⋯⋯⋯4 片

〔作 法〕
❶ 瀝乾玉米與鮪魚罐的湯汁，與美乃滋拌勻。
❷ 盛盤，擺小黃瓜裝飾。

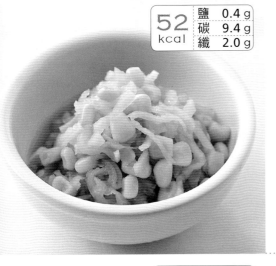

52 kcal	鹽	0.4 g
	碳	9.4 g
	纖	2.0 g

用有咬勁的蘿蔔絲增添滿足感
蘿蔔絲拌玉米

〔材 料〕

玉米罐⋯⋯⋯1/2 罐（60g）　┌醬油⋯⋯1/2 小匙（3g）
蘿蔔絲（乾貨）　　　　 Ⓐ醋⋯⋯⋯1 大匙（15g）
⋯⋯⋯⋯⋯⋯10g　　　　 └芝麻油⋯1/2 小匙（2g）

〔作 法〕
❶ 蘿蔔絲用水泡軟，用沸水淋燙過後瀝乾水分，切容易
　　入口長度。
❷ 將 Ⓐ 與玉米、❶ 的蘿蔔絲混合拌勻。

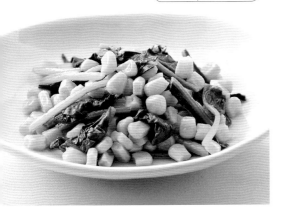

52 kcal	鹽	0.5 g
	碳	7.2 g
	纖	2.7 g

玉米的甘甜有助於提味
奶油炒玉米菠菜

〔材 料〕

菠菜⋯⋯⋯⋯120g
玉米罐⋯⋯⋯1/2 罐（60g）
奶油⋯⋯⋯⋯1 小匙（4g）
鹽、胡椒⋯各少許

〔作 法〕
❶ 菠菜切 5cm 長。
❷ 奶油放入平底鍋中加熱，炒菠菜與玉米，灑鹽、胡椒
　　調味即可。

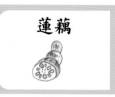

蓮藕		
營養價值	含豐富澱粉、維生素C。	日本產季 11～3月（台灣產季為7～2月）。
調　理	要做出口感清脆的日式料理時切圓片，燉煮時滾刀切塊烹調。	
保存方法	整顆用報紙包覆裝進保鮮袋，放冰箱冷藏保存，斷層面變咖啡色，洞口發黑則表示失去鮮度。	

58 kcal	鹽 0.4 g
	碳 12.6 g
	纖 1.4 g

加進高湯燉煮能中和醋的酸味

醋漬蓮藕胡蘿蔔

〔材料〕

蓮藕……100g
胡蘿蔔…30g

A
┌ 高湯…120m1
├ 醋……1 大匙（15g）
├ 味醂…2 小匙（12g）
└ 鹽……少許

〔作法〕

❶ 蓮藕切扇片泡醋水（另備）。

❷ 胡蘿蔔切 3cm 細絲。

❸ 將❶、❷與 A 全部倒入鍋中將蔬菜煮熟為止。

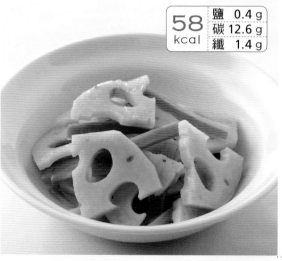

69 kcal	鹽 0.9 g
	碳 10.1 g
	纖 1.9 g

蓮藕切絲增加清脆口感

香炒蓮藕金針菇

〔材料〕

蓮藕…………………80g
金針菇………………50g
紅辣椒（切圓片）…1/3 條
熟白芝麻………………少許

A
┌ 鰹魚和風露（3 倍濃縮）
│　　　…1 大匙（15g）
└ 水……2 大匙
芝麻油…1 又 1/2 小匙（6g）

〔作法〕

❶ 蓮藕切 3cm 長細絲，金針菇切去根部再切半。

❷ 將芝麻油倒入平底鍋中加熱，快速炒辣椒，放❶炒至蓮藕呈現透明感。

❸ 加入 A 調味，盛盤灑白芝麻。

51 kcal	鹽 0.3 g
	碳 7.8 g
	纖 1.0 g

切成厚片可品嚐蓮藕的美味！

鹽烤蓮藕

〔材料〕

蓮藕……100g
橄欖油…1 小匙（4g）
鹽………少許

〔作法〕

❶ 蓮藕帶皮縱切半，再切 8mm 厚度。

❷ 將橄欖油倒入平底鍋中加熱，煎烤❶的兩面。

❸ 輕輕灑上鹽即可完成。

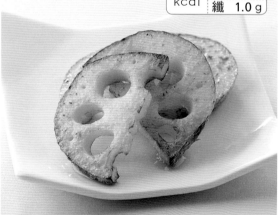

自由組合搭配

湯、常備菜

工作忙碌時方便享用的常備菜，可趁空
暇預先多準備，既方便又省時，接著介
紹各種烹調食譜。喝湯時建議使用小朋
友用的碗，可防止攝取過量的鹽分。

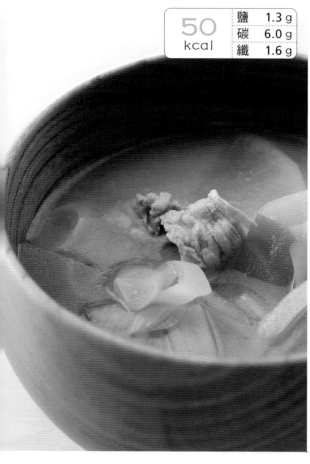

50 kcal	鹽	1.3 g
	碳	6.0 g
	纖	1.6 g

蔬菜豬肉味噌湯

〔材 料〕

豬腿肉片（薄片）……20g　　長蔥…15g
蘿蔔……………………30g　　高湯…300m1
胡蘿蔔…………………20g　　味噌…1 大匙（18g）
牛蒡……………………20g

〔作 法〕

① 豬肉切成容易入口大小，蘿蔔、胡蘿蔔切扇片，
牛蒡切絲，蔥斜切片。

② 用高湯燉煮蔥以外的蔬菜，煮熟後放入肉片，撈
淨雜質。

③ 熄火將味噌調散融入湯中，加入蔥即可。

POINT

使用許多人氣蔬菜及豬肉做成的湯，不用
油炒，用煮的方式烹調來控制熱量。

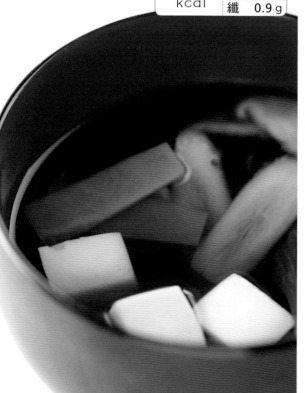

22 kcal	鹽	1.1 g
	碳	3.0 g
	纖	0.9 g

日式雜煮湯

〔材 料〕

胡蘿蔔…10g　　　　　嫩豆腐…30g
牛蒡……10g　　　　　高湯……300m1
香菇……1 朵（15g）　淡味醬油
小松菜…15g　　　　　…………2 小匙（12g）

〔作 法〕

① 胡蘿蔔切粗條，牛蒡斜切薄片，香菇去梗切半再
切薄片，小松菜切3～4cm長，嫩豆腐切骰子狀。

② 用高湯燉煮小松菜以外的蔬菜，蔬菜快煮熟時加
入小松菜、豆腐快速汆燙，倒入醬油調味。

52 kcal	鹽	1.1 g
	碳	1.7 g
	纖	0.6 g

炸豆皮去油降低卡路里

豬肉菠菜湯

〔材料〕

豬腿肉片（薄片）…30g
菠菜………………………40g
炸豆皮………………1/2 片（10g）
高湯………………………300ml
淡味醬油……………2 小匙（12g）

〔作法〕

❶ 菠菜切 3～4cm 長，豬肉切 3cm 寬，炸豆皮去油後切條狀。

❷ 高湯煮沸後放豬肉煮熟，加菠菜與炸豆皮燉煮，倒入醬油調味即可。

POINT

使用短時間容易煮熟的食材，是一道可快速上桌的菜單。

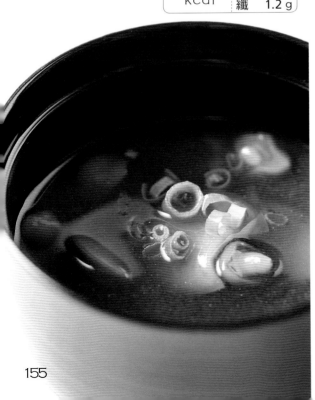

20 kcal	鹽	0.8 g
	碳	2.6 g
	纖	1.2 g

用低卡路里食材組合製成的湯品

滑菇茄子紅味噌湯

〔材料〕

滑菇…………………1/4 包（25g）
茄子…………………1/2 條（30g）
高湯………………………200ml
紅味噌………………2 小匙（12g）
珠蔥（切蔥花）……少許

〔作法〕

❶ 茄子切半月狀放入高湯中煮，快煮熟時加入滑菇稍微熱過。

❷ 熄火將味噌調散融入湯中，用碗盛盤後，灑蔥花裝飾即可。

POINT

滑菇與紅味噌味道十分搭配，可以多放一些蔬菜量。

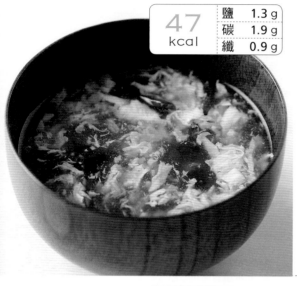

47 kcal	鹽	1.3 g
	碳	1.9 g
	纖	0.9 g

不使用太白粉口感清淡爽口

海帶芽蛋花湯

〔材 料〕

海帶芽（用水泡軟）…30g

蛋（M尺寸）…………1 顆（50g）

高湯……………………300ml

淡味醬油……………2 小匙（12g）

〔作 法〕

❶ 海帶芽切一口大小，蛋打散。

❷ 將高湯放入鍋中開火煮沸倒入醬油。

❸ 蛋液用拉絲的方式倒入鍋中，蛋花浮上後熄火，加入海帶芽即可。

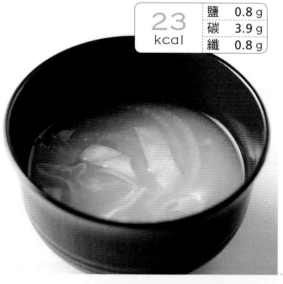

23 kcal	鹽	0.8 g
	碳	3.9 g
	纖	0.8 g

從湯中也能充分攝取膳食纖維

高麗菜洋蔥味噌湯

〔材 料〕

高麗菜…20g

洋蔥……40g

高湯……200ml

味噌……2 小匙（12g）

〔作 法〕

❶ 高麗菜切 8mm 寬，洋蔥切薄片。

❷ 用高湯將蔬菜煮熟，味噌調散融入湯汁即可。

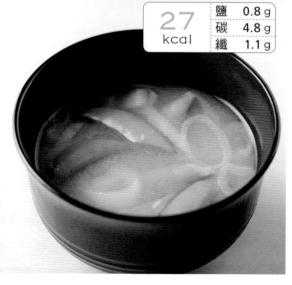

27 kcal	鹽	0.8 g
	碳	4.8 g
	纖	1.1 g

甜豌豆的鮮甜味增加滿足感

甜豌豆長蔥味噌湯

〔材 料〕

甜豌豆…10 個（50g）

長蔥……20g

高湯……200ml

味噌……2 小匙（12g）

〔作 法〕

❶ 甜豌豆撕去兩側筋絡，長度較長的切半，蔥斜切片。

❷ 用高湯煮熟甜豌豆與蔥後熄火，將味噌調散融入湯汁即可。

冷湯少鹽調味也能品嚐出食材的美味

秋葵山藥冷湯

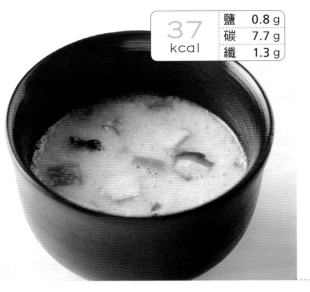

37 kcal	鹽	0.8 g
	碳	7.7 g
	纖	1.3 g

〔材料〕

秋葵……2 條（20g）
山藥……80g
胡蘿蔔…10g
香菇……1 朵（15g）

A ┌ 高湯…80ml
　 淡味醬油
　 └ ………1/2 大匙（9g）

〔作法〕

❶ 胡蘿蔔與香菇切方形薄片，放入 A 中燉煮，秋葵汆燙後切小圓段。

❷ 將山藥磨成泥加進 ❶ 中。

❸ 放涼後盛碗即可。

味道清淡也能提引海藻的香氣

羊栖菜蘿蔔味噌湯

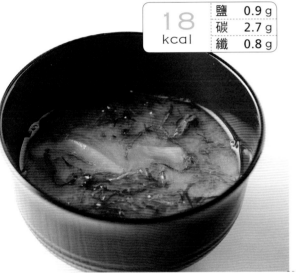

18 kcal	鹽	0.9 g
	碳	2.7 g
	纖	0.8 g

〔材料〕

乾燥羊栖菜…少許
蘿蔔…………40g
高湯…………200ml
味噌…………2 小匙（12g）

〔作法〕

蘿蔔切條狀，放進高湯中煮熟，熄火將味噌調散融入湯中，再放入羊栖菜即可。

蔬菜的香氣使湯品充滿豐富性

海帶芽蘘荷味噌湯

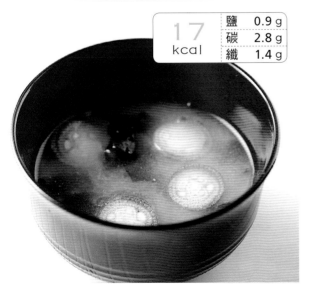

17 kcal	鹽	0.9 g
	碳	2.8 g
	纖	1.4 g

〔材料〕

海帶芽（用水泡軟）…30g
蘘荷…………………20g
高湯…………………200ml
味噌………………2 小匙（12g）

〔作法〕

❶ 海帶切一口大小，蘘荷切圓片。

❷ 將高湯煮沸，放入海帶芽後立即熄火，將味噌調散融入湯中，再放蘘荷。

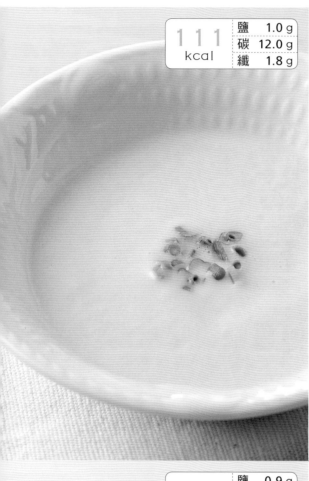

111 kcal	鹽	1.0 g
	碳	12.0 g
	纖	1.8 g

慢慢的翻炒出食材甘甜味

香菇濃湯

〔材 料〕

金針菇………1/2 袋（50g）　　牛奶………200ml
洋蔥…………中 1/2 顆（100g）　鹽、胡椒…各少許
奶油…………1 小匙（4g）　　　珠蔥………少許
顆粒高湯粉…1 小匙（2g）

〔作 法〕

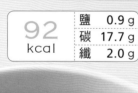

❶ 洋蔥切薄片，金針菇切去蒂根再切半，放進微波爐加熱 3 分鐘。

❷ 奶油放入鍋中加熱溶化，放入 ❶，開中火炒（不要炒焦），奶油融入食材後倒 150ml 水及顆粒高湯粉燉煮約 5 分鐘。

❸ 將 ❷ 倒入攪拌機內攪碎，再回鍋，放牛奶、鹽、胡椒略煮，盛盤灑蔥花裝飾。

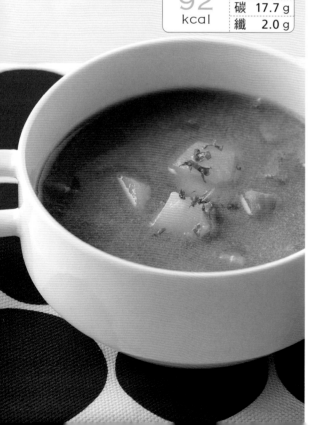

92 kcal	鹽	0.9 g
	碳	17.7 g
	纖	2.0 g

加進低脂豆漿將味道變得溫和

番茄濃湯

〔材 料〕

馬鈴薯……………………………小 1 顆（100g）
洋蔥………………………………30g
胡蘿蔔……………………………20g
綜合番茄蔬菜汁（無鹽包裝）…200ml
豆漿………………………………100ml
顆粒高湯粉………………………1 小匙（2g）
香芹………………………………少許

〔作 法〕

❶ 馬鈴薯削皮切六等分，洋蔥與胡蘿蔔切 1cm 丁狀，放在耐熱盤中覆蓋上保鮮膜，用微波爐加熱 3 分鐘。

❷ 蔬菜汁倒入鍋中加熱，放入高湯粉調味融合。

❸ 放入 ❶ 與豆漿加溫，盛盤，灑香芹末裝飾即可。

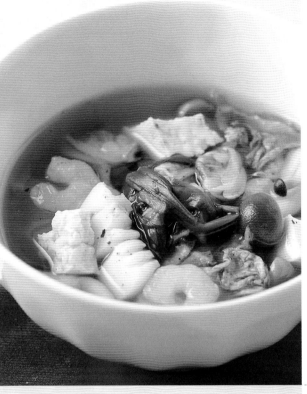

40 kcal	鹽	1.2 g
	碳	2.2 g
	纖	0.7 g

用芝麻油調味減少鹽分使用量

韓式海鮮湯

〔材 料〕

嫩豆腐……20g　綜合海鮮（冷凍）…30g
白菜泡菜…20g　雞骨高湯粉…………1 小匙（2g）
韭菜………10g　醬油………………1 小匙（6g）
鴻喜菇……15g　芝麻油………………數滴

〔作 法〕

1 嫩豆腐與泡菜切成容易食用的大小，韭菜切 3cm 長，鴻喜菇切去蒂根後剝散。

2 倒入 300ml 水於鍋中開火，放入雞骨高湯粉、豆腐、鴻喜菇、綜合海鮮後，煮熟，倒醬油調味。

3 將泡菜與韭菜放入 2 中稍微熱過，最後滴數滴芝麻油即可。

POINT

泡菜的辛辣與鮮甜味能提升湯汁的美味程度，也有增加分量效果。

43 kcal	鹽	0.7 g
	碳	2.9 g
	纖	0.6 g

帶酸味的湯頭即使味道清淡也很美味

酸辣風味濃湯

〔材 料〕

嫩豆腐……40g　　　雞骨高湯粉
香菇………1 朵（15g）　………1 小匙（2g）
水煮竹筍…20g　　　鹽………少許
蛋…………1/2 顆（25g）　太白粉…1 小匙
　　　　　　　　　醋………1/2 大匙（7.5g）

〔作 法〕

1 豆腐切粗條，香菇去梗切薄片，竹筍切絲備用。

2 倒 300ml 水與高湯粉於鍋中，放入 1 燉煮。

3 灑鹽調味，放進與太白粉同分量的水調和成的太白粉水勾芡。

4 慢慢倒入蛋液，熄火加進醋。

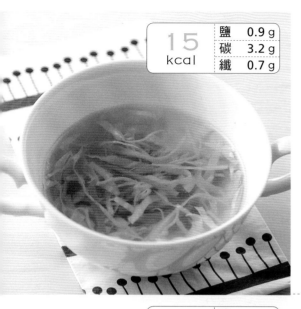

15 kcal	鹽	0.9 g
	碳	3.2 g
	纖	0.7 g

加熱就能攝取豐富的蔬菜量

高麗菜胡蘿蔔湯

〔材料〕

高麗菜⋯⋯⋯40g

胡蘿蔔⋯⋯⋯30g

顆粒高湯粉⋯2 小匙（4g）

胡椒⋯⋯⋯⋯少許

〔作法〕

❶ 高麗菜與胡蘿蔔切絲。

❷ 倒 300ml 的水於鍋中，燉煮蔬菜至軟嫩後，放入高湯粉及胡椒調味。

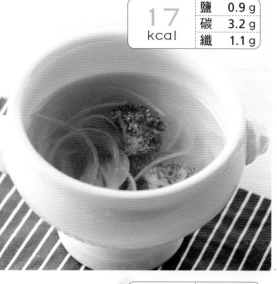

17 kcal	鹽	0.9 g
	碳	3.2 g
	纖	1.1 g

用富含維生素 C 的綠花椰做食材

花椰菜洋蔥湯

〔材料〕

綠花椰⋯⋯⋯40g

洋蔥⋯⋯⋯⋯30g

顆粒高湯粉⋯2 小匙（4g）

胡椒⋯⋯⋯⋯少許

〔作法〕

❶ 綠花椰剝散，洋蔥切薄片。

❷ 倒 300ml 水於鍋中，燉煮蔬菜至軟嫩後，放入高湯粉及胡椒調味即可。

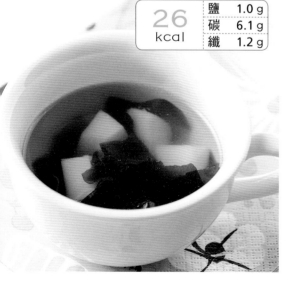

26 kcal	鹽	1.0 g
	碳	6.1 g
	纖	1.2 g

適合主食分量較少時的湯品

馬鈴薯海帶芽湯

〔材料〕

馬鈴薯⋯⋯⋯⋯⋯⋯中 1 顆（50g）

海帶芽（用水泡軟）⋯30g

顆粒高湯粉⋯⋯⋯⋯2 小匙（4g）

胡椒⋯⋯⋯⋯⋯⋯⋯少許

〔作法〕

❶ 馬鈴薯削皮切 1cm 丁狀，海帶芽切一口大小。

❷ 倒 300ml 水於鍋中將馬鈴薯煮軟，放入高湯粉、胡椒調味後，再放入海帶芽稍微熱一下即可。

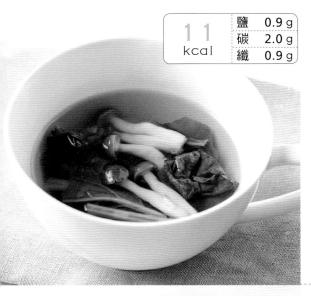

11 kcal	鹽	0.9 g
	碳	2.0 g
	纖	0.9 g

鴻喜菇提升湯頭的美味

菠菜鴻喜菇湯

〔材料〕

菠菜…………40g

鴻喜菇………20g

顆粒高湯粉…2 小匙（4g）

胡椒…………少許

〔作法〕

❶ 菠菜切 4 ～ 5cm 長，鴻喜菇切去蒂根後剝散。

❷ 倒 300ml 水於鍋中，快速汆燙菠菜與鴻喜菇至軟嫩，放入高湯粉、胡椒調味即可。

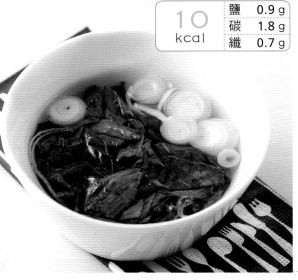

10 kcal	鹽	0.9 g
	碳	1.8 g
	纖	0.7 g

含豐富的胡蘿蔔素與鈣質

麻薏長蔥湯

〔材料〕

麻薏…………20g

長蔥…………10g

顆粒高湯粉…2 小匙（4g）

胡椒…………少許

〔作法〕

❶ 麻薏切 3cm 長，蔥切蔥花。

❷ 倒 300ml 水於鍋中加熱煮沸，放麻薏煮熟後，加高湯粉與胡椒調味，灑蔥花後熄火。

10 kcal	鹽	0.9 g
	碳	2.0 g
	纖	0.6 g

從香菇流出的湯汁與香氣是最棒的

白菜香菇湯

〔材料〕

白菜…………50g

香菇…………1 朵（15g）

顆粒高湯粉…2 小匙（4g）

胡椒…………少許

〔作法〕

❶ 將白菜纖維切斷，切 1cm 寬，香菇去梗切半後，再切薄片。

❷ 倒 300ml 水於鍋中，將白菜與香菇煮軟，加進高湯粉、胡椒調味即可。

基本

創意料理 ①　創意料理 ②

以下將介紹可預先製作備用的方便常備菜。

8種基本常備菜，並利用常備菜做出2道創意料理，由於常備菜會先烹煮過後再保存，因此短時間內就能做出可樂餅或白菜捲等料理。另外，豆腐渣、大豆、牛蒡、羊栖菜等纖維豐富的食材可裝進便當，補充蔬菜的營養素。

放冰箱冷藏可保存3～4日，冷凍可保存3週左右，切小、分散，平放冷凍，增加使用時的方便性。

※菜色變換的材料為2人份。

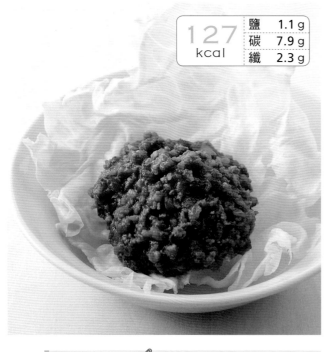

127 kcal

鹽	1.1g
碳	7.9g
纖	2.3g

基本　常備菜 1 番茄肉醬

〔材料（料理完成後的重量 600g 約 5 餐份）〕

綜合絞肉…150g
洋蔥………1/2 顆（100g）
香菇………5 朵（75g）
胡蘿蔔……50g
西洋芹……30g
大蒜………1 瓣（6g）
鹽…………1/2 小匙（3g）
胡椒………少許
橄欖油……1 大匙（12g）

A
番茄罐…400g
紅酒…2 大匙（30g）
高湯塊…1 塊（5.3g）
月桂葉…1 片

〔作法〕
① 將所有蔬菜切末。
② 將橄欖油及大蒜切末倒入鍋中爆香，再加進其他食材，灑鹽、胡椒調味翻炒。
③ 蔬菜煮軟後，加絞肉炒至半熟，倒進 A，不時翻炒至煮汁收乾為止。

POINT
使用許多蔬菜製成低卡路里的醬，雖然味道清淡，但醬中濃縮許多蔬菜的鮮甜味。

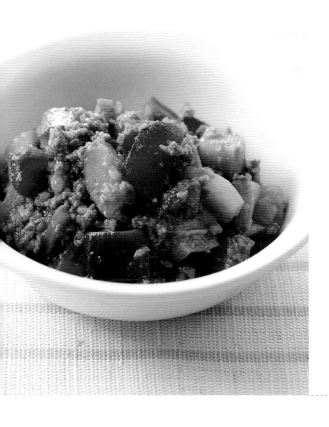

創意料理 1
鮮燴夏季蔬菜

	鹽	1.2 g
143 kcal	碳	11.5 g
	纖	3.0 g

〔材 料〕

洋蔥…1/4 顆（50g）　　橄欖油……2 小匙（8g）
茄子…中 1/2 條（40g）　番茄肉醬…150g
紅甜椒、黃甜椒　　　　鹽…………少許
………各 40g　　　　　水…………50m1
櫛瓜…30g

〔作 法〕

❶ 將所有蔬菜切 2cm 丁狀，橄欖油倒進鍋中加熱，灑鹽翻炒。

❷ 蔬菜輕輕過火後，加番茄肉醬及水，翻炒至蔬菜變軟即可。

POINT

維生素豐富的一道料理，可配麵包或者淋在白飯上做成普羅旺斯丼飯，就是一道簡單的午餐菜單。

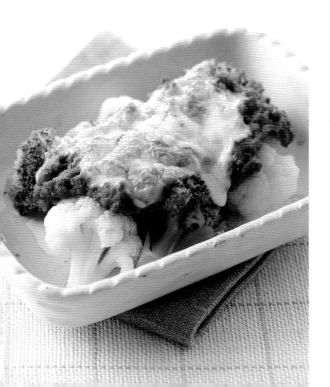

創意料理 2
番茄肉醬
烤花椰菜

	鹽	0.6 g
85 kcal	碳	5.8 g
	纖	3.0 g

〔材 料〕

綠花椰、白花椰……各 60g
番茄肉醬……………80g
即溶起司片…………15g

〔作 法〕

❶ 兩種花椰菜皆撥散後汆燙，放進耐熱盤中。

❷ 將番茄肉醬及起司放在食材上，放進烤箱烤至呈現金黃色。

POINT

也可用胡蘿蔔、蓮藕等水煮蔬菜來代替花椰菜，但是使用南瓜與薯類食材時需減量。

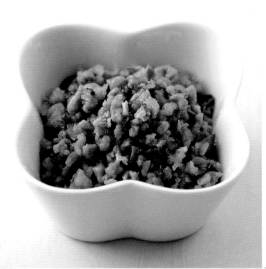

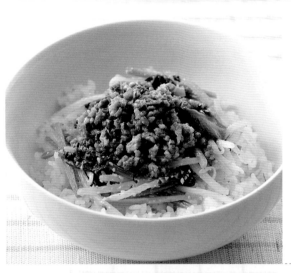

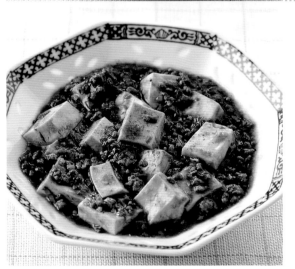

基本 　常備菜 2
豬肉燥

87 kcal	鹽	0.4 g
	碳	7.0 g
	纖	3.3 g

〔材料（料理完成後的重量 200g 約 8 餐份）〕

豬絞肉…150g
長蔥……50g
乾燥香菇（用溫水泡軟）
………3 朵（45g）
生薑、大蒜
………各 1 瓣（6g）

鹽、胡椒…各少許
A ┌醬油………2 小匙（12g）
　│酒…………2 小匙（10g）
　└砂糖………2 小匙（6g）
芝麻油……1 小匙（4g）

〔作法〕

① 蔥、香菇、生薑、大蒜切末備用。

② 芝麻油倒入平底鍋中炒生薑、大蒜、蔥，爆香後放豬絞肉、香菇，灑鹽、胡椒調味翻炒。

③ 食材煮熟後倒入 A 使醬汁味道融入食材。

創意料理 ①
韓式拌飯

388 kcal	鹽	1.1 g
	碳	68.5 g
	纖	6.3 g

〔材料〕

白飯……300g
豆芽菜…100g
胡蘿蔔…30g
菠菜……100g

A ┌鹽、白芝麻…各少許
　└芝麻油………1 小匙（4g）
豬肉燥………60g
韓式辣醬……2 小匙（6g）

〔作法〕

① 豆芽菜去鬚根，胡蘿蔔切 3cm 細絲，菠菜切相同長度備用。

② 蔬菜汆燙後泡冷水，瀝乾水分，拌入 A。

③ 盛盤，擺上 ② 及豬肉燥，再添加韓式辣醬即可。

創意料理 ②
麻婆豆腐

220 kcal	鹽	1.3 g
	碳	16.5 g
	纖	4.5 g

〔材料〕

嫩豆腐…1 塊（300g）
豬肉燥…80g
豆瓣醬…1/2 小匙（3g）

甜麵醬…1 大匙（18g）
水………150ml
太白粉…1 小匙（3g）

〔作法〕

① 豆腐切 1.5cm 丁狀，放沸水煮約 2 分鐘後撈起，用篩網瀝乾水分。

② 將豬肉燥及豆瓣醬放進平底鍋中爆香，加甜麵醬及水。

③ 將 ② 煮熟後放進豆腐煮約 1 分鐘，再以畫圓的方式淋入太白粉水勾芡即可。

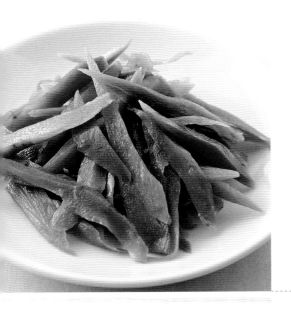

59 kcal	鹽	0.4 g
	碳	10.1 g
	纖	3.2 g

基本　常備菜 3

炒牛蒡絲

〔材料〕（料理完成後的重量 500g 約 8 餐份）

牛蒡……400g
胡蘿蔔…100g
芝麻油…1 大匙

A 醬油…1 大匙多（21g）
　味醂…1 大匙（18g）
　高湯…100ml

〔作法〕

❶ 牛蒡絲削皮切細長狀，泡水去澀味，胡蘿蔔切 3～4cm 長條狀。

❷ 將芝麻油倒入平底鍋中加熱，放入瀝乾水分的牛蒡絲與胡蘿蔔絲翻炒。

❸ 食材整體炒軟後，加入 A 煮至煮汁收乾即可。

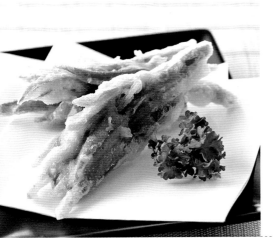

創意料理 1

牛蒡天婦羅

173 kcal	鹽	0.2 g
	碳	12.1 g
	纖	2.0 g

〔材料〕

炒牛蒡絲……100g
麵粉…………1 大匙（9g）
太白粉………2 小匙（6g）
水…………1 又 1/2 大匙
油炸用油…適量
香芹………少許

〔作法〕

❶ 麵粉、太白粉、水倒入大碗中混合做成麵糊。

❷ 將炒牛蒡絲輕輕裹上薄麵糊，做成 4 等分。

❸ 放入 180 度油鍋中油炸，瀝乾油分盛盤，擺香芹裝飾即可。

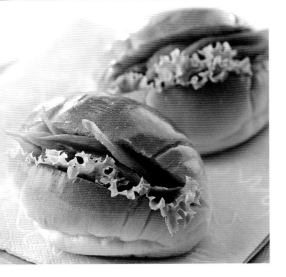

創意料理 2

牛蒡三明治

227 kcal	鹽	0.9 g
	碳	35.7 g
	纖	3.3 g

〔材料〕

炒牛蒡絲…100g
圓形麵包……30g x 4 個
綠橡葉萵苣…20g

〔作法〕

從麵包中間切一條較深的切口，餡料夾入撕成容易入口大小的綠橡葉萵苣、炒牛蒡絲，做成三明治即可。

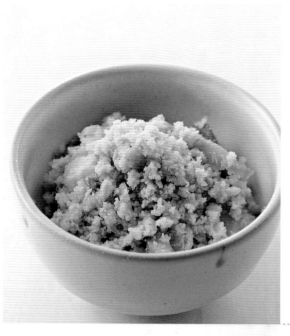

基本	炒豆腐渣	55 kcal	鹽	0.4 g
			碳	6.6 g
			纖	3.3 g

〔材料〕（料理完成後的重量 550g 約 9 餐份）

豆腐渣…………200g
白菜…………100g
牛蒡、胡蘿蔔…各 50g
長蔥…………50g
竹輪…………1 條（30g）

鹽…………1/6 小匙（1g）
A ┌高湯…………150m1
　淡味醬油…1 大匙（18g）
　└味醂…………1 大匙（18g）
沙拉油…………1 大匙（12g）

〔作法〕

❶ 白菜切 1cm 寬，牛蒡切細長薄絲泡水去澀味，胡蘿蔔切絲，蔥切蔥花，竹輪縱切半再切 3mm 寬備用。

❷ 將油倒入鍋中加熱，放入 ❶ 的食材灑鹽翻炒。

❸ 白菜炒軟後加進豆腐渣輕炒，倒入 A 攪拌至煮汁收乾即可。

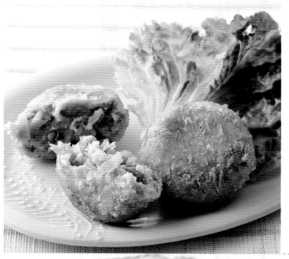

豆腐渣可樂餅	281 kcal	鹽	0.9 g
		碳	20.9 g
		纖	7.3 g

〔材料〕

炒豆腐渣…300g
蛋…………1 顆（50g）
麵粉、水…各 1 大匙

乾燥麵包粉…2 大匙（12g）
油炸用油……適量
紅葉萵苣……30g

〔作法〕

❶ 將炒豆腐渣與蛋液攪拌拌勻，分成 4 等分。

❷ 依序將 ❶ 裹上一層薄麵粉水及用手壓碎的麵包粉，用 180 度高溫油炸。

❸ 瀝乾油分，與撕容易入口大小的紅葉萵苣一同盛盤。

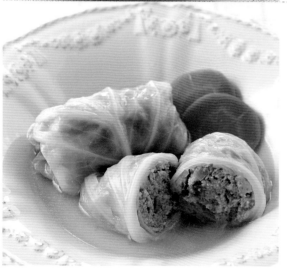

豆腐渣高麗菜捲	177 kcal	鹽	2.0 g
		碳	16.0 g
		纖	6.0 g

〔材料〕

炒豆腐渣…100g
雞絞肉……100g
高麗菜……320g（4 片）
胡蘿蔔……30g

┌高湯………300m1
A 淡味醬油…2 小匙（12g）
└鹽…………少許

〔作法〕

❶ 高麗菜事先汆燙處理，去除芯較粗的部分。

❷ 混合炒豆腐渣與雞絞肉後，分 4 等分，用 ❶ 的蔬菜捲起來。

❸ 食材 ❷ 捲起來的尾端朝下並排放入鍋中，加進 A 與切圓片的胡蘿蔔，蓋上鍋蓋燜煮約 20～30 分鐘。

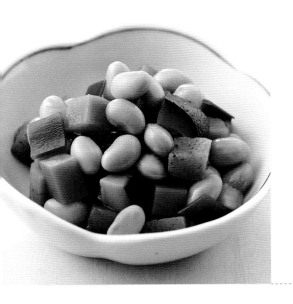

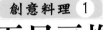 常備菜 5

基本 **五目豆**

63 kcal	鹽	0.6 g
	碳	9.1 g
	纖	4.3 g

〔材料（料理完成後的重量 500g 約 8 餐份）〕

大豆罐頭（水煮）…160g

牛蒡、胡蘿蔔、

蒟蒻…各 80g

乾燥香菇（用溫水泡軟）

……4 朵（60g）

昆布…約 10cm

Ⓐ 高湯…300ml

醬油…1 大匙（18g）

酒……1 大匙（15g）

砂糖…1 大匙（9g）

鹽……少許

〔作法〕

❶ 牛蒡、胡蘿蔔、蒟蒻、香菇切與大豆相似的大小，牛蒡泡水去澀味，蒟蒻事先汆燙處理去腥味，昆布用廚房剪刀剪 8mm 丁狀。

❷ 將大豆及 ❶ 與拌勻的 Ⓐ 倒入鍋中，蓋上鍋蓋，不時打開鍋蓋攪拌，煮至煮汁收乾即可。

創意料理 ①

五目豆炊飯

316 kcal	鹽	1.0 g
	碳	64.4 g
	纖	3.2 g

〔材料〕

精白米…1 杯（150g）

五目豆…80g

高湯……200ml

酒…………2 小匙（10g）

淡味醬油…1 小匙（6g）

〔作法〕

❶ 米洗淨後，瀝乾水分放入鍋中，浸泡於高湯中。

❷ 將酒與醬油倒入 ❶ 中輕輕攪拌，鋪上五目豆炊煮。

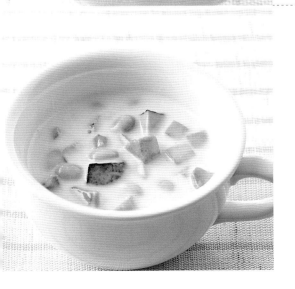

創意料理 ②

五目豆濃湯

90 kcal	鹽	1.0 g
	碳	54.8 g
	纖	2.8 g

〔材料〕

五目豆（放涼狀態）…100g

太白粉………………2/3 小匙（2g）

無糖豆漿………………160ml

鹽…………………少許

〔作法〕

❶ 將太白粉灑在五目豆上，與豆漿一同倒入鍋中開火煮。

❷ 沸騰後轉小火，煮至有黏稠度，灑鹽調味即可。

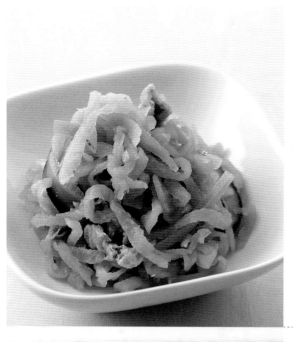

常備菜 6

滷蘿蔔絲

47 kcal	鹽	0.7 g
	碳	8.4 g
	纖	2.8 g

〔材料〕（料理完成後的重量 600g 約 10 餐份）

醃蘿蔔絲…60g
炸豆皮……1 片（30g）
胡蘿蔔……100g
乾香菇（用溫水泡軟）
……………2 朵（30g）

A ┌ 高湯…300ml
  │ 醬油…1 又 1/2 大匙（27g）
  │ 味醂…1 大匙（18g）
  └ 鹽……少許

〔作法〕

1. 醃蘿蔔絲搓洗後，放水中浸泡泡軟，瀝乾水分。

2. 用沸水淋炸豆皮去油，與胡蘿蔔切 3cm 長細絲，香菇切薄片。

3. 將 1、2 及拌勻的 A 倒入鍋中開火煮，攪拌煮至煮汁收乾為止。

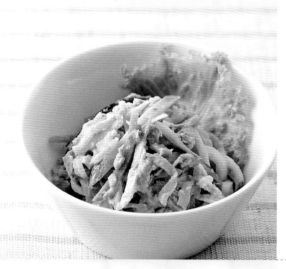

創意料理 1

醃蘿蔔絲沙拉

58 kcal	鹽	1.1 g
	碳	5.2 g
	纖	1.4 g

〔材料〕

滷蘿蔔絲……………………80g
小黃瓜………………1/4 條（25g）
鮪魚罐（水煮）……………20g
綠橡葉萵苣…………………20g
美乃滋（卡路里減半包裝）…1 大匙（15g）

〔作法〕

小黃瓜切絲，與醃蘿蔔絲、鮪魚、美乃滋拌勻，與撕片的萵苣一同盛盤即可。

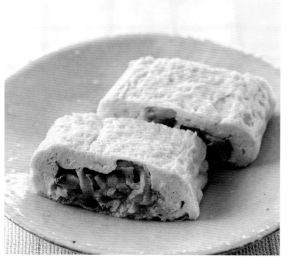

創意料理 2

蘿蔔絲雞蛋卷

58 kcal	鹽	0.7 g
	碳	6.5 g
	纖	2.2 g

〔材料〕

滷蘿蔔絲…60g
蛋………2 顆（100g）
沙拉油……2 小匙（8g）

A ┌ 高湯………2 大匙
  │ 鹽…………少許
  │ 淡味醬油…1/2 小匙（3g）
  └ 味醂………1/2 小匙（3g）

〔作法〕

1. 將蛋打散，加入 A 做成蛋液。

2. 將半量的油倒入方型平底鍋中，倒 1/3 蛋液，擺上蘿蔔絲捲起來。

3. 倒入剩下的油及蛋液，將 2 當做芯捲起來，同樣的做法倒入剩下的蛋液再做一次。

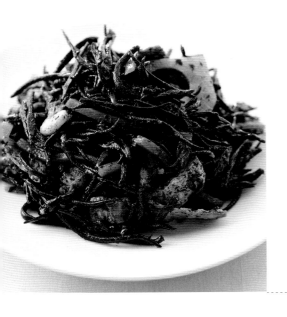

基本 燉煮羊栖菜

44 kcal	鹽	0.4 g
	碳	4.4 g
	纖	1.6 g

〔材 料（料理完成後的重量 350g 約 7 餐份）〕

羊栖菜（乾燥）…20g
豬腿肉片（薄片、無肥肉）
…………………60g
胡蘿蔔……………50g
蓮藕………………50g

Ⓐ ┌高湯……100m1
　　├醬油……1 大匙多 （15g）
　　└味醂……2 小匙 （12g）
沙拉油……1 大匙 （12g）

〔作 法〕

❶ 用水將羊栖菜泡軟，輕輕搓洗後瀝乾水分。

❷ 胡蘿蔔切絲，豬肉切 5mm 寬，蓮藕切薄扇片狀備用。

❸ 將油倒入鍋中加熱，炒 ❶、❷ 食材，炒至豬肉變色後，倒進 Ⓐ 炒至煮汁收乾即可。

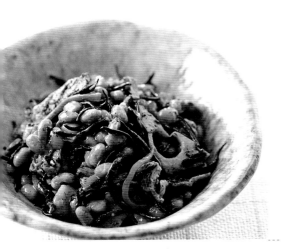

涼拌羊栖菜納豆

98 kcal	鹽	0.7 g
	碳	7.3 g
	纖	3.3 g

〔材 料〕

燉煮羊栖菜…40g
納豆…………1 包 （40g）
納豆汁………1/2 袋

〔作 法〕

將燉煮羊栖菜、納豆、湯汁拌勻即可。

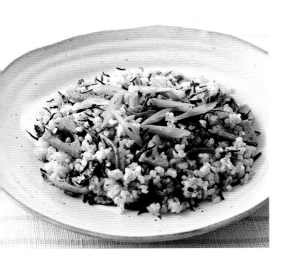

羊栖菜炒飯

374 kcal	鹽	1.8 g
	碳	62.5 g
	纖	5.4 g

〔材 料〕

燉煮羊栖菜…200g
糙米飯………300g
四季豆………1 條 （10g）
芝麻油…2 小匙 （8g）
鹽………少許

〔作 法〕

❶ 將芝麻油倒入平底鍋中熱鍋，放羊栖菜及糙米炒至稍有焦色。

❷ 整體炒鬆散後，灑鹽調味。

❸ 盛盤，擺上汆燙後切絲的四季豆裝飾即可。

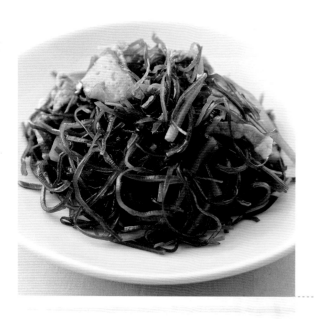

常備菜 8

滷昆布絲

28 kcal	鹽	0.9 g
	碳	4.5 g
	纖	2.1 g

〔材料（料理完成後的重量 300g 約 7 餐份）〕

昆布絲（乾燥）……35g
豬腿肉片（薄切）…40g
甜不辣……小 1 片（40g）
胡蘿蔔………………30g

A ─ 高湯…150ml
　　醬油…1 大匙（18g）
　　味醂…2/3 大匙（12g）

〔作法〕

❶ 用水輕輕搓洗昆布後，浸泡於水中約 5 分鐘。

❷ 豬肉切 5mm 寬，甜不辣切薄片，胡蘿蔔切 3cm 長細絲，倒入鍋中混合。

❸ 加進 A 與昆布開火燉煮，不時攪拌煮至煮汁收乾為止。

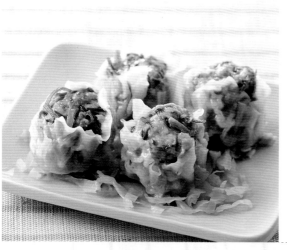

創意料理 ❶

昆布絲燒賣

119 kcal	鹽	0.6 g
	碳	9.7 g
	纖	2.0 g

〔材料〕

豬絞肉……120g
滷昆布絲…60 g
燒賣皮……8 片（20g）
白菜………40g

〔作法〕

❶ 豬絞肉與昆布絲混合搓揉均勻，分成 8 等分用燒賣皮包起來。

❷ 將切絲的白菜平鋪在蒸鍋中，放上 ❶，放進預熱的蒸鍋中蒸約 12 分鐘。

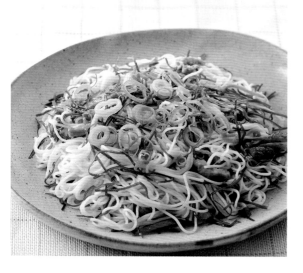

創意料理 ❷

昆布絲炒麵線

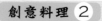

417 kcal	鹽	1.9 g
	碳	77.6 g
	纖	4.9 g

〔材料〕

滷昆布絲……100g
麵線（乾燥）
………………2 束（100g）

蔥………少許（切蔥花）
芝麻油…1 又 1/2 小匙（6g）
醬油……2/3 小匙（4g）

〔作法〕

❶ 麵線用沸水汆燙（汆燙時間依照包裝上標示），用流水沖洗後瀝乾水分。

❷ 將芝麻油倒入平底鍋中熱鍋，放入 ❶ 與昆布絲拌炒。

❸ 食材整體炒軟後，從鍋子內側邊緣以畫圓方式淋醬油增加香氣，灑蔥花裝飾即可。

自由組合搭配

單盤料理
當令食材菜單

午餐往往多偏向攝取三明治、丼飯、麵
類等容易營養不足的飲食。此章節起要
介紹用單盤料理就能達到均衡飲食的食
譜,後半部也會介紹利用當令食材製作
出美味料理的菜單。

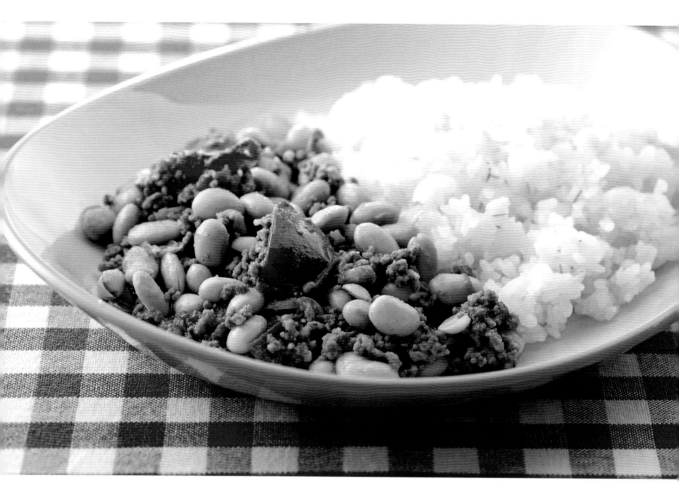

不使用市售咖哩塊，善用蔬菜創造濃郁口感

大豆番茄咖哩

526 kcal	鹽	2.0 g
	碳	71.6 g
	纖	9.0 g

〔材料〕

大豆（水煮）罐…100g
綜合絞肉…………100g
番茄………………1 顆（200g）
生薑、大蒜………各 1/2 瓣（3g）
橄欖油……………1 小匙（4g）
咖哩粉……………1 又 1/2 大匙（9g）
鹽…………………2/3 小匙（4g）
胡椒………………少許
麥飯………………300g

〔作法〕

❶ 將橄欖油倒入平底鍋中加熱炒絞肉。

❷ 加薑泥、蒜泥、咖哩粉輕輕翻炒。

❸ 加入切塊的番茄、大豆、灑上鹽，蓋上鍋蓋燜煮，將番茄的水氣煮蒸發後，灑少許鹽（另備）、胡椒調味。

❹ 與麥飯一同盛盤。

POINT

挑選豆類時要注意鷹嘴豆與小扁豆含醣量偏高的問題。

172

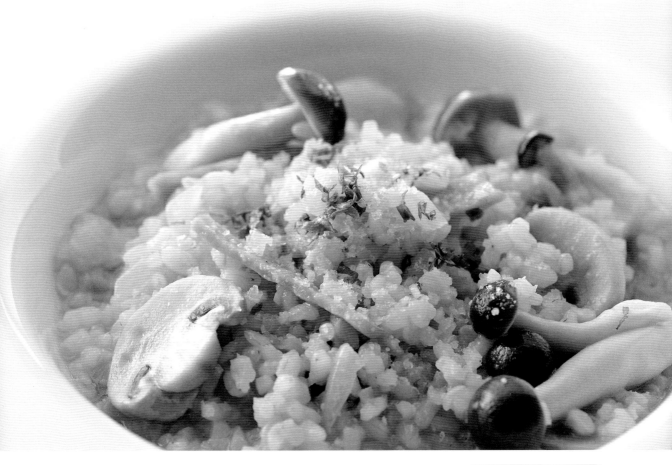

半碗飯的分量就 OK！用香菇增加分量感

香菇起司燉飯

209 kcal	鹽	1.2 g
	碳	30.8 g
	纖	3.0 g

〔材 料〕

糖米飯…………150g
鴻喜菇…………60g
洋菇……………4 個（40g）
洋蔥……………1/4 顆（50g）
肩培根…………20g
奶油……………10g
高湯塊…………1/2 個（2.6g）
熱水……………300ml
鹽、胡椒………各少許
帕瑪森起司……1 小匙（2g）
巴西利（切末）…少許

〔作 法〕

❶ 鴻喜菇切去蒂根後剝散，洋菇切薄片，洋蔥切末，培根切 5mm 寬。

❷ 將奶油放入鍋中開火輕輕炒 ❶，加高湯塊與熱水煮沸，放入糖米飯燉煮。

❸ 煮汁收乾後，灑鹽與胡椒調味盛盤，灑起司與巴西利末裝飾。

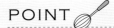

POINT

用培根提引鹹甜味，減少高湯粉與鹽的使用，糖米飯含豐富膳食纖維、帶咬勁可增加口感。

438 kcal	鹽	1.5 g
	碳	68.4 g
	纖	3.8 g

使用低脂肪的腿肉用牛蒡增加分量

牛丼飯

〔材料〕

雜穀飯……………………………300g
牛腿肉片（薄片、無肥肉）…150g
牛蒡………………………………70g
珠蔥（切蔥花）…………………少許
┌高湯……………………………150ml
│醬油……………………………1 大匙（18g）
Ⓐ味醂……………………………2 小匙（12g）
└生薑（磨泥）…………………1/2 瓣（3g）

〔作法〕

❶ 牛蒡切細長薄絲泡水去澀味，牛肉切成容易入口的大小。

❷ 將 A 倒入鍋中混合，放進牛蒡煮 3～4 分鐘。

❸ 加肉攪拌至煮汁收乾，盛盤，淋在雜穀飯上，灑蔥花裝飾即可。

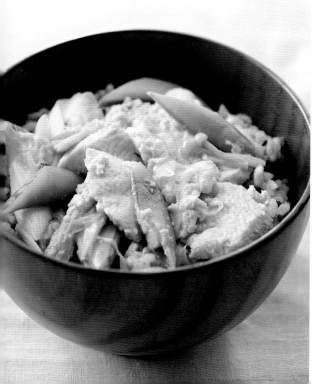

427 kcal	鹽	1.6 g
	碳	63.1 g
	纖	2.8 g

將綠色蔬菜加進食材中

豌豆親子丼飯

〔材料〕

雜穀飯…300g	金針菇…60g
蛋………2 顆（100g）	長蔥……30g
雞胸肉…80g（去皮）	┌高湯……200ml
甜豌豆…6 條（30g）	Ⓐ醬油……1 大匙（18g）
	└味醂……2 小匙（12g）

〔作法〕

❶ 雞肉斜切片，甜豌豆撕去兩側筋絡斜切半，金針菇切去蒂根再切半，蔥斜切薄片備用。

❷ 將 A 倒入較小的平底鍋中，開火並加入 ❶ 燉煮。

❸ 材料煮熟後倒入蛋液，依個人喜好煮出軟硬度，淋在雜穀飯上即可。

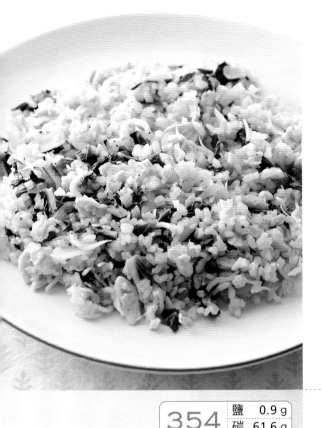

426 kcal	鹽	2.2 g
	碳	61.2 g
	纖	4.0 g

用鮹仔魚的鹹與芝麻油風味減少鹽分使用量

小松菜鮹仔魚炒飯

〔材 料〕

麥飯…………300g
小松菜………100g
長蔥…………40g
蛋……………2 顆（100g）
乾燥鮹仔魚…4 大匙（30g）
芝麻油………1 大匙（12g）
鹽、胡椒……各少許
醬油…………1 小匙（6g）

〔作 法〕

❶ 小松菜切碎，蔥切末。

❷ 將 1/2 大匙的芝麻油倒入平底鍋中加熱，倒入蛋液炒蛋，取出。

❸ 倒入剩下的芝麻油於平底鍋中，炒小松菜與蔥，蔬菜炒軟後加進麥飯、鮹仔魚、❷ 翻炒，灑鹽、胡椒調味，最後從鍋子內側邊緣以畫圓的方式淋上醬油即可。

354 kcal	鹽	0.9 g
	碳	61.6 g
	纖	3.4 g

不用醋飯而用酸橙與芝麻調味

鮪魚丼飯

〔材 料〕

麥飯………300g
鮪魚赤身（生魚片用）
…………120g
醬油………2 小匙（12g）
味醂………1 小匙（6g）
熟白芝麻…1 小匙（3g）
酸橙汁（或用醋橘）
…………1 大匙（15g）

豆芽菜…30g
蘘荷……1 個（10g）
碎海苔…少許

〔作 法〕

❶ 鮪魚切一口大小，用醬油與味醂醃漬約 10 ～ 15 分鐘。

❷ 酸橙汁與芝麻拌入溫熱的麥飯中，盛小碗丼飯。

❸ 在 ❷ 上擺上豆芽菜、切絲的蘘荷，再放入 ❶，灑海苔裝飾即可。

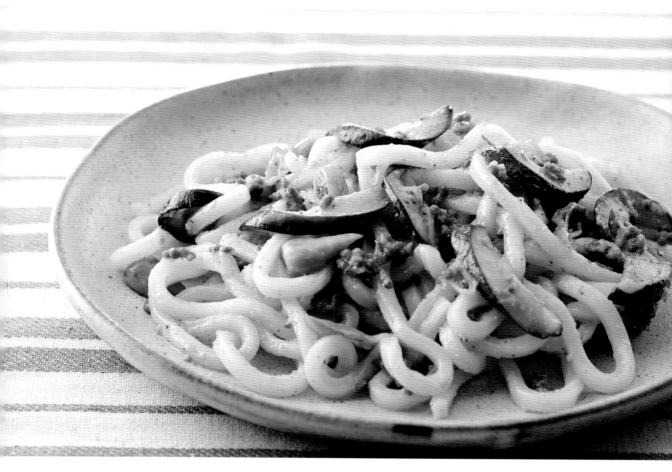

炒茄子前，先蒸煮處理，可減少吸油量

味噌炒烏龍麵

<table>
<tr><td rowspan="3">431
kcal</td><td>鹽</td><td>2.3 g</td></tr>
<tr><td>碳</td><td>51.2 g</td></tr>
<tr><td>纖</td><td>4.2 g</td></tr>
</table>

〔材料〕

冷凍烏龍麵……2 團（400g）
豬絞肉…………120g
茄子……………中 2 條（160g）
糯米椒…………6 根（18g）
生薑（切絲）…1 瓣（5g）
高湯……………2 大匙
鹽………………少許
醬油……………1 小匙（6g）
熟白芝麻………1 小匙（3g）
Ⓐ ┌ 味噌…………2 小匙（12g）
  │ 味醂…………1 小匙（6g）
  └ 高湯…………1 大匙
芝麻油…………2 小匙（8g）

〔作 法〕

❶ 茄子切 5mm 厚半月狀，糯米椒去蒂斜切半。

❷ 高湯與茄子放入平底鍋中，灑鹽蓋上鍋蓋燜煮，茄子煮軟後加進芝麻油、絞肉、糯米椒、薑絲翻炒，炒至肉變色後，加入冷凍（或用微波爐解凍）的烏龍麵炒。

❸ 倒入 Ⓐ 煮至煮汁收乾入味，從鍋子內側邊緣以畫圓的方式淋醬油，灑芝麻即可。

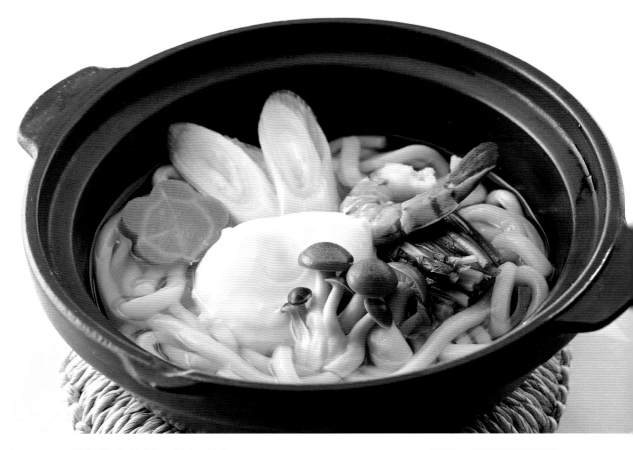

加入蛋白質與蔬菜使料理營養滿分

烏龍湯麵

337 kcal	鹽	2.5 g
	碳	50.9 g
	纖	4.3 g

〔材　料〕

冷凍烏龍麵（解凍）…2 團（400g）

蛋……………………2 顆（100g）

蝦（帶殼）…………2 尾（30g）

鴻喜菇………………40g

長蔥…………………30g

胡蘿蔔………………20g

菠菜…………………100g

A ┌ 高湯…………………400ml
　├ 淡味醬油……………2 小匙（12g）
　├ 味醂…………………1 又 1/2 小匙（9g）
　└ 鹽……………………少許

〔作　法〕

❶ 鴻喜菇切去蒂根後剝散，蔥斜切片，胡蘿蔔用花型模具壓成花型。

❷ 將 A 倒入鍋中開火煮沸，放入烏龍麵及 ❶ 燉煮，中途加蛋、去蝦殼及腸泥的蝦仁一起煮。

❸ 盛盤，擺上事先汆燙、切成容易入口大小的菠菜。

POINT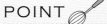

烏龍麵只含醣類營養質，營養容易失衡，可與能攝取蛋白質的蛋、蝦子等食材及蔬菜搭配組合。

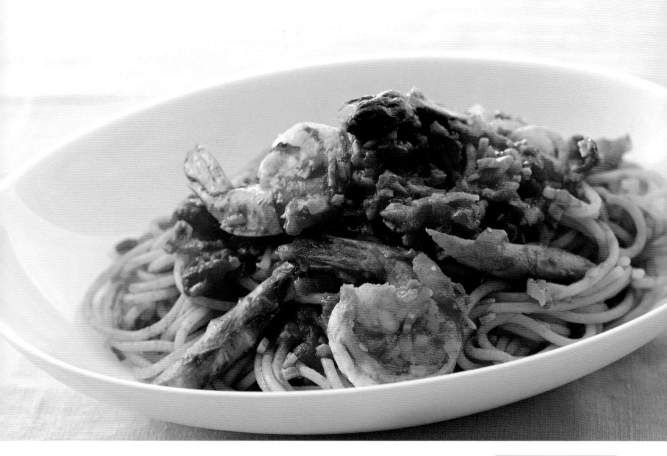

用蝦子、培根的鹹甜味提引食物，味道清淡爽口
茄汁蘆筍蝦仁義大利麵

378 kcal	鹽	1.4 g
	碳	59.4 g
	纖	4.4 g

〔材料〕

義大利麵…………140g

蝦子（帶殼）……6 尾（90g）

白酒…………2 小匙
鹽…………少許

綠蘆筍…………4 根（80g）

大蒜…………1/2 瓣（3g）

洋蔥…………1/4 顆（50g）

肩培根…………15g

番茄罐（水煮）…1/2 罐（200g）

鹽、胡椒…………各少許

橄欖油…………1 小匙（4g）

〔作法〕

❶ 大蒜、洋蔥、培根切末，用刨刀削去蘆筍下方較硬的皮，滾刀切段，去蝦殼及腸泥，用鹽、白酒搓揉醃漬。

❷ 煮沸 2L 的熱水，放 2 小匙鹽（另備），依照包裝紙標示的時間煮義大利麵條，再起鍋的 1 分鐘前，加進蘆筍一起煮。

❸ 將橄欖油與大蒜放進平底鍋中開火爆香，加入洋蔥與培根炒，洋蔥炒至透明，放入蝦子與番茄炒至水分蒸發。

❹ 加進煮熟的義大利麵與蘆筍，灑鹽、胡椒調味。

POINT

也可使用綠花椰菜、青椒等有嚼勁的蔬菜代替。

310 kcal	鹽	2.0 g
	碳	37.8 g
	纖	3.2 g

用半團麵，並用豆芽菜補足分量

青椒肉絲風味炒麵

〔材料〕

蒸熟的中華麵…1 團（160g）　　太白粉……1 小匙（3g）
雞胸肉………120g（去皮）　　鹽、胡椒…各少許
┌鹽…………少許　　　　　　┌蠔油……2 小匙（12g）
└酒…………1 小匙　　　　Ⓐ醬油……1 小匙（6g）
豆芽菜………160g　　　　　　└酒………2 小匙（10g）
青椒…………1 個（30g）　　芝麻油……2 小匙（8g）
紅甜椒………1/5 個（30g）

〔作法〕

❶ 雞肉切絲，用鹽、酒搓揉醃漬，豆芽菜去鬚根，
　青椒與紅甜椒切絲。

❷ 將太白粉灑在肉上，放進用芝麻油加熱的平底鍋
　中炒，肉變色後加進豆芽菜與青椒，灑上鹽、胡
　椒翻炒。

❸ 中華麵揉散放入篩網中，用沸水淋燙過後，放入
　❷ 中翻炒，再倒 Ⓐ 炒至味道融入食材即可。

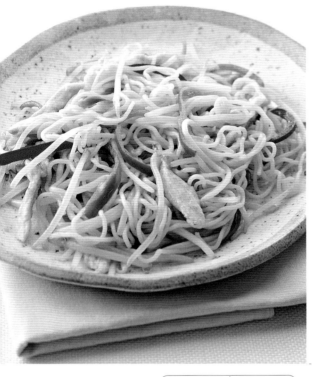

342 kcal	鹽	1.4 g
	碳	55.2 g
	纖	3.3 g

最後再淋上醬油增加料理風味

和風小魚乾義大利麵

〔材料〕

義大利麵…140g　　　　　　紅辣椒…1 根
小魚乾……20g　　　　　　醬油……1 小匙（6g）
長蔥………1 支（100g）　　芝麻油…2 小匙（8g）
大蒜………1/2 瓣（3g）

〔作法〕

❶ 蔥斜切薄片，大蒜切末，辣椒去籽切 2 ～ 3 等分。

❷ 將鍋中 2L 的熱水煮沸，放鹽（另備），依照包
　裝標示煮義大利麵。

❸ 將芝麻油、大蒜、辣椒放入平底鍋中開火爆香，
　加蔥與小魚乾翻炒。

❹ 再放進煮熟的義大利麵於 ❸ 中，從鍋子邊緣內
　側以畫圓的方式淋醬油，使味道融入食材。

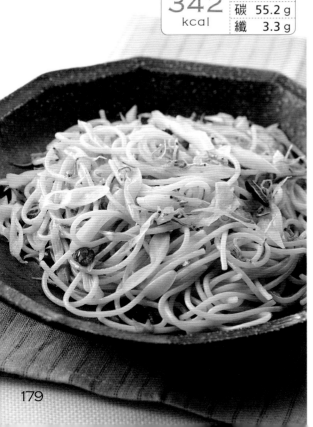

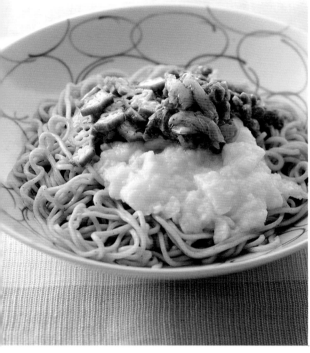

292 kcal	鹽	2.8 g
	碳	52.1 g
	纖	5.8 g

山藥不磨成泥只打碎，保留食材口感

山藥蕎麥麵

〔材料〕

蕎麥麵（水煮熟）……2 團（320g）
山藥…………………100g
秋葵…………………4 根（40g）
鹽……………………少許
白菜泡菜……………40g
納豆…………………1 包（40g）
┌ 鰹魚和風露（3 倍濃縮）
A ……………………3 大匙（45g）
└ 冷水………………180ml

〔作法〕

❶ 山藥削皮切 1cm 寬圓片，放進保鮮袋用桿麵棒等工具敲打成碎狀，用鹽搓揉秋葵表面，將秋葵輕輕涮過沸水，再泡冷水切小圓段，白菜泡菜切小塊。

❷ 蕎麥麵用沸水汆燙後，用冷水沖涼保存 Q 勁，瀝乾水分盛盤。

❸ 將納豆與 ❶ 擺在麵上，淋上 A 即可。

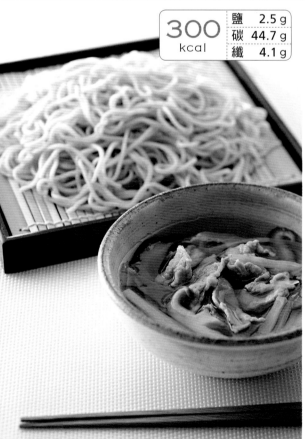

300 kcal	鹽	2.5 g
	碳	44.7 g
	纖	4.1 g

不僅只是佐料，沾醬中還有豐富的食材

豬肉沾麵

〔材料〕

蕎麥麵（水煮熟）…2 團（320g）
豬腿肉片（薄片）…120g
長蔥…………………60g
胡蘿蔔………………40g
香菇…………………2 朵（30g）
┌ 鰹魚和風露（3 倍濃縮）
A ……………………3 大匙（45g）
└ 水…………………200ml

〔作法〕

❶ 豬肉切一口大小，蔥、胡蘿蔔切 4cm 寬細絲，香菇切薄片。

❷ 將 A 倒入鍋中混合，煮 ❶ 的食材。

❸ 蕎麥麵用沸水汆燙後，用冷水沖涼保存 Q 勁，瀝乾水分盛盤，將 ❷ 另外盛碗即可。

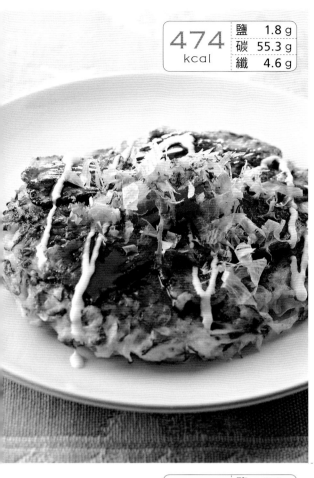

474 kcal	鹽	1.8 g
	碳	55.3 g
	纖	4.6 g

用高湯做麵糰，因此醬汁要少量使用

大阪燒

〔材料〕

豬里肌薄片……80g（無肥肉）
高麗菜…………150g
長蔥……………80g
A〔
山藥（磨泥）…100g
蛋………2顆（100g）
高湯………80ml
鹽…………少許
麵粉…………100g
〕

B〔
中濃醬汁…1大匙
美乃滋（卡路里減半包裝）
…………2小匙
柴魚片……2g
紅薑………10g
青海苔……少許
〕
沙拉油………2小匙（8g）

〔作法〕

❶ 高麗菜切碎末，蔥切細，豬肉切半。

❷ 將 A 除麵粉外，全部放入大碗中攪拌，拌勻後再加進麵粉輕輕攪拌，接著放入高麗菜碎末及蔥花攪拌。

❸ 將沙拉油倒入平底鍋中，倒進半量的 ❷，調整塑成圓形，鋪上半量肉片。

❹ 蓋上鍋蓋轉小火燜煮5～6分鐘，翻面再煎烤3～4分鐘，盛盤，放上 B 即可。

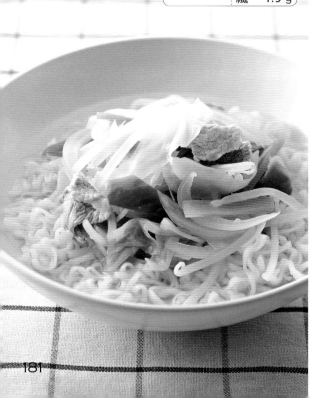

324 kcal	鹽	2.6 g
	碳	59.9 g
	纖	1.9 g

控制湯頭的鹽分即使喝光也 OK！

蔬菜拉麵

〔材料〕

中華乾麵（非油炸）
……140g（70g x 2）
薄切豬腿肉片…80g
高麗菜…………60g
豆芽菜…………100g
青椒……………1個（30g）
胡蘿蔔…………20g

A〔
水…………360ml
雞骨高湯粉
…………1小匙（2g）
鹽、胡椒…各少許
〕

〔作法〕

❶ 豬肉、高麗菜切成容易入口大小，豆芽菜去鬚根，青椒滾刀切塊，胡蘿蔔切絲。

❷ 將 A 倒入鍋中開火煮沸，加入 ❶。

❸ 另起一鍋依照包裝紙標示的時間煮中華麵，瀝乾水分裝盤，將 ❷ 的蔬菜及湯倒入碗中即可。

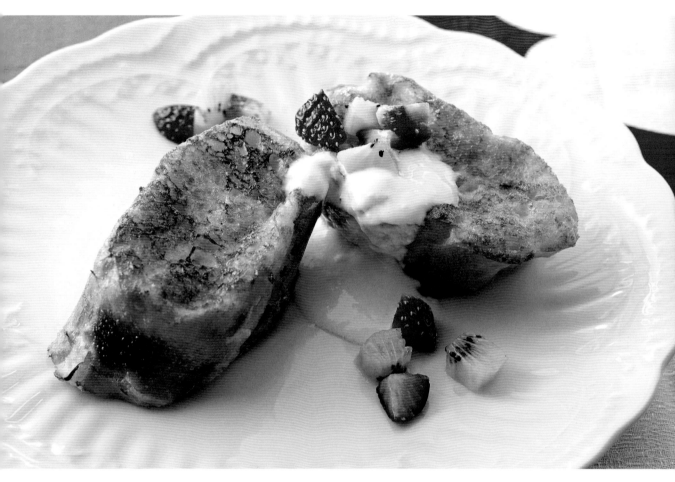

用有厚度的法國麵包展現出分量感

法國吐司佐水果優格

411 kcal	鹽	1.3 g
	碳	58.7 g
	纖	2.7 g

〔材料〕

法國麵包…120g
蛋………2 顆（100g）
無糖豆漿…200ml
寡糖………2 大匙（30g）
奶油………10g

〔優格醬〕

原味優格…60g
寡糖………2 小匙（10g）
草莓………4 顆（40g）
奇異果……1/2 顆（50g）

〔作法〕

❶ 將蛋、豆漿、2 大匙寡糖放入平底盤拌勻，放上切 4 等分的法國麵包浸泡，上下翻面至吸乾蛋液。

❷ 奶油放進平底鍋中加熱融化，慢慢的煎 ❶ 至呈現金黃色後取出。

❸ 優格與 2 小匙寡糖拌勻淋在 ❷ 上，灑上切成容易入口大小的草莓及奇異果即可。

POINT

使用比一般牛奶脂肪低的無糖豆漿，甜味則用低醣的寡糖代替。

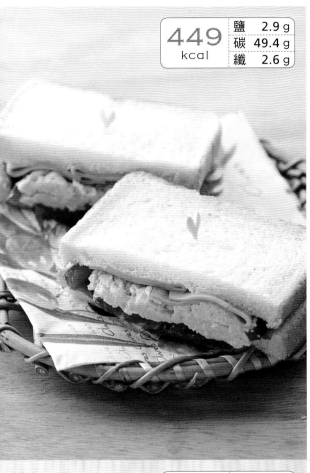

449 kcal	鹽	2.9 g
	碳	49.4 g
	纖	2.6 g

用黃芥末醬的辛辣味減少美乃滋使用量

蔬菜火腿蛋三明治

〔材料〕
吐司（8片裝）…………4片（200g）
里肌火腿片…………………4片（80g）
美乃滋（卡路里減半包裝）…1大匙（12g）
黃芥末醬…………………少許
結球萵苣…………………30g
番茄（切圓片）…………2片（30g）
A ┌ 蛋…………………2顆（100g）
  │ 牛奶………………2小匙（10g）
  └ 鹽、胡椒…………各少許
沙拉油……………………1小匙

〔作法〕
❶ 將 A 拌勻，放進用油加熱的平底鍋中炒蛋，裝盤放涼。
❷ 美乃滋與黃芥末醬拌勻塗在麵包上，將撕成容易入口大小的萵苣、番茄、火腿片及 ❶ 的材料疊起來做成三明治即可。

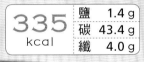

335 kcal	鹽	1.4 g
	碳	43.4 g
	纖	4.0 g

用市售的馬鈴薯沙拉簡單做

馬鈴薯沙拉起司吐司

〔材料〕
全麥麵包（6片裝）……2片（120g）
馬鈴薯沙拉（市售品）…120g
水煮蛋（切圓片）………1顆
綠花椰（汆燙）…………30g
即溶起司片………………20g

〔作法〕
❶ 將馬鈴薯沙拉、水煮蛋、剝散的綠花椰菜、起司放在吐司上。
❷ 放進烤箱烤至起司融化呈現金黃色為止。

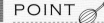

POINT

簡單容易上手的早、午餐，加瓶牛奶就可達到均衡營養。

利用豆子的鮮甜味減少鹽分使用量

豌豆飯

〔材料〕

米⋯⋯⋯⋯1 杯（150g）	鹽⋯少許
豌豆（生）⋯⋯30g	酒⋯1 小匙（5g）

〔作法〕

❶ 米洗淨放篩網瀝乾水分。豌豆撕開取豌豆仁放進沸水中加鹽，瀝乾水分。

❷ 將米放進電鍋中倒酒，水加到刻度位置炊煮。

❸ 飯熟後放進豌豆仁燜煮即可。

當令季節的山菜口味清淡但口感豐富

小魚乾燉竹筍蜂斗菜

〔材料〕

水煮竹筍⋯⋯80g	┌高湯⋯⋯⋯3/4 杯
水煮蜂斗菜⋯40g	Ⓐ淡味醬油⋯1/2 小匙（3g）
小魚乾⋯⋯⋯1 大匙（5g）	└味醂⋯⋯⋯2 小匙（12g）

〔作法〕

❶ 竹筍切成容易入口大小，蜂斗菜切 4 ～ 5cm 長。

❷ 將 A 倒進鍋中煮沸，放入 ❶ 燉煮。

❸ 加小魚乾稍微煮沸。

鎖住各種蔬菜的風味

鮮味時蔬湯

〔材料〕

香菇、胡蘿蔔、蔥、牛蒡⋯各20g	
豌豆莢⋯⋯⋯⋯⋯⋯4 片（8g）	
高湯⋯⋯⋯⋯⋯⋯⋯1 杯	
淡味醬油⋯⋯⋯⋯1/2 小匙（3g）	
鹽⋯⋯⋯⋯⋯⋯⋯少許	

〔作法〕

❶ 香菇去梗，豌豆莢撕去兩側筋絡，蔬菜切絲。

❷ 高湯倒入鍋內煮沸，將 ❶ 煮至軟嫩。

❸ 加醬油、鹽調味即可。

當令食材菜單

當令食材不僅美味，營養價值也高，一定要將其加進菜單中，接著要介紹迎合各季節的菜單。

春

SPRING

春季山菜類的竹筍、蜂斗菜及甜豌豆等蔬菜，味道較香甜，即使口味清淡也很美味，可多多攝取。

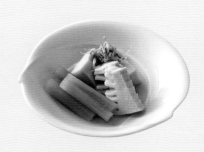

整體營養合計		
473 kcal	鹽	2.2 g
	碳	74.3 g
	纖	4.6 g

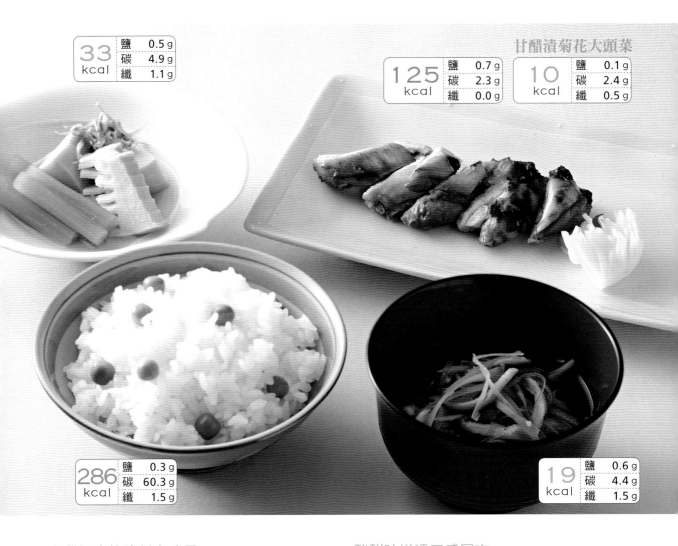

33 kcal	鹽	0.5 g
	碳	4.9 g
	纖	1.1 g

甘醋漬菊花大頭菜

125 kcal	鹽	0.7 g
	碳	2.3 g
	纖	0.0 g

10 kcal	鹽	0.1 g
	碳	2.4 g
	纖	0.5 g

286 kcal	鹽	0.3 g
	碳	60.3 g
	纖	1.5 g

19 kcal	鹽	0.6 g
	碳	4.4 g
	纖	1.5 g

去雞腿皮能降低卡路里

照燒雞腿

〔材 料〕

雞腿肉（去皮）…160g

A
├醬………………2/3 小匙（4g）
└味醂…………………1/2 小匙（3g）

沙拉油…………………1 小匙（4g）

〔作 法〕

❶ 雞肉放進 A 中醃漬。

❷ 將油倒入平底鍋中熱鍋，瀝乾肉的醬汁放鍋中煎。

❸ 肉快熟時倒進醬汁使味道融入食材中，切成容易入口大小，盛盤。

酸甜味增添口感層次

甘醋漬菊花大頭菜

〔材 料〕

大頭菜………………中 1/2 個

A
├高湯…………………1/2 大匙
├醋……………………1/2 大匙
├砂糖…………………1/2 小匙
├紅辣椒（切圓片）…少許
└昆布（切絲）………少許

〔作 法〕

❶ 大頭菜去莖削皮，蒂頭朝下，用刀子劃格子狀，且保留 5mm 厚度不切斷。

❷ 將 A 混合拌勻，將 ❶ 放入醬汁中醃漬 15 ～ 20 分鐘，使味道融入食材中，擺在照燒雞肉旁裝飾即可。

運用燒烤的方式帶出香味

茄子拌毛豆泥

〔材 料〕

茄子……………………2 條（140g）

毛豆（水煮去外殼及薄皮）…60g

Ⓐ ┌ 高湯……………………2 小匙
　├ 砂糖……………………少許
　└ 鹽………………………少許

〔作 法〕

❶ 用燒烤機烤茄子後，浸泡冷水去皮，輕輕瀝乾水
分，切成容易食用的大小。

❷ 毛豆放入碗中磨成泥，加入 Ⓐ。

❸ 用 ❷ 與 ❶ 調理拌勻，盛盤。

POINT｜茄子容易吸油，因此改用燒
烤機烤，也可用菠菜、小松菜及用鹽
搓揉過的小黃瓜，代替茄子再拌入毛
豆中。

使用低卡路里的寒天粉做甜點

杏仁豆腐

〔材 料〕

寒天粉……………………1g

水…………………………150ml

無糖甜味劑（樂甘健）…2 大匙（26g）

牛奶………………………50ml

杏仁香精…………………數滴

枸杞………………………6 個

寡糖（液狀）……………1 大匙

〔作 法〕

❶ 將水、寒天粉倒入鍋中，開火煮沸溶開。

❷ 加進甜味劑拌溶，再加牛奶、杏仁香精混合拌勻。

❸ 倒進容器中放冰箱冷藏固定，擺上枸杞裝飾，淋
上寡糖即可。

POINT｜寒天粉不僅卡路里低又富
含膳食纖維。另外，使用零卡路里的
甜味劑代替砂糖，以及用寡糖代替需
花費時間煮的糖漿。

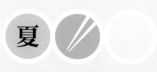

夏
SUMMER

涼麵最適合夏季。麵線搭
配金針菇不僅增加分量感
也帶出咬勁，將番茄加進
沾醬中，也能提升鮮甜味
達到減鹽效果。用夏季蔬
菜中的毛豆當作涼拌菜的
佐料，也是相當不錯的擇。

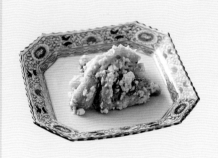

涼麵

整體營養合計		
370 kcal	鹽	2.5 g
	碳	70.8 g
	纖	7.0 g

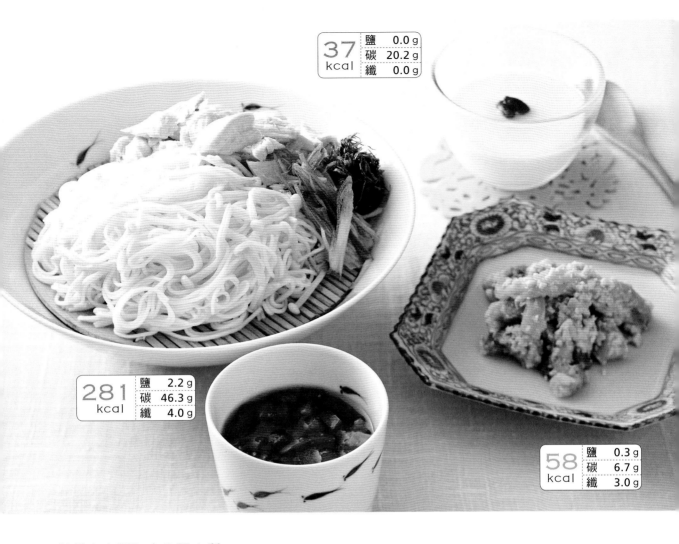

37 kcal	鹽	0.0 g
	碳	20.2 g
	纖	0.0 g

281 kcal	鹽	2.2 g
	碳	46.3 g
	纖	4.0 g

58 kcal	鹽	0.3 g
	碳	6.7 g
	纖	3.0 g

從雞肉中攝取充分蛋白質

水煮雞肉麵線

〔材料〕

麵線（乾貨）……………………1 束（100g）

雞里肌肉（或去皮的雞胸肉）…3 條（120g）

┌ 酒、鹽…………………………各少許

│ 生薑……………………………1 瓣

└ 蔥的綠葉部分…………………少許

金針菇…………………………100g

番茄……………………………大 1/2 顆（100g）

蘘荷……………………………2 個

青紫蘇…………………………4 片

鰹魚和風露（3 倍濃縮）……2 又 1/2 大匙（37.5g）

水………………………………5 大匙

〔作法〕

❶ 灑酒、鹽於雞里肌肉上，放置約 10 分鐘，將鍋中的水煮沸，放入切薄的生薑與蔥、雞里肌一起煮，趁溫熱時，將雞里肌撕成容易食用的大小。

❷ 金針菇切去蒂根再切半，汆燙麵線與金針菇後泡冷水，瀝乾水分。

❸ 番茄切 1cm 丁狀，與鰹魚和風露、水混合拌勻做成沾醬，蘘荷橫切薄片，青紫蘇切絲提味。

用香菇來增加料理的分量感及咬勁

菇菇飯

〔材料〕

米…………1 杯（150g）

鴻喜菇………40g

胡蘿蔔………10g

油豆皮………1/2 片（10g）

高湯…………適量

A ┌淡味醬油…2 小匙（12g）
  └味醂………1 小匙（6g）

〔作法〕

❶ 米洗淨瀝乾水分，鴻喜菇切去蒂根後剝散，胡蘿蔔切 3cm 長細絲，用沸水淋燙油豆皮去油，縱切半再切絲。

❷ 將米放入電鍋中，加入 A，高湯加至刻度位置，放入 ❶ 食材炊煮。

❸ 煮熟後將整體拌勻，盛碗。

少量地加入各種食材

茶碗蒸

〔材料〕

蛋…………1 顆（50g）　　香菇………1/2 朵（8g）

┌高湯………1/2 杯　　　　去殼銀杏…2 顆

└淡味醬油…1 小匙（6g）　柚子皮……少許

雞里肌肉……30g　　　　　香芹………少許

去殼蝦子……2 尾（20g）

〔作法〕

❶ 雞里肌肉條去筋斜切片，香菇去梗切薄片，蛋液打至不起泡，加高湯與醬油混合拌勻，用濾茶器過濾雜質。

❷ 將雞里肌、蝦子、香菇、銀杏放入耐熱碗中，倒入蛋液，放 2cm 的水於鍋中，並排放入耐熱碗，鋪毛巾於鍋蓋上蓋鍋燜煮（碗不需蓋蓋子），煮沸後保持大火加熱 1 ～ 2 分鐘後熄火，蒸煮 10 ～ 15 分鐘，再擺上柚子皮及香芹裝飾即可。

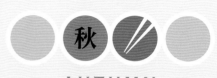

AUTUMN

使用膳食纖維豐富、帶鮮甜味的香菇來增加分量感，燒烤當令魚類食材再淋上檸檬或醋橘，口感清爽又能抑制鹽分使用量。

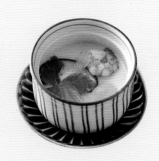

烤魚

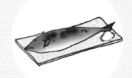

整體營養合計		
659 kcal	鹽	3.0 g
	碳	66.5 g
	纖	3.2 g

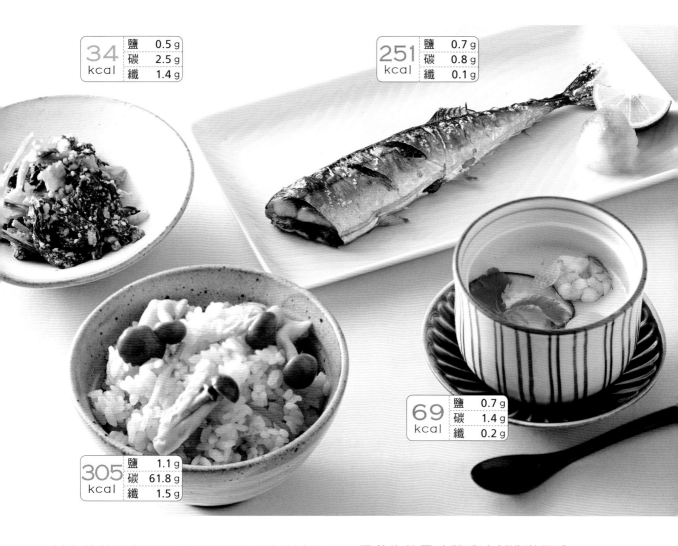

34 kcal	鹽	0.5 g
	碳	2.5 g
	纖	1.4 g

251 kcal	鹽	0.7 g
	碳	0.8 g
	纖	0.1 g

69 kcal	鹽	0.7 g
	碳	1.4 g
	纖	0.2 g

305 kcal	鹽	1.1 g
	碳	61.8 g
	纖	1.5 g

較大的秋刀魚切半，利用橘醋的酸味減鹽

鹽烤秋刀魚

〔材 料〕

秋刀魚…小 2 尾（淨重 1 人 80g）

鹽………少許

蘿蔔泥…20g

醋橘……1/2 個

醬油……少許

〔作 法〕

① 秋刀魚去頭除內臟，洗淨後灑鹽，用燒烤機烤。

② 蘿蔔泥瀝乾水分。

③ 將 ① 盛盤，擺上 ②，再淋醬油，並擺上切半的醋橘即可。

用花生的風味與香味創造滿足感

小松菜拌花生

〔材 料〕

小松菜………120g

花生…………2 小匙（8g）

A ┌高湯………2 小匙

　└淡味醬油…1 小匙（6g）

〔作 法〕

① 小松菜用沸水汆燙後浸泡冷水，瀝乾水分，切成容易入口大小。

② 花生放進研缽中磨碎，與 A 拌勻做成佐料，拌入 ① 中即可。

POINT 使用不摻砂糖的花生或花生粉來代替花生奶油，利用花生的香氣減少鹽分。

放柴魚片減少醬油使用量

柴魚南瓜煮

〔材料〕

南瓜（帶皮）…120g
高湯…………1 杯
淡味醬油………1 小匙（6g）
柴魚片…………少許

〔作法〕

① 南瓜去籽，切一口大小。

② 將高湯與醬油倒進鍋中，加入 ①，煮沸轉小火。

③ 煮汁變少，南瓜煮軟後，加入柴魚片即可。

POINT 減少飯的分量，將醣類豐富的南瓜當作配菜，而柴魚含豐富肌苷酸，能增加濃郁香味，也可用小芋頭代替。

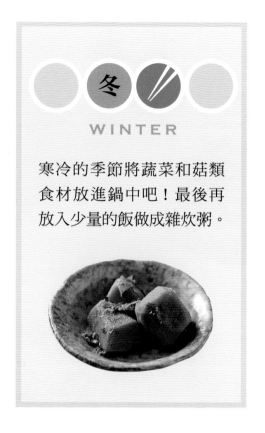

冬 WINTER

寒冷的季節將蔬菜和菇類食材放進鍋中吧！最後再放入少量的飯做成雜炊粥。

專欄

火鍋湯頭以清淡為佳

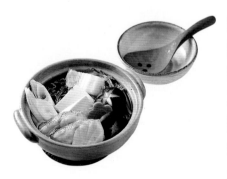

什錦火鍋或雞肉火鍋可以搭配各種蔬菜，從蔬菜中煮出的湯汁，味道清淡爽口又美味。涮涮鍋的肉，可使用瘦肉部位加上大量蔬菜，沾醬則使用醬油、蔥等香氣較重的佐料，或利用柑橘類的酸味來減少鹽分使用量，火鍋類中，必須要注意的是含糖量偏高的壽喜燒及鹽分較高的韓式泡菜火鍋。

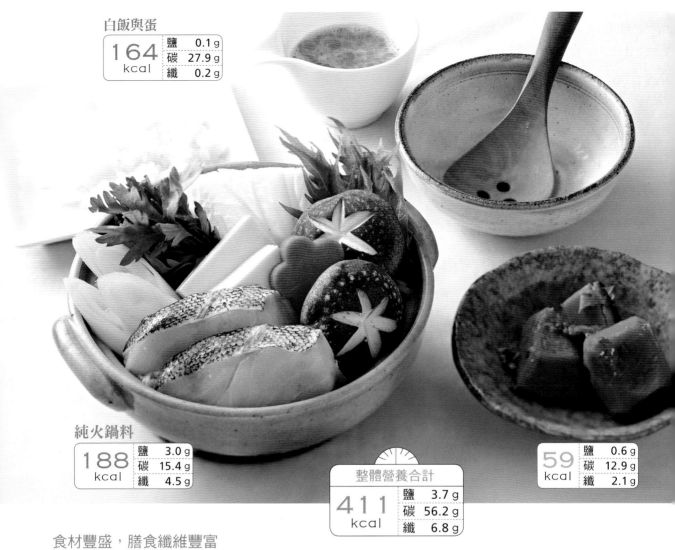

白飯與蛋

164 kcal	鹽	0.1 g
	碳	27.9 g
	纖	0.2 g

純火鍋料

188 kcal	鹽	3.0 g
	碳	15.4 g
	纖	4.5 g

整體營養合計

411 kcal	鹽	3.7 g
	碳	56.2 g
	纖	6.8 g

59 kcal	鹽	0.6 g
	碳	12.9 g
	纖	2.1 g

食材豐盛，膳食纖維豐富

鱈魚鍋

〔材 料〕

鱈魚切片…2 切片（180g）

嫩豆腐……2/3 塊（200g）

胡蘿蔔……10g

茼蒿………3 把（60g）

白菜………120g

日本水菜…60g

香菇………4 朵（60g）

長蔥………30g

橘醋醬……4 大匙

〔雜 炊 粥〕

白飯………150g

蛋液………1 顆份

〔作 法〕

❶ 豆腐切成容易食用的大小，胡蘿蔔用花型模具壓成花片，白菜切一口大小，茼蒿、日本水菜切3～4cm 長，香菇去梗在菇傘上刻花，蔥斜切 1cm 寬備用。

❷ 將材料放入鍋中，倒入可蓋過食材的水量熬煮，沾著橘醋醬吃，最後放入白飯煮成雜炊粥，再以畫圓的方式淋上蛋液即可。

POINT 鱈魚切太小塊放入鍋中會欠缺滿足感，煮太熟則肉質會變硬，因此建議切大塊一些使肉塊不易鬆散。

充滿滿足感的便當製作訣竅

　　天氣好的日子，總是特別想帶著便當到戶外野餐吧，由於便當的分量容易掌握，非常適合糖尿病患者攜帶至公司或出差地。準備好一個自己喜歡的便當盒，而食材的色彩搭配、裝盤等也是令人開心、充滿期待的事。

　　需要注意的是不可將飯壓太緊密，必須確實測量再裝進便當，與平常一樣要注意均衡飲食，溫熱蔬菜比生菜的面積量來的少，雖適合放進便當裡，但不宜汆燙得太軟，略偏清脆口感並瀝乾水分保持有咬勁的狀態，才容易有飽足感，另外加熱處理過的食材要冷卻後，瀝乾湯汁再放進便當中，食材放涼後容易吃出鹽分，因此要用心將口感調味得清淡一些。

仔細測量再裝白飯

放進紅色蔬食不僅使色彩搭配更加繽紛，還能獲得視覺上的享受

溫熱蔬菜燙熟即可，保留清脆口感

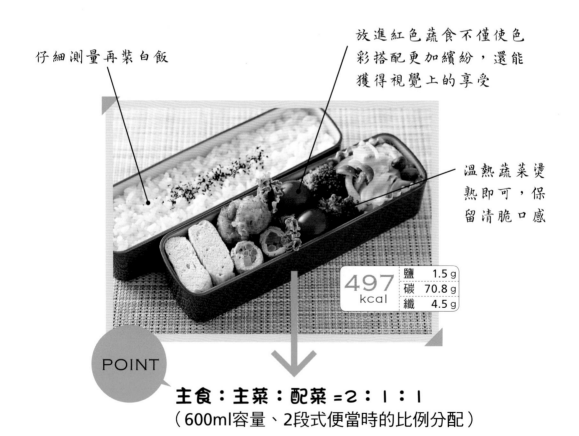

497 kcal	鹽	1.5 g
	碳	70.8 g
	纖	4.5 g

POINT

主食：主菜：配菜 =2：1：1
（600ml容量、2段式便當時的比例分配）

便當的作法（2人份）

蔬菜豬肉捲

〔材料〕

豬里肌薄片（無肥肉）
…………20g x 2 片
胡蘿蔔……小 1/3 根（30g）
四季豆……3 條（30g）
鹽、胡椒…各少許
太白粉……1/2 小匙（1.5g）
醬油………2/3 小匙（4g）
味醂………2/3 小匙（4g）
沙拉油……1/2 小匙（2g）

〔作法〕

❶ 胡蘿蔔配合肉的寬度切成條狀，四季豆切半，一起汆燙。

❷ 豬肉鋪平，輕輕灑鹽、胡椒，將 ❶ 捲起來。

❸ 在 ❷ 表面上輕輕灑太白粉，放進平底鍋煎烤不時翻轉，等肉快熟時，加醬油與味醂調味，使味道融入食材。

涼拌高麗菜鴻喜菇

〔材料〕

高麗菜…100g　　橘醋醬…2 小匙（10g）
鴻喜菇…20g　　柴魚片…少許

〔作法〕

❶ 高麗菜切成容易食用大小，鴻喜菇切去蒂根後剝散。

❷ 將 ❶ 放入沸水汆燙，泡冷水放涼瀝乾水分。

❸ 將橘醋醬與柴魚片與 ❷ 混合拌勻即可。

生菜

〔材料〕

紅葉萵苣…10g
小番茄……4 粒（40g）

〔作法〕

❶ 紅葉萵苣用流水洗淨，瀝乾水分並擦乾。

❷ 小番茄去蒂洗淨，瀝乾水分並擦乾即可。

紅紫蘇香鬆飯

〔材料〕

白飯………300g　　紅紫蘇粉…0.6g

〔作法〕

將白飯添進便當盒中，灑紅紫蘇粉。

玉子燒

〔材料〕

蛋…………2 顆（100g）
A ┌ 高湯………1 大匙
　│ 鹽…………少許
　│ 淡味醬油…1/3 小匙（2g）
　└ 砂糖………1/2 小匙（1.5g）
沙拉油………1 小匙（4g）

〔作法〕

❶ 蛋打散，與 A 混合拌勻。將油倒入方形平底煎鍋中加熱，用餐巾紙擦拭多餘油分，倒入 ❶ 的蛋液約 1/3 左右的量，整體輕輕攪拌後，從其中一端開始往內捲。

❷ 倒入剩下的蛋液，用同樣的方式煎烤捲起來。

麴鹽炸雞

〔材料〕

雞腿肉（去皮）…40g　　鹽麴…2g
太白粉…………1 小匙多（4g）　　薑泥…少許
油炸用油………適量

〔作法〕

❶ 雞肉切 2 等分，劃上幾處切口，用鹽麴、薑泥搓揉後放冰箱冷藏靜置 1～2 小時醃漬。

❷ 油炸的 30 分鐘前，從冰箱取出退冰，抹太白粉，放入 180 度高溫中油炸即可。

燙花椰菜

〔材料〕

花椰菜…15g x 小 4 朵

〔作法〕

❶ 將花椰菜放入沸水中汆燙後撈起放涼。

想大吃時的小巧思

想大吃特吃時，花點巧思在食材的選擇與烹調方式上吧！在此介紹能抑制卡路里又能增加分量感的技巧。

用蔬菜及香菇創造出分量感

用低卡路里的蔬菜及香菇來營造出分量感吧！用薄豬肉片捲蔬菜和菇類，或將蓮藕等有咬勁的蔬菜拌入絞肉中、將肉與蔬菜葉片以夾層方式做成千層捲，提升分量感都是不錯的方式。

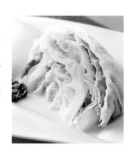

盡量將炸物麵衣裹薄一些

炸物的麵衣裹得越厚表面面積越大，吸油的面積及熱量便會上升，麵衣不用蛋液而是用水與麵粉調和製成，麵包粉用手壓細碎再裹，就能有效抑制油分吸收。

使用鐵氟龍平底鍋烹調

鐵氟龍平底鍋，所需使用的油量比鐵製鍋較少，可炒或烤調理食材。

突然很想吃肉時選擇低卡路里的部位

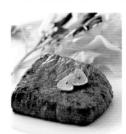

肉類根據部位有不同的卡路里值，例如想吃雞肉時不選腿部而選雞里肌，不僅卡路里較低也可吃較多，豬肉部位的卡路里從腰內肉，腿肉、里肌、五花的順序依序往上排，越往上熱量越高，因此食用時要選擇腰內肉或腿肉部位。

沙拉醬選無油，美乃滋則是零卡路里產品

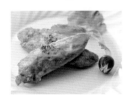

想充分攝取生菜沙拉或燙青菜時，因沙拉醬及美乃滋皆含有油量，所以要選擇無油或零卡路里的產品搭配。

自由組合搭配

活用市售
甜點 & 果汁

為了不讓喜愛甜食的患者，因忍耐不吃
而累積過多壓力所推薦的甜點。後半將
介紹在便利商店或超市買東西時，方便
購買的選擇法及卡路里表參考一覽表。

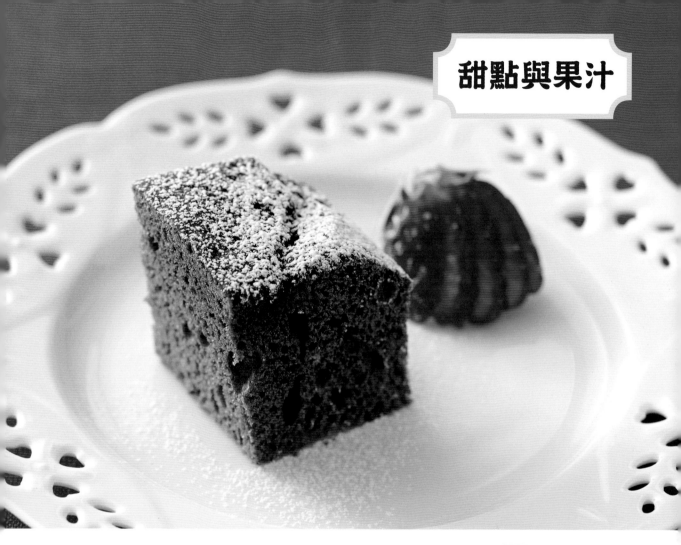

即使是小蛋糕也能獲得滿足感！

可可亞蛋糕

97 kcal	鹽	0.2 g
	碳	16.6 g
	纖	0.7 g

〔材料（15cm x 15cm 模型 9 個份）〕

鬆餅粉⋯⋯⋯⋯⋯⋯⋯⋯150g

純可可亞⋯⋯⋯⋯⋯⋯9g

融化的奶油⋯⋯⋯⋯⋯⋯15g

無糖甜味劑（樂甘健）⋯2 大匙（26g）

蛋⋯⋯⋯⋯⋯⋯⋯⋯⋯2 顆（100g）

牛奶⋯⋯⋯⋯⋯⋯⋯⋯2 大匙

草莓⋯⋯⋯⋯⋯⋯⋯⋯9 顆

〔作法〕

❶ 將蛋、甜味劑、牛奶、融化的奶油放進大碗中混合，再放進鬆餅粉及可可亞攪拌均勻。

❷ 倒入正方型的烤模中，放進預熱 180 度的烤箱中，烤約 20 分鐘。

❸ 完成後，趁溫熱時切塊裝盤，再依個人喜好灑上糖粉，擺上切薄片的草莓裝飾即可。

POINT

使用與砂糖相同甜度的零卡甜味劑，可抑制卡路里及醣類吸收，決定好分量再吃吧。

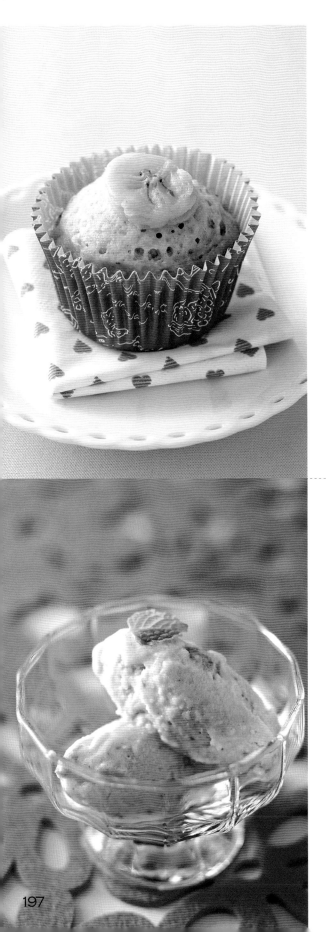

香蕉甜味增加豐富口感

抹茶香蕉蒸麵包

120 kcal	鹽	0.3 g
	碳	19.8 g
	纖	0.6 g

〔材 料〕（紙杯蛋糕 8 個分）

鬆餅粉……………200g
抹茶………………1 小匙
┌蛋………………1 顆（50g）
A水………………150m1
└沙拉油…………1 大匙（12g）
香蕉（切圓片）…5g x 8 片分

〔作 法〕

❶ 倒入一層水於蒸鍋中，開大火。

❷ 將 A 倒入鍋中混合，加鬆餅粉與抹茶攪拌拌勻。

❸ 將 ❷ 食材倒入紙杯中，擺上香蕉，用大火蒸 10 分鐘，用竹串刺，麵糊不會黏在一起即可完成。

將優格冷凍起來就能完成

霜凍優格

60 kcal	鹽	0.2 g
	碳	10.7 g
	纖	0.0 g

〔材 料〕

草梅優格（市售品）…1 個（180g）
薄荷葉…………………適量

〔作 法〕

❶ 將優格放進冰箱冷凍。

❷ 從冰箱取出後，整體攪拌均勻再放回冰箱冷凍，同樣動作重複做 2～3 次。

❸ 裝盤，擺上薄荷葉裝飾即可。

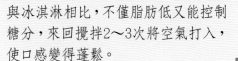

POINT

與冰淇淋相比，不僅脂肪低又能控制糖分，來回攪拌2～3次將空氣打入，使口感變得蓬鬆。

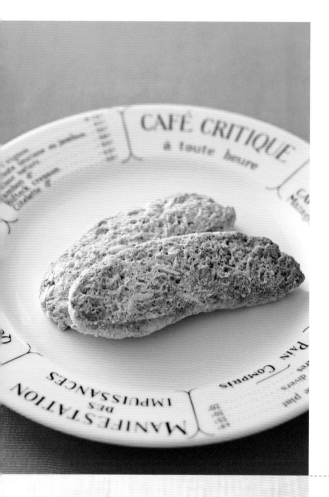

用豆腐渣增加膳食纖維及分量

義式脆餅

113 kcal	鹽	0.2 g
	碳	17.6 g
	纖	1.7 g

〔材料（14 條分）〕

豆腐渣……………………………40g

A {
鬆餅粉……………………………150g
蛋……………………………1 顆（50g）
無糖甜味料（樂甘健）…1 大匙（13g）
牛奶……………………………2 小匙
}

杏仁薄片…………………………15g

〔作法〕

❶ 將豆腐渣放進平底鍋中炒乾水分，取出放涼。

❷ 將 A 與豆腐渣混合做成麵糰，成型後加杏仁薄片攪拌。

❸ 在烤盤上鋪上烘培紙，麵糰拉 1cm 厚長方形。

❹ 放進預熱 200 度高溫的烤箱中烤約 8 分鐘，烤至表面變硬後取出，橫切半，再切 2～3cm 寬。

❺ 再一次並排放進烤盤中用 180 度高溫烤約 10 分鐘即可。

酸甜低卡路里丸子

豆腐白玉湯圓

97 kcal	鹽	0.1 g
	碳	19.3 g
	纖	0.2 g

〔材料（湯圓 16 個份）〕

嫩豆腐……100g
白玉粉……80g

〔醬汁〕

寡糖……1 大匙（15g）
醬油……1/2 小匙（3g）

〔作法〕

❶ 白玉粉與豆腐倒進大碗中混合，搓揉至與耳垂差不多的硬度，接著搓 16 等分的丸子。

❷ 放進沸水中煮 2～3 分鐘，丸子浮上後再煮約 1 分鐘泡冷水。

❸ 擦乾水分，用竹籤串起來。

❹ 將醬汁混合拌勻，淋在丸子上即可。

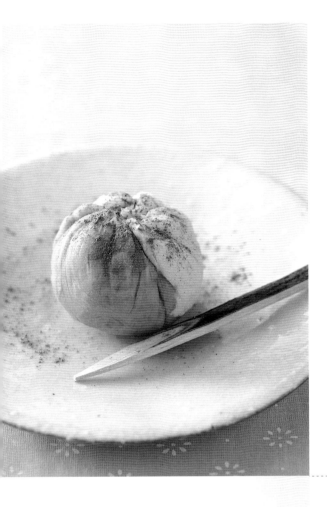

品嚐蔬菜的自然鮮甜味

南瓜地瓜茶巾絞

86 kcal	鹽	0.1 g
	碳	13.0 g
	纖	1.5 g

〔材 料〕

南瓜……50g

地瓜……50g

奶油……2 小匙（8g）

〔作 法〕

❶ 南瓜與地瓜去皮、用蒸鍋蒸熟。

❷ 食材快熟時取出，趁溫熱時壓成泥，分次放進半量的奶油，混合攪拌至綿滑。

❸ 將 ❷ 放在保鮮膜上，包起來扭轉。

❹ 盛盤，依個人喜好灑肉桂裝飾。

POINT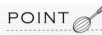

用蒸鍋慢慢加熱，可使酵素作用，增加食材甜味。

使用豆沙做出優雅的甜味

水羊羹

53 kcal	鹽	0.0 g
	碳	14.6 g
	纖	2.8 g

〔材 料（6 個份）〕

豆沙（粉末）……………60g

水……………………200ml

A ┌寒天粉……………2g

└水……………………100ml

黑糖粉………………2 大匙

無糖甜味劑（樂甘健）…2 大匙（26g）

〔作 法〕

❶ 將豆沙粉與水倒入鍋中揉至水分蒸發。

❷ 另起一鍋將 A 煮溶，放進黑糖與甜味劑及 ❶ 混合拌勻。

❸ 鍋子隔冷水攪拌降溫倒入容器中，放冰箱冷藏固定型狀即可。

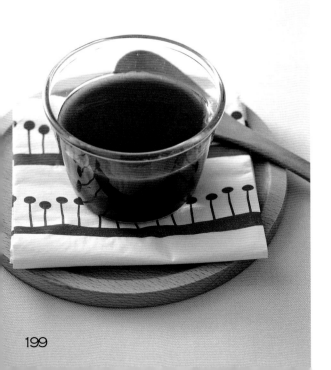

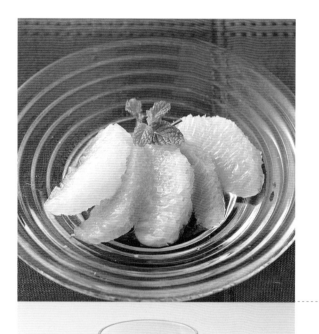

柑橘類的甜味使口感清爽

白酒漬柑橘

39 kcal	鹽	0.0 g
	碳	7.4 g
	纖	0.5 g

〔材 料〕

柳橙（去皮及薄膜）……40g
葡萄柚（去皮及薄膜）…100g
白酒………………4 大匙（60g）
寡糖………………2 小匙
薄荷葉………………適量

〔作 法〕

❶ 將白酒與寡糖倒進鍋中加熱，淋在柳橙與葡萄柚上，直接放入冰箱冷藏。

❷ 裝盤，擺薄荷葉裝飾即可。

膳食纖維豐富的蔬菜 & 水果組合

蔬果汁

59 kcal	鹽	0.0 g
	碳	15.2 g
	纖	1.4 g

〔材 料〕

紅甜椒……60g
蘋果………1/2 顆（100g）
蜜柑………1 顆（100g）
水…………50ml

〔作 法〕

❶ 紅甜椒、蘋果去芯去籽，連皮切適當大小。

❷ 蜜柑去皮。

❸ 將所有材料放進調理機中攪拌均勻即可。

比市售的番茄汁爽口！

新鮮番茄汁

30 kcal	鹽	0.0 g
	碳	7.4 g
	纖	1.7 g

〔材 料〕

熟番茄……2 顆（300g）　　　水……30ml
西洋芹……20g

〔作 法〕

❶ 番茄去蒂切 4 等分，西洋芹切適當大小。

❷ 將所有材料放進調理機中攪拌均勻即可。

POINT

使用營養價值高的熟成番茄。

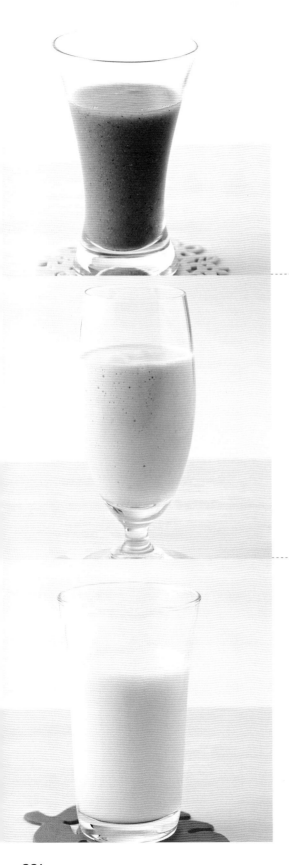

用奇異果的甜味使葉片蔬菜喝得順口

小松菜奇異果汁

54 kcal	鹽	0.0 g
	碳	13.5 g
	纖	1.6 g

〔材 料〕

小松菜……40g　　　葡萄柚……1 顆（200g）

奇異果……50g

〔作 法〕

❶ 小松菜切 3cm 長，奇異果去皮切適當大小，葡萄柚去皮及薄膜。

❷ 將所有材料放進調理機中攪拌均勻即可。

> POINT
>
> 請將葡萄柚放在調理機刀刃的側邊。

酪梨也有促進脂肪代謝效果

酪梨香蕉汁

96 kcal	鹽	0.0 g
	碳	9.7 g
	纖	1.3 g

〔材 料〕

酪梨…………1/4 個（30g）

香蕉…………1/2 根（50g）

無糖豆漿……200m1

〔作 法〕

❶ 酪梨去皮去籽切一口大小。

❷ 香蕉去皮切適當大小。

❸ 將所有材料放進調理機中攪拌均勻即可。

帶酸味的葡萄柚使味道溫和

葡萄柚優格汁

93 kcal	鹽	0.1 g
	碳	18.5 g
	纖	0.9 g

〔材 料〕

葡萄柚………1/2 顆（100g）

原味優格……100g

香蕉…………1 根（100g）

〔作 法〕

❶ 葡萄柚去皮及薄膜。

❷ 香蕉去皮切適當大小。

❸ 將所有食材放進調理機中攪拌均勻即可。

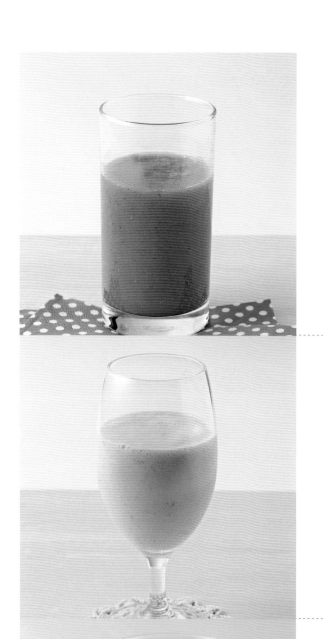

在果汁中展現胡蘿蔔的甜味

蘋果胡蘿蔔汁

39 kcal	鹽	0.1 g
	碳	10.4 g
	纖	1.5 g

〔材 料〕

蘋果………1/2 顆（100g）

胡蘿蔔……1/3 根（60g）

檸檬汁……2 小匙（10g）

水…………120m1

〔作 法〕

❶ 胡蘿蔔、蘋果切適當大小。

❷ 將所有材料放進調理機中攪拌均勻即可。

適合食慾較差的早晨

草莓香蕉牛奶

103 kcal	鹽	0.2 g
	碳	17.4 g
	纖	1.0 g

〔材 料〕

草莓……6 顆（60g）　　　牛奶……150m1

香蕉……小 1 根（100g）

〔作 法〕

❶ 草莓去蒂切半、香蕉去皮切適當大小。

❷ 將所有材料放進調理機中攪拌均勻即可。

POINT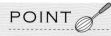

簡單就能攝取鈣質與維生素C。

纖維質軟的白菜也可打成果汁

白菜西洋芹汁

34 kcal	鹽	0.0 g
	碳	9.0 g
	纖	1.3 g

〔材 料〕

白菜………60g

西洋芹……20g

蘋果………1/2 顆（100g）

檸檬汁……2 小匙

水…………100m1

〔作 法〕

❶ 白菜、西洋芹切 2cm 寬、蘋果去芯帶皮切一口大小。

❷ 將所有材料放進調理機中攪拌均勻即可。

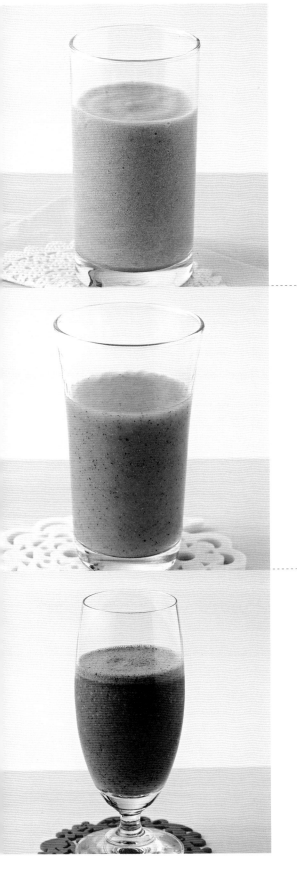

酸甜適中的美味果汁

茼蒿鳳梨汁

43 kcal	鹽	0.0 g
	碳	10.8 g
	纖	1.8 g

〔材 料〕

茼蒿…………40g　　　　水……100ml
切塊鳳梨……150g

〔作 法〕

❶ 茼蒿切 3cm 長。

❷ 將所有材料放進調理機中攪拌均勻即可。

▌POINT

鳳梨除了富含非水溶性膳食纖維之外，
也富含維生素B_1，有助於恢復疲勞。

富含維生素 C 及膳食纖維

奇異果葡萄柚汁

61 kcal	鹽	0.0 g
	碳	15.4 g
	纖	1.9 g

〔材 料〕

奇異果……1 顆 （80g）
葡萄柚……1 顆 （200g）
西洋芹……10g

〔作 法〕

將去皮的奇異果、葡萄柚、西洋芹放入調理機中攪
拌均勻即可。

※ 請將葡萄柚放在攪拌器刀刃的側邊。

適合補充鈣質的果汁

藍莓優格果汁

96 kcal	鹽	0.1 g
	碳	18.0 g
	纖	1.7 g

〔材 料〕

冷凍藍莓……100g
原味優格……150g
水…………30ml
寡糖…………1 又 1/2 大匙 （22.5g）

〔作 法〕

將所有材料放進調理機中攪拌均勻即可。

▌POINT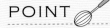

冷凍藍莓不需解凍直接使用。

聰明運用市售食品

確認卡路里標示 注意選擇方法

日常生活中利用市售食品的機會非常多，其中透過市售商品及食品外送的患者也不在少數，而外食、便利商店、超市等販賣的便當與配菜，其特徵不外乎是碳水化合物過量、調味濃郁、蔬菜類較少等問題，因此，為了改善飲食生活，在市售商品的選擇上也須多費心。

近年來的市售商品皆有標示熱量等營養成分，首先確認包裝上的標示，養成自己每餐攝取熱量不超過所需熱量的習慣。

選擇冷凍食品、罐頭的祕訣

建議可事先準備好綜合根菜及綠色青菜等蔬菜類冷凍食品，便能輕鬆做出配菜及湯品。

經過調味的罐頭不僅味道偏重、卡路里也高，因此要選擇未經調味的罐頭，而比起用油醃漬，應選擇水煮且低卡的商品。

用罐頭做出的料理

茄汁燉鯖魚

將橄欖油倒入平底鍋中加熱，大蒜切薄片、洋蔥切末，放入鍋中翻炒，倒進番茄罐頭及顆粒高湯粉燉煮，最後放入水煮鯖魚，熱一下即可。

涼拌鮭魚（鮪魚）

青紫蘇切絲，與蘿蔔泥拌入鮭魚或鮪魚罐頭（無油），淋上橘醋醬調味即可。

滷蘿蔔鯖魚

將高湯、醬油、味醂、薑絲切片做成滷汁，蘿蔔切一口大小與罐頭水煮鯖魚放入滷汁中燉煮。

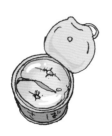

選擇市售食品、生魚片的方法

若同時有 2 種配菜或三明治可選擇，您會選擇哪一種呢？記住卡路里低及含醣成分較少的商品。

烤雞肉串 ▶▶

使用味醂、砂糖等調味料做成的醬汁，只有一串感受不到卡路里的差距，但數串加起來時就會明顯不同。

 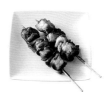

烤雞肉串‧鹽味 2 串	158 kcal	碳 1.4 g

烤雞肉串‧醬汁 2 串	177 kcal	碳 4.3 g

沙拉 ▶▶

用美乃滋調味的根菜沙拉比涼拌捲心菜沙拉卡路里略高，根菜應選牛蒡、和風調味口感較清爽的商品。

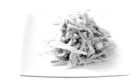 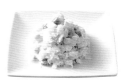

牛蒡沙拉 80g	155 kcal	碳 8.0 g

涼拌捲心菜沙拉 100g	137 kcal	碳 7.8 g

三明治 ▶▶

總匯三明治含營養均衡的火腿、蛋等蛋白質食材及蔬菜，豬排三明治醣類及脂質含量高，可添加蔬菜沙拉搭配。

  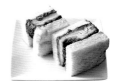

總匯三明治 1 包	317 kcal	碳 26.7 g

豬排三明治 1/2 包	232 kcal	碳 24.5 g

鮪魚生魚片 ▶▶

不同部位的鮪魚有不同卡路里，腹部比背部多 2.8 倍卡路里，前腹部卡路里則比中腹部高。

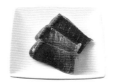 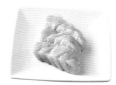

赤身 60g	75 kcal	碳 0.1 g

鮪魚肚 60g	206 kcal	碳 0.1 g

青鰤與真鯛生魚片 ▶▶

蛋白質與醣類含量無差別，主要差在脂質含量，脂質含量高的青鰤是味道較淡的真鯛的 1.3 倍。

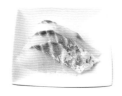 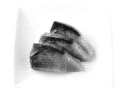

真鯛 60g	116 kcal	碳 0.1 g

青鰤 60g	154 kcal	碳 0.2 g

※ 市售商品皆標示各種成分，在此僅記載碳水化合物成分。

選擇關東煮的方法

便利商店的人氣關東煮，為防止攝取過多醣類及鹽分，聰明的選擇食材組合吧。

可以多選的食材

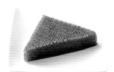

蒟蒻

| 11 kcal | 碳 2.6 g |

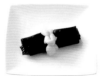

昆布捲

| 7 kcal | 碳 1.4 g |

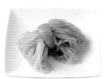

蒟蒻絲

| 11 kcal | 碳 2.6 g |

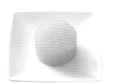

蘿蔔

| 13 kcal | 碳 2.9 g |

適量選擇的食材

魚漿煉製品

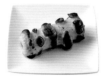

竹輪

| 64 kcal | 碳 8.2 g |

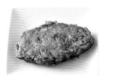

甜不辣

| 82 kcal | 碳 11.2 g |

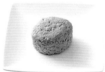

魚丸

| 64 kcal | 碳 3.2 g |

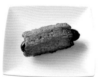

魚漿香腸捲

| 105 kcal | 碳 3.1 g |

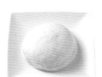

魚肉山芋餅

| 32 kcal | 碳 3.6 g |

蛋白質系列的食材

蛋

| 77 kcal | 碳 0.9 g |

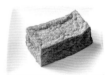

油豆腐

| 107 kcal | 碳 2.7 g |

注意不要攝取過量！

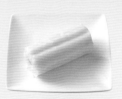

竹輪麩

| 97 kcal | 碳 20.9 g |

竹輪麩醣含量高，須配合調整其他食材或飯的分量，年糕福袋等食品，含醣量也偏高要多加注意。

御飯糰與配菜的搭配方法

吃御飯糰的時候，要多留心選擇主菜的魚、肉及配菜的蔬菜。而使用薯類或南瓜做的菜餚，要小心攝取過多的醣類。

御飯糰

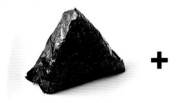

| 梅子口味 | 164 kcal | 碳 36.3 g |

鮭魚、鮪魚沙拉飯糰的卡路里比內餡為梅子、柴魚香鬆、明太子來的高，炸蝦飯糰則是醣類含量高。

注意不要攝取過量！

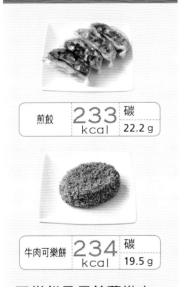

| 煎餃 | 233 kcal | 碳 22.2 g |

| 牛肉可樂餅 | 234 kcal | 碳 19.5 g |

可樂餅及馬鈴薯燉肉、燉南瓜等料理都是使用醣類含量高的食材烹調，高血糖值的人要盡可能控制攝取，不要吃太多。煎餃皮含醣量高，主食應控制攝取量。

+

主菜 增加一些肉、魚、蛋、豆腐等蛋白質系列食材

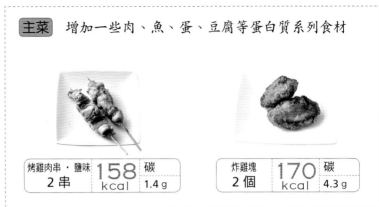

| 烤雞肉串・鹽味 2 串 | 158 kcal | 碳 1.4 g |
| 炸雞塊 2 個 | 170 kcal | 碳 4.3 g |

+

配菜 選擇海藻類沙拉、燙蔬菜等料理

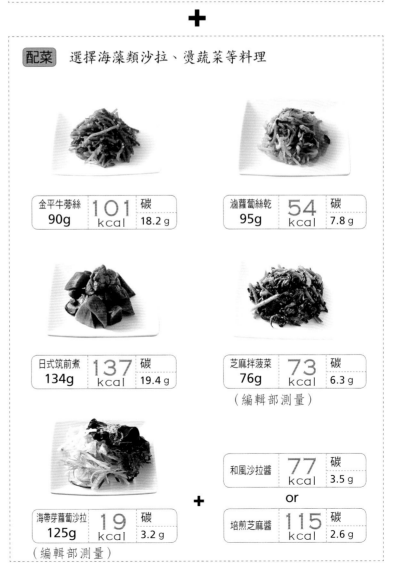

| 金平牛蒡絲 90g | 101 kcal | 碳 18.2 g |
| 滷蘿蔔絲乾 95g | 54 kcal | 碳 7.8 g |

| 日式筑前煮 134g | 137 kcal | 碳 19.4 g |
| 芝麻拌菠菜 76g | 73 kcal | 碳 6.3 g |

（編輯部測量）

| 海帶芽蘿蔔沙拉 125g | 19 kcal | 碳 3.2 g |

（編輯部測量）

+

| 和風沙拉醬 | 77 kcal | 碳 3.5 g |

or

| 培煎芝麻醬 | 115 kcal | 碳 2.6 g |

外食卡路里 簡易參考表

	卡路里 (kcal)	鹽分 (g)	碳水化合物(g)	膳食纖維(g)
鮪魚丼飯	548	3.6	97.9	1.1
親子丼飯	713	3.3	105.1	1.9
中華丼飯	640	2.7	104.6	4.6
炸蝦丼飯	818	3.3	114.3	2.2
鰻魚飯	743	2.5	101.0	0.8
牛丼飯	679	2.9	111.1	3.7
炸豬排丼飯	855	3.1	108.2	1.7
生魚片定食	637	3.9	90.2	5.8
醬煮蝶魚定食	632	6.1	96.9	6.2
日式炸雞定食	793	3.4	91.3	3.1
鹽烤秋刀魚定食	907	5.8	99.7	6.7
味噌醬煮鯖魚定食	750	5.3	97.0	6.0
薑燒豬肉定食	711	4.5	92.0	5.8
豬里肌肉排定食	987	5.5	106.2	6.9
冷蕎麥麵（蕎麥麵220ｇ）	327	1.9	63.7	5.2
山菜蕎麥麵（蕎麥麵220ｇ）	371	3.6	69.6	5.8
麵衣蕎麥麵（蕎麥麵220ｇ）	383	3.0	69.7	5.0
豆皮烏龍麵（烏龍麵250ｇ）	447	4.6	67.1	2.4
月見蕎麥麵（蕎麥麵220ｇ）	471	3.5	76.0	6.3
天婦羅蕎麥麵（蕎麥麵220ｇ）	518	3.1	74.8	4.9
咖哩烏龍麵（烏龍麵250ｇ）	501	3.6	74.2	4.6
炸什錦烏龍麵（烏龍麵250ｇ）	477	3.4	72.7	3.2

（左側分類）
丼飯（飯250ｇ）
日式定食（飯200ｇ）
蕎麥麵、烏龍麵

		卡路里 (kcal)	鹽分 (g)	碳水化合物(g)	膳食纖維(g)
西餐	海鮮總匯披薩（1/8片）	139	1.2	13.6	1.3
	漢堡肉	275	1.5	32.4	1.5
	焗烤通心粉	621	2.0	66.8	2.1
	熱狗	287	1.7	28.8	0.9
	焗烤燴飯（飯150ｇ）	505	2.4	67.8	0.8
	豬肉咖哩（飯180ｇ）	654	3.2	97.8	3.8
	番茄肉醬義大利麵（乾麵80ｇ）	598	3.3	82.0	4.0
	照燒雞肉（雞腿肉150ｇ）	436	2.8	17.1	0.2
	奶油煎豬扒（豬里肌肉150ｇ）	548	2.0	9.3	2.0
	沙朗牛排（150ｇ）	837	1.9	4.2	0.9
中華	炒飯（飯180ｇ）	498	1.9	70.4	1.8
	味噌拉麵（生中華麵130ｇ）	494	5.6	79.0	4.4
	醬油拉麵（生中華麵130ｇ）	466	4.8	76.0	3.7
	蔬菜湯麵（生中華麵130ｇ）	604	5.2	82.7	5.3
	日式炒麵（蒸熟的中華麵150ｇ）	548	2.8	65.4	4.6
	廣州什錦炒麵（蒸熟的中華麵150ｇ）	572	3.1	69.5	6.7
	糖醋豬肉（肩里肌肉80ｇ）	344	2.0	24.4	3.2
	麻婆豆腐（豆腐100ｇ）	220	1.4	6.5	0.7
	燒賣（5個）	288	2.7	20.4	1.7
	八寶菜	220	2.5	11.9	3.9
便利商店小菜	炸薯條（馬鈴薯120ｇ）	146	0.6	21.1	1.6
	法蘭克福香腸	209	1.3	4.3	0
	美式熱狗	230	1.0	12.5	0.3
	肉包子(1個 100ｇ)	251	0.9	43.6	3.8
	紅豆包（1個 100ｇ）	281	0	51.2	2.7
	炸雞塊（帶骨）	326	1.3	8.7	0.2
	炸牛肉餅	465	1.4	22.8	1.7

	卡路里 (kcal)	鹽分 (g)	碳水化合物 (g)	膳食纖維 (g)
檸檬冰沙（100g）	50	0	13.0	0
咖啡果凍（150g）	99	0.1	15.1	0
醬油仙貝（1枚 20g）	76	0.3	17.9	0.3
瑪德蓮貝殼蛋糕（1個 25g）	108	0.2	12.0	0.2
巧克力片餅乾（2枚 20g）	102	0.1	11.6	0.2
布丁（75g）	105	0.2	13.1	0
泡芙（100g）	245	0.3	22.3	0.2
銅鑼燒（70g）	199	0.2	41.2	2.5
爆米花、鹽味（50g）	242	0.7	29.8	4.7
烤起司蛋糕	275	0.3	11.7	0.1
牛奶巧克力（50g）	279	0.1	27.9	2.0
洋芋片、鹽味（50g）	277	0.5	27.4	2.1
冰淇淋（120g）	254	0.2	26.9	0
草莓蛋糕	418	0.1	35.1	0.7
咖啡（無糖）	8	0	1.4	0
紅茶（原味）	2	0	0.2	0
咖啡拿鐵	76	0.1	6.5	1.4
可可亞（加砂糖）	183	0.2	23.1	0
乳酸菌飲料	116	0	28.0	0
可樂	92	0	22.8	0
運動飲料	50	0.2	12.4	0
100% 柳橙汁	84	0	19.8	0
100% 蘋果汁	86	0	20.8	0
生啤酒（淡色）	80	0	6.2	0
發泡酒	90	0	7.2	0
紅酒	146	0	3.0	0
清酒（純米酒）	206	0	7.2	0
燒酒	292	0	0	0

點心

飲料（各200ml）

PART 7

糖尿病的基本知識

糖尿病最可怕的是糖尿病併發症,牢記基本知識,並將其融入運動及飲食等日常生活習慣中吧!首先先從 222 頁的飲食日記開始做起。

檢查與診斷糖尿病的方法

診斷糖尿病需要進行哪些檢查呢？

一般的健康檢查中會檢查空腹時的血糖值及 HbA1C（糖化血色素），HbA1C 是由紅血球中的血紅素與葡萄糖結合形成，可以反映出過去 2 個月的血糖狀態。

空腹時同時檢測血糖與 HbA1C，當兩項檢查皆超過標準值時，即可診斷為糖尿病，若只有其中一項超過標準值，則建議數個月後再進行一次檢查，另外也會將是否已引發其他併發症、家族病史，以及抽菸、胖肥、高血壓等危險因子都列入考慮，再進行最終判斷。

糖尿病診斷標準 ※ 符合下列任一項

血糖值　　　　　　　　　　糖尿病型

● **空腹時的血糖值** ▶▶ **126**mg/dl 以上

（空腹 10 小時狀態下測量血糖值，健康檢查大多只檢測空腹時血糖值。）

● **葡萄糖負荷檢測 2 小時後的血糖值** ▶▶ **200**mg/dl 以上

（空腹 10 小時狀態下喝 75g 糖水，檢測 2 小時後的血糖值，若健康檢查診斷為需複診追蹤時，大多會在醫療機關進行檢測。）

● **隨機檢測血糖值** ▶▶ **200**mg/dl 以上

HbA1c　　　　　　　　　▶▶ **6.5**% 以上

〔關於 HbA1C〕◎可反映出過去 1～2 個月的平均血糖值數值，5.6% 以下為標準範圍，超過 6.5% 則強烈懷疑為糖尿病。

◎ 2013 年 4 月日本不再以 JDS 值（Japanese Diabetes Society）作為標準值，而是導入國際標準值 NGSP（National Glycohemoglobin Standardization Program），也可參考以往的 JDS 值再加上 0.4% 即為 NGSP。

設定階段性目標 改善日常生活品質

2013年5月在「熊本宣言2013（※）」中提出以「將HbA1C保持在7.0％以下」為目標。

為防止併發症發生，應將HbA1c數值目標設定為7％以下，血糖不易控制者可將目標設定為8％以下，而已有併發症狀的高齡族群，若加強治療可能引發低血糖症狀，因此要將目標設定放緩一些逐步進行治療。

不需擔心低血糖問題，利用飲食及運動就能控制血糖的中年族群者，則必須要極力將數值控制在6％以下為目標。

請參考下圖，若自覺有不舒服症狀者請趁早接受治療，若無超過以下標準值而是「邊界型」的前期患者也應盡速改善飲食生活，將數值拉回正常值。

血糖控制目標值

HbA1c

未滿 **6.0**%	以將血糖拉回正常值為目標
未滿 **7.0**%	要預防併發症
未滿 **8.0**%	加強治療難以進行時

※ 引用自第 56 回日本糖尿病學會年度學術集會資料

專欄

何謂隱性糖尿病

近年來在非肥胖者身上也發現到「隱性糖尿病」案例。

非肉食性主義的日本人除了比歐美人不容易分泌胰島素之外，也有分泌量不足、生活習慣紊亂等因素導致胰島素分泌時間不規律的案例，若發現疑似症狀時請盡速接受診療吧。

☑ 您有以下症狀嗎？

☐ 小便頻繁、尿多

血糖過高時葡萄糖會與尿液一同排出，上廁所次數便會增加，尿量也便多。

☐ 經常口渴

排尿次數增加的同時，也將水分一同排出，因此容易口渴。

☐ 身體無力、容易疲勞

胰島素分泌不正常時，無法將葡萄糖轉換成能量，因此身體容易感到疲倦。

☐ 即使食量增加，體重仍然減輕

分解脂肪與肌肉來補充不足的熱量，導致體重下降。

飲食、運動、藥物控制是基本治療

■ 從日常生活飲食中重新檢視

改善食用的分量及偏食問題

糖尿病患者以及疑似罹病患者，必須要進行飲食療法來改善症狀，最重要的是配合各種活動量，並考慮營養均衡做出適當的分量。

飲食與血糖值上升極為相關，當被診斷為糖尿病（前期患者）時，回想過去飲食習慣，什麼樣的食材吃了多少量、進食的時間點是否適當等狀況，再來進行改善現在的飲食生活。也有輕度症狀及糖尿病前期患者，成功將數值拉回健康範圍的案例，首先從檢視現狀開始，樂觀積極的持續下去吧！

■ 糖尿病的運動療法

輕運動改善數值＆增強代謝

為控制血糖，適當的運動也是不可欠缺，無法被當作熱量消耗的醣，會儲蓄在肝臟及脂肪中，特別是當內臟脂肪增加時，會引發胰島素分泌困難（胰島素阻抗性）的惡性循環。

透過適當的運動可活化血糖代謝，改善數值。

不需要進行激烈運動，飯後快走 20～40 分鐘左右至稍微有點喘氣程度即可，透過運動可提高肌力，促進肌肉吸收葡萄糖量產生好循環。

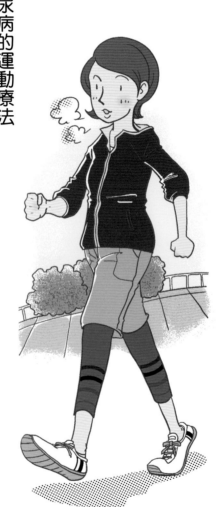

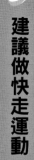

建議做快走運動

一周三次，飯後30分~1小時後，做40分鐘左右的輕運動最為適當，例如騎腳踏車或健身單車，膝蓋不好的人可以到游泳池進行水中走路運動。

目標是做到稍微喘氣程度的運動，強度以運動時測量的心跳速為基準，將手指壓在手腕的血管上，數10秒再乘6倍即可得到1分鐘的運動心跳數。

首先先測量平常時的脈搏（正常脈搏平均1分鐘70~75跳左右），是否比平常高出1.5倍，未滿50歲者以1分鐘100~120跳，50歲以上者以90~100跳為基準。

運動的 ③ 種 效 果

1

增加消耗的熱量

消耗體內的糖原消除肥胖，以前沒有運動習慣者不要一下子勉強自己做運動，應循序漸進慢慢養成習慣。

2

提高肌力增強代謝

肌肉不常使用就會逐漸減少，不必做到像鍛鍊肌力的激烈運動，採取做深蹲等當下可做的體適能運動即可。

3

不易發胖體質

提高肌力增強代謝，即使吃同樣分量也能容易被消耗，鍛鍊出不易發胖體質。

運動時的注意事項

● 患有高血壓、心臟病等糖尿病以外的患者，切勿任意進行運動，請先找醫生詳談。

● 多補充水分以防止脫水症狀。

● 注意不可空腹時進行運動，也不可運動過度造成低血糖。

糖尿病之藥物治療

配合症狀及治療目的 選擇必要的藥品

由生活習慣不當引起的第 2 型糖尿病，最初以飲食療法及運動療法為主要治療方法，若病情不見改善，根據病況開始採取藥物治療。

提到糖尿病的藥，通常令人連想到是注射胰島素，其實配合症狀也有許多口服藥品。

如胰島素分泌促進劑、降血糖藥等藥品，控制目的或服藥時間，以及藥物副作用都因藥物而異。

近年來，最受注目的即是腸泌素相關新型口服降血糖藥。

腸泌素是飯後由小腸製造及釋放的腸道荷爾蒙，具有刺激胰島素分泌及抑制昇糖素釋放的作用，因較不易引發低血糖而被廣泛使用。

未來還預定會有促進排尿糖的新藥品登場。

關於藥物的特性，請與醫生詳談並按照正確的方式服藥，即使開始進行藥物治療也不能間斷飲食控制及運動。

另外，服藥期間若有罹患感冒及其他感染症時，有血壓急速上升的可能性，此時必須要跟醫生諮詢後再行調整藥物。

胰島素製藥

這是胰島素無法正常分泌時注射補充的治療法。當胰臟機能異常或下降時，靠飲食控制及運動療法，甚至藥物治療都未得到改善時使用，也有可能在最早期階段就開始進行注射胰島素的案例。胰島素種類如下圖，依據病況及生活環境使用，要注意避免低血糖發生，平常須備用足夠分量以備不時之需。

胰島素種類

類型	特徵	開始作用時間	持續作用時間
速效型	立即呈現效果 每餐前注射	注射起 10 ～ 20 分鐘後	3 ～ 5 小時
短效型	效果呈現快 每餐前注射	注射起 30 分～ 1 小時後	5 ～ 8 小時
中效型	效果呈現慢，持續時間長 每餐前注射	注射起 1 ～ 3 小時後	18 ～ 24 小時
混合型	速效型＋中效型，持續時間長 1 天注射 1 ～ 3 次	注射起 1 ～ 3 小時後	18 ～ 24 小時
長效型	效果呈現緩慢，持續時間長 早餐前或睡前注射	注射起 1 ～ 2 小時後	24 小時

糖尿病之治療藥物

藥效種類	類型	副作用
促進胰島素分泌藥物	磺醯尿素類	➡️ 體重增加、低血糖
	速效型胰島素分泌促進劑	➡️ 低血糖
增加胰島素敏感性藥物	雙胍類藥	➡️ 消化器官症狀（腹瀉）
	噻唑烷二酮類	➡️ 水腫
延緩葡萄糖吸收速度藥物	α- 葡萄糖苷酶抑制劑	➡️ 腹部膨脹感、腹瀉
腸泌素類藥物	DPP-4 抑制劑（＊）	➡️ 便祕
	GLP-1 受體促效劑 （＊）	➡️ 胃部不適
促進尿糖排泄藥物	SGLT2 抑制劑（＊）	➡️ 泌尿道感染

＊腸泌素類藥物

＊DPP-4抑制劑

有效抑制飯後腸道荷爾蒙的分泌、阻止腸泌素快速分解破壞，是一種促進胰島素分泌的口服降血糖用藥，同時有抑制昇糖素分泌的重要功用，其特徵為不容易引發低血糖，但若與磺醯尿素及胰島素併用時有引發低血糖的風險，另具有抑制肥胖效果。

＊GLP-1受體促效劑

與DPP-4抑制劑功能不同，不會分解體內分泌的腸泌素（GLP-1），是能有效控制血糖下降的注射藥。不太容易引發低血糖，並具有抑制食慾的作用。

＊促進尿糖排泄的藥物

＊SGLT2抑制劑

抑制腎臟再次吸收腎小管上的葡萄糖，使糖分隨尿液排出體外，此藥品在美國已被廣泛使用，日本則以新藥品使用。此藥品雖具有降低血糖、減重的效果，由於尿液中含有的葡萄糖容易滋生細菌，因此有報告指出該藥品有脫水及泌尿道感染的副作用，有關如何在正確的情況下服藥請與醫師仔細諮詢。

恐怖的糖尿病併發症

最應注意的「併發症」

糖尿病在初期階段大多無特別症狀，因此不易發覺，經由診斷後無法順利控制血糖而放棄治療，或是等到併發症發作時才意識到其危險性的案例也比比皆是。

若放任血糖持續高升，將會影響全身血管及神經，並引發各種機能障礙。

併發症中最具代表的為網膜症、腎病變、神經障礙，甚至也有引發心肌梗塞、腦中風、高血壓及動脈硬化等疾病的可能性，必需要十分注意。

對小血管的負擔

● 網膜症

眼睛的視網膜出現血栓或出血情形，使視力惡化，有失明的危險性，需定期接受視網膜檢查。

● 腎病變

腎臟過濾器衰退無法將老廢物質排出體外，最終須透過血液透析治療，及檢查尿液中的白蛋白及蛋白質含量。

● 神經障礙

高血糖會引起知覺與運動末梢神經障礙，使手腳感覺遲鈍、麻痺、疼痛，嚴重時還會引發潰瘍（※1）及壞疽（※2）。

對大血管的負擔

● 腦中風

因動脈硬化，脂質及膽固醇形成的塊狀逐漸變大（斑塊），使血管變得狹窄，腦部小血管破裂，造成腦部血管阻塞，引起腦溢血。

● 心肌梗塞

斑塊變大使血液無法從狹小的管腔裡通過，便容易造成心肌梗塞，除高血糖外，與高血壓、脂質異常有著密切關係。

● 動脈硬化

血管壁變肥硬，斑塊附著在血管上促使動脈硬化，吸菸、高血糖、高血壓、脂質異常皆為影響的危險因子，需十分注意。

引發各種失智因免疫系統容易感染。其他還容易引發牙周病，以及下各系統罹患疾病容易感染症。

※1 組織發炎　※2 組織腐爛壞死

CASE

4

低血糖的處理方式

發生低血糖時冷靜應對

用藥過量、延誤用餐時間，或者是運動過度及健康狀況不佳，導致胰島素過剩造成血糖值過低，陷入突發性的「低血糖」狀態。

當發生低血糖時，會產生渙散、頭暈、顫抖及心悸，嚴重時還會失去意識，行車中及長時間移動者需要特別注意。

為以防萬一，預先準備葡萄糖或果汁等補充品，並隨身攜帶，在日常生活中可將應對方法傳達給周遭人，以便必要時緊急給予協助。

5 項低血糖對應方式

① 預防第一！隨身攜帶砂糖或葡萄糖

② 注意發冷、冒汗、心悸症狀

③ 冷靜應對

④ 將對應方法傳達給家人及周遭朋友

⑤ 外出時攜帶「糖尿病識別卡（※）」

發生低血糖時冷靜應對

感覺渙散、心悸、顫抖時！

立即攝取葡萄糖 5 ～ 10g 或 200ml 果汁

（針對神智不清者的緊急應對措施）將砂糖或葡萄糖塞在口中或牙齦處，按摩臉頰幫助患者利其吸收，請勿給予液體以免造成誤嚥。

安靜休息

通常休息 15 ～ 20 分鐘就能恢復正常，到安全的地方稍做休息吧。

與經常就診的醫師聯繫

必要時與醫師聯繫，並遵循醫生指示。

※ 糖尿病識別卡……是用中文或英文標示著「我是糖尿病患者」及用藥情況，隨身攜帶用的卡片，當患者意識不明時，旁人可依據此卡給予協助。

重新檢視並改善生活型態

實行飲食治療法前
重新檢視並找出改善點

生活型態的改變可說是增加糖尿病病況的危險因子，飲食生活西化加上運動不足、無法適當紓壓都是重要因素，與傳統肉食性的歐美人相比，日本人本來就容易引發控制血糖的胰島素分泌不足問題。

雖然飲食治療法是必要的，在這之前必須仔細想想以往的生活型態，惟有清楚引起的原因，並改善生活型態，才能有效改善病情。

改善生活飲從寫飲食日記開始

為了學習將適當的飲食習慣生活化，首先要掌握以往自我本身的飲食習慣，在接受飲食治療指導前，將一日的吃、喝情況如實記錄下來，寫成日記。

持續維持一周，再與醫師及營養管理師一起找出問題點的過程是非常重要的，通常會找出吃點心次數過多、晚餐進食時間太晚，早午餐攝取的蔬菜不足等以往自己未曾發現的問題點，把握住上述幾點檢視每日的飲食吧。

寫日記的方法

STEP 1	STEP 2	STEP 3
記錄吃喝的食物及時間點	能力範圍內記錄食材及分量	也要將外食記錄下來，點心內容及飲酒量也要盡可能記錄

若您的生活型態符合以下項目要注意 ☑

1 ☐

只吃自己喜歡的食物

最喜歡吃炸物及肉類食物，吃飯時間不規律者，當胰島素分泌不足時，會使胰臟痛苦不已。

2 ☐

不喜歡留剩菜剩飯，勉強吃完

留下剩菜剩飯會產生罪惡感，老是吃完家中吃剩食物的人，要知道吃太多對自己身體可說是一種酷刑。

3 ☐

絕對不能欠缺甜食等零食或甜點

下午肚子餓要吃甜食，飯後一定要吃甜點的人，不要忘記糖尿病初期幾乎是無任何自發症狀的問題。

4 ☐

開車通勤，不太運動

包含通勤，開車上班，或者幾乎都是坐著的辦公室工作，運動不足不僅限於糖尿病，也是引發其他疾病的危險因子。

5 ☐

每天感到生活壓力大

人際關係、銷售額、看護等諸多不安因素及壓力影響自律神經，使胰島素分泌時間不規律。

6 ☐

喝酒後變得想吃茶泡飯或拉麵

睡前吃太多也是問題之一，容易引起胃脹氣或早餐吃不下的惡性循環。

7 ☐

健康檢查診斷出代謝症狀

每年的健康檢查都診斷出有代謝症狀而不採取任何對應的人，肥胖是自身的問題，但內臟脂肪會波及影響胰島素分泌。

8 ☐

家中有糖尿病患者、戒不了菸

近親中有糖尿病患者，吸菸者，您了解什麼是「隱性糖尿病」嗎（請參考 P.213？請務必定期接受檢查。

著手寫飲食日記

寫日記的方法：試著將進食的食物寫下來，客觀檢視是改善生活的第一步，外食時，除了料理名稱，也具體的將食材也記錄下來，另外將運動量及當日發生的事情寫在空欄處，可以幫助找出改善飲食的問題點。

例 2016 年 4 月 XX 日（X）				年　　　月　　　日（　　）		
	菜單名	材料名	分　量		献立名	材料名	分　量
早餐（7時30分）	吐司 炒蔬菜 咖啡	白吐司 草莓醬 高麗菜 洋蔥 培根 	6 片包裝的 1 片 1 小匙 1 片 1/2 顆 2 片 1 杯	早餐（時分）			
點心				點心			
午餐（12時50分）	拉麵、 炒飯套餐	（拉麵） 叉燒 筍乾 蔥 海苔 （炒飯） 蛋 火腿 蔥	1 碗 2 片 1 碗 1 顆	午餐（時分）			
點心	15:00 仙貝		1 片	點心			
晚餐（18時30分）	飯 薑燒豬肉 烤茄子 涼拌豆腐 啤酒	米 豬里肌肉 高麗菜 番茄 茄子 豆腐	2 碗 3 片 1 片 1/2 顆 2 條 1/3 塊 2 大瓶	晚餐（時分）			
點心	（下午快走 20 分鐘）			點心			

222

	年　　月　　日（　　）				年　　月　　日（　　）		
	菜單名	材料名	分　量		菜單名	材料名	分　量
早餐（　時　分）				早餐（　時　分）			
點心				點心			
午餐（　時　分）				午餐（　時　分）			
點心				點心			
晚餐（　時　分）				晚餐（　時　分）			
點心				點心			

食譜索引（按熱量排序）

本書照片中所介紹的料理、主菜、配菜等項目，從熱量高開始排序，能提供符合自己熱量的菜單做參考。

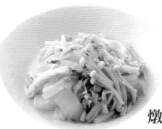

燉煮白菜金針菇

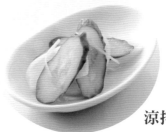

涼拌小黃瓜大頭菜

甜　　點

果汁、飲品

主食、單盤料理

血糖控制飲食全書

Family 健康飲食系列　HD5035

監　　修 /	清野裕、北谷直美
食譜製作 /	中津川かおり、加藤知子
譯　　者 /	溫環妃
選　　書 /	梁瀞文
責任編輯 /	梁瀞文

行銷企劃 / 洪沛澤
行銷經理 / 王維君
業務經理 / 羅越華
總 編 輯 / 林小鈴
發 行 人 / 何飛鵬
出　　版 / 原水文化
　　　　　台北市民生東路二段 141 號 8 樓
　　　　　電話：02-2500-7008　傳眞：02-2502-7676
　　　　　網址：http://citeh2o.pixnet.net/blog E-mail：H2O@cite.com.tw
發　　行 / 英屬蓋曼群島商家庭傳媒股份有限公司城邦分公司
　　　　　台北市中山區民生東路二段 141 號 2 樓
　　　　　書虫客服務專線：02-25007718；02-25007719
　　　　　24 小時傳眞專線：02-25001990；02-25001991
　　　　　服務時間：週一至週五上午 09:30-12:00；下午 13:30-17:00
　　　　　讀者服務信箱 E-mail：service@readingclub.com.tw
劃撥帳號 / 19863813；戶名：書虫股份有限公司
香港發行 / 香港灣仔駱克道 193 號東超商業中心 1 樓
　　　　　電話：852-25086231 傳眞：852-25789337
　　　　　電郵：hkcite@biznetvigator.com
馬新發行 / 城邦（馬新）出版集團
　　　　　41, Jalan Radin Anum, Bandar Baru Sri Petaling,
　　　　　57000 Kuala Lumpur, Malaysia.
　　　　　電話：603-9057-8822　傳眞：603-9057-6622　電郵：cite@cite.com.my

攝　　影 / 柴田和宣、松木潤
插　　圖 / 尾代ゆうこ、田谷野映
美術設計 / 鄭子瑀
印　　刷 / 科憶彩色印刷有限公司
初　　版 / 2016 年 6 月 28 日
定　　價 / 450 元
I S B N / 978-986-93044-5-0
有著作權・翻印必究（缺頁或破損請寄回更換）

城邦讀書花園
www.cite.com.tw

関西電力病院のおいしい糖尿病レシピ
KANSAI DENRYOKU BYOIN NO OISHII TONYOBYO RECIPE
©Shufunotomo Co., Ltd.2014
Originally published in Japan by Shufunotomo Co., Ltd.
Translation rights arranged with Shufunotomo Co., Ltd.
through Future View Technology Ltd.

國家圖書館出版品預行編目資料

血糖控制飲食全書 / 清野裕、北谷直美監修;溫
　環妃譯 . -- 初版 . -- 臺北市:原水文化,
　2016.06
　　面; 　公分 . -- （Family 健康飲食;HD5035）
　ISBN 978-986-93044-5-0（平裝）

1. 糖尿病 2. 健康飲食 3. 食譜

415.668　　　　　　　　　　　　　　105009809